HARMS

Biomathematik Statistik und Dokumentation

Anschrift des Verfassers
Dr. med. Volker Harms
Heikendorfer Weg 118
W–2312 Kiel–Mönkeberg

CIP-Kurztitelaufnahme der Deutschen Bibliothek

Harms, Volker
Biomathematik, Statistik und Dokumentation:
e. leichtverständl. Einf. nach d. Gegenstands-
katalogen für d. 1. u. 2. Abschn. d. ärztl. Prüfung/
von Volker Harms. – 6. völlig neubearb. Aufl. – Kiel: Harms 1992

ISBN 3–86026–013–8

1. Auflage: November 1976
2. völlig neubearbeitete Auflage: Oktober 1977
3. überarbeitete Auflage: Oktober 1979
4. völlig neubearbeitete Auflage: Oktober 1982
5. völlig neubearbeitete Auflage: April 1988
6. völlig neubearbeitete Auflage: November 1992

Satz: NeXTTEX3.141
Belichtung: ARTronic, Kiel
Gesamtherstellung: Clausen & Bosse, Leck
Printed in Germany
ISBN 3–86026–013–8

Biomathematik
Statistik
und Dokumentation

Eine leichtverständliche Einführung
von Volker Harms

Nach den Gegenstandskatalogen
für den 1. und 2. Abschnitt der ärztlichen Prüfung

Harms Verlag · Kiel

Aus dem Vorwort zur 1. Auflage

Dieses Buch möchte dem Medizinstudenten helfen, Verständnis für die Grundbegriffe und Methoden der Statistik zu gewinnen.

Es ist didaktisch so aufgebaut, daß es auch ohne Vorkenntnisse zügig durchgearbeitet werden kann. Dabei ist zur Wiederauffrischung mathematischer Schulkenntnisse ein Kapitel mit mathematischen Grundbegriffen vorangestellt. Dieses Kapitel ist jedoch nicht Voraussetzung zum Verständnis der folgenden Kapitel, kann also vom eiligen Leser ausgelassen werden.

Der Leser soll in diesem Buch lernen, Probleme nach statistischen Gesichtspunkten zu betrachten. So soll er die hier dargestellten Formeln nicht auswendig lernen, sondern nur in ihrer Anwendung verstehen.

Der Verfasser hofft, mit diesem Buch ein wenig Interesse für die Statistik zu wecken und die Statistik dabei vom Ruf des „Unbegreiflichen" zu befreien, in dem sie leider bei vielen Medizinern steht.

Aus dem Vorwort zur 2. Auflage

Der erfreuliche Anklang, den die erste Auflage gefunden hat, macht schon nach weniger als einem Jahr eine Neuauflage erforderlich.

Die zweite Auflage ist durch die Aufnahme zahlreicher medizinischer Beispiele stark erweitert worden. Diese Beispiele demonstrieren die Bedeutung und Anwendung statistischer Methoden in der Medizin.

Der Verfasser hofft, daß der Leser die Statistik als Bereicherung und nicht als Belastung seiner medizinischen Ausbildung empfinden wird, und ist für Zuschriften stets dankbar.

Aus Vorwort zur 4. Auflage

Die 4. Auflage wurde völlig neu bearbeitet. Hierbei wurde das Kapitel „Mathematische Grundbegriffe" wegen mangelnder Prüfungsrelevanz gestrichen. Die anderen Kapitel wurden im Interesse einer besseren Verständlichkeit und größerer Praxisnähe klarer formuliert und mit zusätzlichen Beispielen versehen.

Für das Korrekturlesen und viele konstruktive Anregungen bin ich Herrn Klaus Bebendorf, Dipl. Math. Klaus Failing, Dipl. Math. Rolf Holle, Dr. rer. nat. Christian Ohmann, Dipl. Math. Peter M. Pittner und Dipl. Stat. Josef Schäfer dankbar.

Aus dem Vorwort zur 5. Auflage

Die 5. Auflage wurde völlig neu bearbeitet und durch die Aufnahme neuer Prüfungsfragen und eines Kapitels über die Anfertigung einer Dissertation stark erweitert.

Die Kapitel 1 bis 5 wurden punktuell ergänzt und mit einem neuen Layout versehen, das für mehr Übersichtlichkeit sorgen soll. Weiterhin befinden sich im Anschluß an jedes Kapitel die Originalprüfungsfragen, die abschnittsweise zusammengestellt und mit Seitenverweisen versehen wurden. Das Kapitel „Statistische Testverfahren" wurde zum Teil neu formuliert und durch einen Abschnitt zur Analyse von Überlebenszeiten nach der

Kaplan–Meier–Methode ergänzt. Im Kapitel „Dokumentation“ werden die Möglichkeiten der Literaturrecherche in allen Einzelheiten besprochen, dies ist besonders für Doktoranden sehr wichtig. Das neu geschaffene Kapitel „Datenverarbeitung“ will ein Basiswissen vermitteln, um die Benutzung des Personal Computers oder der Hochschulrechenanlage zu erleichtern. Im Kapitel „Dissertation“ werden besonders die Probleme erwähnt, die bei nicht rechtzeitiger Beachtung immer wieder zu Verdruß und Verzögerungen führen.

Abschließend möchte ich mich für die vielen Zuschriften von Studenten, Professoren und Dozenten bedanken, die viel zur Neubearbeitung beigetragen haben. Dr. Ekkehard Hörner aus Kiel hat Teile des Kapitels „Datenverarbeitung“ geschrieben, Herr Dipl. Math. Rolf Holle und Frau Dipl. Math. Christine Fischer aus Heidelberg haben mich in Zweifelsfällen mit Ratschlägen und Anregungen unterstützt, Herr Ulf Schiefer aus Hamburg hat die redaktionelle Bearbeitung und Frau Helga Staubitz aus Marburg die typographische Gestaltung auf dem Fotosatzgerät übernommen. Ihnen allen sei herzlich gedankt.

Vorwort zur 6. Auflage

Die 6. Auflage wurde völlig neu bearbeitet. Dabei wurden große Teile des Buches neu formuliert und Gliederung und Reihenfolge des Stoffes in vielen Kapiteln umgestellt.

Ich bin insbesondere Herrn Dr. Jan Schlörer aus Ulm und den Herren Dr. Rolf Holle und Dr. Meinhard Kieser aus Heidelberg für zahlreiche Anregungen und konkrete Verbesserungsvorschläge dankbar. Tabelle VIII mit den kritischen Werten für den Binomialtest hat freundlicherweise Dr. Schlörer zur Verfügung gestellt. Die Neubearbeitung dürfte dazu beigetragen haben, daß der Stoff jetzt praxisnäher und verständlicher dargestellt ist. Im Zuge der Neuauflage wurde der gesamte Text von Petra Südmeyer und Petra Hansen neu erfaßt und von Marit Hansen und Kristian Köhntopp mit dem wissenschaftlichen Satzsystem TeX gestaltet. Ihnen allen sei herzlich gedankt.

Wie auch in der letzten Auflage sind die Übungsaufgaben, die den Abschluß jeden Kapitels bilden, nicht nur als Testfragen gedacht, sondern zusammen mit ihrer ausführlichen Erläuterung ein integrierter Bestandteil des Textes. Es wird nicht erwartet, daß der Leser nach dem Durcharbeiten eines Kapitels bereits alle Fragen lösen kann, weil auf viele Detailprobleme erst im Rahmen der Kommentare eingegangen wird.

Ich hoffe, daß ich auch zur 6. Auflage zahlreiche Zuschriften, kritische Hinweise und Verbesserungsvorschläge erhalte.

Volker Harms — Kiel, im November 1992

Inhaltsverzeichnis

Kapitel 1

Die Bedeutung der Statistik für die Medizin

Viele Leser greifen vermutlich nur gezwungenermaßen zu diesem Buch, weil sie sich für den Biomathematik-Kurs oder auf die Prüfung vorbereiten müssen. Sie betrachten die Statistik als überflüssigen und dazu noch schwer verdaulichen Ballast für ihre medizinische Ausbildung.

Diese einführenden Zeilen sollen zeigen, daß die in diesem Buch vermittelten Kenntnisse dazu beitragen, viele medizinische Probleme klarer zu durchdenken. Es ist ein besonderes Anliegen des Verfassers gewesen, den Stoff nicht als Selbstzweck, sondern stets im Lichte seiner praktischen Anwendung darzustellen.

Im folgenden soll kurz angedeutet werden, welche Gesichtspunkte in den einzelnen Kapiteln von besonderem Interesse für die Medizin sind.

Beschreibende Statistik

Wegen der Variabilität biologischer Systeme sind wissenschaftlich klinische Untersuchungen an wenigen Patienten wenig aussagekräftig. Das Krankengut muß zahlenmäßig so groß sein, daß sich zufallsbedingte Abweichungen einigermaßen ausgleichen. Im Kapitel „Beschreibende Statistik“ wird besprochen, wie die bei umfangreichen Untersuchungen auftretenden großen Datenmengen geordnet, zusammengefaßt und übersichtlich dargestellt werden. Hierbei wird insbesondere eingegangen

- auf die verschiedenen Maße zur Charakterisierung eines „Durchschnitts“ (arithmetischer Mittelwert, Median, Modalwert),
- auf die Maße zur Kennzeichnung der Streuung (Varianz, Standardabweichung, Spannweite, Quartilsabstand usw.) und
- auf die Möglichkeiten zur graphischen Darstellung.

Als weiteres Thema mit medizinischer Bedeutung sind in diesem Kapitel die Perzentiltabellen zu nennen, mit deren Hilfe der Arzt beim Kind Wachstumsstörungen diagnostizieren kann.

Wahrscheinlichkeitsrechnung

Die sich in der Technik abspielenden Vorgänge sind in ihrem Ablauf in der Regel vorhersehbar, sie sind determiniert. Anders ist es in biologischen Systemen, die oft so komplex sind, daß sich das Ergebnis eines Vorgangs nicht voraussagen läßt.

Betrachten wir z.B. die Wirkung eines Pharmakons: Die Dosis–Wirkungs–Kurve sagt aus, bei wieviel Prozent der Versuchstiere die jeweilige Dosis die untersuchte Wirkung hatte. Ob dieselbe Dosis bei einem anderen, bisher noch nicht behandelten Versuchstier Wirkung hat, läßt sich nicht voraussagen: Nach den Begriffen der Wahrscheinlichkeitsrechnungen handelt es sich um ein „zufälliges Ereignis", für das sich lediglich Wahrscheinlichkeiten angeben lassen.

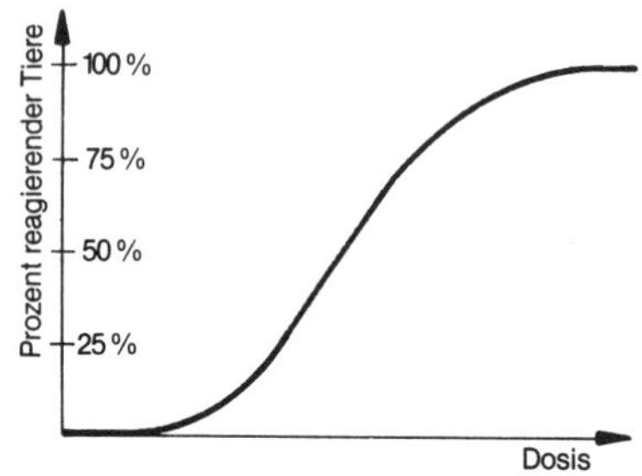

Abbildung 1.1: Beziehung zwischen der Dosis eines verabreichten Medikaments und der Reaktion von Versuchstieren. Auf der Abszisse ist die verabreichte Dosis, auf der Ordinate der Prozentsatz der reagierenden Tiere dargestellt.

Die Wahrscheinlichkeitsrechnung spielt auch in der ärztlichen Diagnostik eine Rolle, denn die Beziehung zwischen Krankheit, Symptom und Diagnose läßt sich nach den Regeln der Wahrscheinlichkeitsrechnung beschreiben. Die dabei verwendeten Begriffe Sensitivität, Spezifität und Prävalenz sind auch dem statistisch nicht interessierten Mediziner geläufig. Als Beispiel besprechen wir die röntgenologische Diagnose von Lungentuberkulose und die zytologische Diagnose eines Portioabstriches.

Bei der Besprechung der bedingten Wahrscheinlichkeit werden wir eine Formel entwickeln, mit deren Hilfe man errechnen kann, mit welcher Wahrscheinlichkeit ein festgestelltes Symptom für die Krankheit K spricht. Diese Formel (Satz von Bayes) berücksichtigt die wesentlichen Gesichtspunkte, die jeder Arzt bei seinen differentialdiagnostischen Überlegungen bedenkt: die Häufigkeit des Symptoms, die Häufigkeit der Krankheit K und die Häufigkeit, mit der das Symptom bei der Krankheit K auftritt.

Binomial– und Normalverteilung

Die Gauß– oder Normalverteilung spielt häufig eine große Rolle, wenn es darum geht, die Streuung von Meßwerten oder die normale Variabilität biologischer Systeme zu erfassen. In diesem Kapitel wird die Anwendung der Gaußverteilung am Beispiel einer Erhebung über die Schwangerschaftsdauer bei fast 8 000 Frauen aus der Göttinger Universitätsklinik besprochen.

Im ärztlichen Labor werden die Gaußverteilung und die sich aus ihr ableitenden Gesetzmäßigkeiten im Rahmen der Qualitätskontrolle eingesetzt, um die Streuung der Laborwerte auf einen einigermaßen akzeptablen Bereich einzuengen.

Zufallsbedingte Abweichungen aufgrund der natürlichen Variabilität des biologischen Systems „Mensch" spielen in der Medizin eine große Rolle. Diese Abweichungen erschweren die Befunderhebung und Diagnosestellung und versehen prognostische Voraussagen meist mit einem Fragezeichen.

Als Beispiel für die Bedeutung zufallsbedingter Abweichungen bei der Befunderhebung wird das Differentialblutbild besprochen. Man hat 1 000 Ausstriche desselben Blutes untersucht und gefunden, daß die Ergebnisse in einem großen Bereich streuen. Dabei kann die diagnostische Aussagekraft des Differentialblutbildes nicht größer sein als die Sicherheit, mit der es die wirklichen Verhältnisse im Blut widerspiegelt. Die obengenannte Streuung der Ergebnisse des Differentialblutbildes entsteht nicht durch ungenaues Arbeiten; wir werden aufgrund mathematischer Überlegungen zeigen, daß sich diese Streuung zwangsläufig ergeben muß.

Korrelation und Regression

Hierbei handelt es sich um Methoden, um die Abhängigkeit zwischen zwei Merkmalen zu beschreiben und um bei Kenntnis eines Wertes Voraussagen über den anderen Wert zu machen. Als Beispiel wird auszugsweise aus einer Studie von Doll und Hill an 25 000 britischen Ärzten über den Zusammenhang von Lungenkrebs und Tabakkonsum berichtet.

Versuchsplanung und –durchführung

Wir werden in diesem Kapitel darauf eingehen, welche Überlegungen beachtet werden müssen, um in einem Experiment oder einer Erhebung Daten zu erhalten, die sich sinnvoll auswerten lassen. Diese Gesichtspunkte sind zur Planung und Durchführung einer Dissertation unerläßlich. Außerdem wird besonders auf die verschiedenen Formen des klinischen Versuchs eingegangen. Als Beispiel wird über die Statistiken berichtet, mit denen Semmelweis die Wirksamkeit der Chlorwaschungen zur Prophylaxe des Kindbettfiebers bewies und gegen heftigen Widerstand mit der Asepsis eine neue Ära der Medizin einleitete.

Schätzen und Testen

Mit statistischen Testverfahren kann man prüfen, ob erhobene Daten für eine Hypothese sprechen oder ob sich die Daten auch durch zufallsbedingte Abweichungen erklären lassen. Dieses Teilgebiet heißt „Schließende Statistik", im englischen Schrifttum „Inference Statistics".

Angenommen, man will eine neue Therapie mit der bisher üblichen vergleichen: Zu diesem Zweck behandelt man zehn Patienten nach der alten und zehn nach der neuen Therapie. Nehmen wir an, die Ergebnisse der neuen Therapie seien geringfügig besser als nach der alten. Die Verfechter der neuen Heilmethode werden behaupten, die neue Therapie habe sich als überlegen gezeigt. Die Anhänger der alten Heilweise werden einwenden, die geringfügige Überlegenheit der neuen Therapie sei auf zufallsbedingte Einflüsse zurückzuführen, im Grunde bestehe kein Unterschied zwischen der Effizienz der alten und der neuen Therapie. Diese Frage kann endlos lange debattiert werden, ohne zu einer Lösung zu gelangen. Um Klarheit zu schaffen, können die Versuchsreihen verlängert werden, um nach weiteren 10, 20 oder 30 Behandlungen neu Bilanz zuziehen.

Es ist arbeitsaufwendig und ethisch bedenklich, die Versuchsreihe fortzusetzen, bis alle Anhänger der alten Therapie die besseren Ergebnisse der neuen Heilweise nicht mehr auf zufallsbedingte Einflüsse zurückführen. Ethisch bedenklich deshalb, weil man bis zur Einigung über die Fragestellung vielen Patienten die – möglicherweise bessere – neue Therapie verweigert.

Der Ausweg aus dem oben beschriebenen Dilemma liegt in einem statistischen Testverfahren, mit dem ausgerechnet werden kann, wie hoch die Wahrscheinlichkeit ist, daß sich — um im obigen Beispiel zu bleiben — die neue Therapie lediglich aufgrund des Zufalls als besser erwiesen hat.

Wir werden in diesem Kapitel einige häufig verwendete Testverfahren durchrechnen, und insbesondere besprechen, nach welchen Kriterien man den für vorliegende Daten geeigneten Test auswählt.

Dokumentation

In diesem Kapitel werden zunächst die allgemeinen Gesichtspunkte beschrieben, die für den Aufbau eines Dokumentationssystems wichtig sind.

Den Schwerpunkt dieses Kapitels bilden die medizinischen Literaturdienste. Diese sichten und katalogisieren das gesamte medizinische Schrifttum, vor allem Zeitschriften, und ermöglichen die gezielte Suche nach Veröffentlichungen zu einem speziellen Thema. Auf diese Weise kann man sich auch auf fremden Fachgebieten schnell über den weltweit aktuellen Stand des Wissens informieren.

Ohne Benutzung dieser Literaturdienste ist medizinische Forschung heute nicht mehr denkbar.

Datenverarbeitung

Neben einer kurzen Funktionsbeschreibung eines Computers und seiner verschiedenen Komponenten geht dieses Kapitel besonders auf die Möglichkeiten der Personal Computer ein. Die wichtigsten Anwendungsmöglichkeiten z.B. für Textverarbeitung, statistische Auswertung und graphische Darstellung werden beschrieben, und es wird aufgezeigt, wo die Vorteile und die Grenzen des Einsatzes entsprechender Programmpakete liegen.

Die Dissertation

Fast jeder Medizinstudent möchte sein Studium mit einer Doktorarbeit abschließen. Spätestens hierbei werden Kenntnisse der medizinischen Statistik benötigt. In diesem Kapitel wird jedoch mehr auf die praktischen Probleme eingegangen, angefangen bei der Suche des Doktorvaters bis zur Anfertigung der Abbildungen.

Kapitel 2

Beschreibende Statistik

Die Aufgabe der beschreibenden oder deskriptiven Statistik besteht darin, empirisch gewonnene Daten

- zu **ordnen**;
- tabellarisch und graphisch **darzustellen**;
- durch Kennzahlen wie z.B. Mittelwert, Gesamtsumme, Minimum, Maximum oder den Streubereich **zusammenzufassen**.

Die beschreibende Statistik spielt in vielen Lebensbereichen eine wichtige Rolle, insbesondere in der Wirtschaft und in der Verwaltung, wo statistische Erhebungen Grundlage für Planungen und Entscheidungen sind.

Der überwiegende Teil des medizinischen Wissens gründet sich nicht auf theoretische Überlegungen oder Experimente, sondern auf Erfahrungen am kranken Menschen. Dieser in Jahrhunderten gewachsene ärztliche Erfahrungsschatz läßt sich als statistische Zusammenstellung betrachten über das Auftreten der verschiedenen Erkrankungen, die Bedeutung der Symptome, die Wirksamkeit der Therapien, die Häufigkeit von Komplikationen usw.

Jeder Arzt, der durch die Behandlung seiner Patienten ärztliche Erfahrung erwirbt, indem er z.B. auf die Wirkung und Nebenwirkungen seiner Therapie achtet, betreibt Statistik, zwar nicht in formalisierter Form, sondern in intuitiver Art und Weise: Als Ergebnis der gesammelten Erfahrungen bildet sich nach einiger Zeit eine Meinung über seine therapeutischen Maßnahmen heraus. Diese Meinung beruht auf dem in der Vergangenheit behandelten Patientenkollektiv. Dieses Patientenkollektiv ist die *Stichprobe*, anhand derer das medizinische Wissen gewonnen wurde. Die Übertragung dieses Wissens auf die *Grundgesamtheit aller Patienten mit der Krankheit xyz* ist nur mit Einschränkung möglich.

Ebenso unsicher ist die Übertragung dieser Daten auf einen konkreten Einzelfall, etwa einen zukünftig zu behandelnden Patienten. Der Arzt spricht von der *Individualität* des einzelnen Patienten, der Statistiker von *zufallsbedingter Streuung*, von *Häufigkeiten und Wahrscheinlichkeiten*.

2.1 Begriffsbestimmungen

Merkmal

Eine statistische Untersuchung ist nicht in der Lage, die untersuchten Personen oder Objekte in ihrer „Gesamtheit" zu erfassen, sondern beschränkt sich auf einzelne Merkmale wie beispielsweise die Symptome und Laborwerte eines Patienten.

Beobachtungseinheit – Merkmalsträger

Das Objekt der Untersuchung wird als Beobachtungseinheit oder Merkmalsträger bezeichnet, wobei die Untersuchung darin besteht, bestimmte Merkmale dieser Beobachtungseinheit zu erfassen.

Merkmalsausprägungen

Die Werte, die ein Merkmal annehmen kann, heißen Ausprägungen des Merkmals. Zum Beispiel werden die Therapie und der Heilungsverlauf bei einer bestimmten Krankheit untersucht.

Beobachtungseinheit bzw. **Merkmalsträger** ist jeder Patient, der wegen einer bestimmten Krankheit behandelt wird. Die beobachteten **Merkmale** des Patienten sind die bei ihm angewendete Therapie, sein Heilungsverlauf und weitere in diesem Zusammenhang wichtige Daten, wie z.B. Blutuntersuchungen.

Unter **Merkmalsausprägungen** versteht man die beobachteten Werte wie z.B. die Art der Operation, Name und Dosierung der Medikamente, die Höhe der Laborwerte usw. Was umgangssprachlich als Merkmal bezeichnet wird, heißt in der Sprache der Statistik immer dann Merkmalsausprägung, wenn es um die einzelnen Werte geht, die dieses Merkmal annehmen kann. Beispielsweise ist „175 cm" eine Merkmalsausprägung des Merkmals „Körpergröße".

qualitativ – quantitativ

Wir können quantitative und qualitative Merkmale unterscheiden: **Qualitative Merkmale** sind Merkmale, die sich nicht zahlenmäßig erfassen, sondern **nur benennen** lassen: Haarfarbe, Blutgruppe, Medikamente A, B, C, Religionszugehörigkeit. Bei diesen Merkmalen läßt sich die Merkmalsausprägung nur qualitativ beschreiben, aber nicht wiegen, messen, abzählen oder auf andere Weise quantifizieren. Ein Beispiel für ein qualitatives Merkmal ist der Name des verabreichten Medikaments.

Quantitative Merkmale (quantum = Menge) sind **zahlenmäßig erfaßbar**. Ein Beispiel für ein quantitatives Merkmal ist die Menge des verabreichten Medikaments.

diskret – stetig

Quantitative Merkmale lassen sich weiter unterteilen in diskrete und stetige Merkmale. **Diskrete Merkmale können nur bestimmte Werte annehmen**. Beispiele sind die Zahl der Kinder in einer Familie oder die Zahl der im letzten Jahr zugelassenen Personenwagen. Zwischenwerte, etwa 2,71, sind im konkreten Einzelfall nicht möglich, sondern nur als Mittelwert. Ergebnisse von Zählvorgängen führen stets zu diskreten Werten.

Messungen und Wägungen hingegen führen in der Regel zu vielstelligen, sog. krummen Werten. Es handelt sich hierbei um **stetige Merkmale, die in einem bestimmten Bereich jeden Zwischenwert annehmen können**. Das Gewicht eines Menschen beispielsweise kann beliebig genau angegeben werden; die Anzahl der Stellen hängt nur von der Genauigkeit der Waage ab.

Klassenbildung

Weil eine zu große Genauigkeit belanglos ist, wird das Gewicht in der Regel in vollen kg–Beträgen angegeben. Hierbei wird das im Prinzip stetige Merkmal Gewicht **klassiert**, d.h. in Klassen eingeteilt. Die Klasse 71 kg beispielsweise umfaßt alle Werte zwischen 70,500 kg und 71,499 kg. Die Klassenbreite ist willkürlich und richtet sich nach dem Zweck der Untersuchung. Klassenbreiten von jeweils 10 kg sind ebenso möglich wie eine ganz grobe Klassierung: 0 – 49 kg, 50 – 99 kg und 100 kg und mehr. Eine Vergrößerung der Klassenbreite bedeutet eine Zusammenfassung und damit eine Vereinfachung des Datenmaterials, wodurch die weitere Auswertung rechentechnisch erleichtert wird. Allerdings geht bei einer Vergrößerung der Klassenbreite Information verloren, die in der weiteren Auswertung nicht mehr berücksichtigt werden kann.

Neben stetigen Merkmalen können auch diskrete und qualitative Merkmale in Klassen zusammengefaßt werden, wenn dies für die Untersuchung sinnvoll ist.

Zusammenfassend ergibt sich das nebenstehende Diagramm (Abbildung 2.1).

Skalenniveau

Üblicherweise werden Merkmalsausprägungen als Zahlenwerte angegeben, die Temperatur z.B. als 10 °C. Es wird eine Messung, Zählung oder Verschlüsselung vorgenommen, bei der einer bestimmten Merkmalsausprägung ein Wert auf einer Zahlenskala zugeordnet wird. Beispielsweise kann das qualitative Merkmal Geschlecht folgendermaßen verschlüsselt werden: weiblich = 1, männlich = 2,

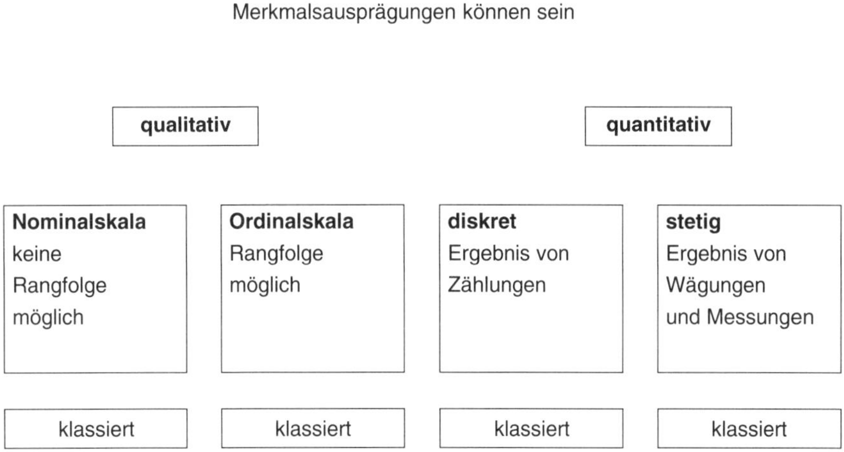

Abbildung 2.1: Darstellung der verschiedenen Skalenniveaus, in denen Merkmalsausprägungen vorliegen können. Diskrete und stetige Merkmale können sowohl auf dem Niveau einer Intervall– als auch auf dem Niveau einer Verhältnisskala vorliegen (siehe unten).

Geschlecht unbekannt = 3. Es ist unsinnig, mit diesen willkürlich zugeordneten Zahlenwerten Rechenoperationen durchzuführen, etwa den Mittelwert zu errechnen. Welche Rechenoperationen sinnvoll sind, hängt vom sog. Skalenniveau der Zahlenwerte ab.

Das geringste Skalenniveau hat die **Nominalskala, die durch willkürliche Verschlüsselung eines qualitativen Merkmals** entsteht.

Eine **Rang– oder Ordinalskala** liegt vor, wenn **zwar die Rangfolge, nicht aber die Differenz** zwischen den Merkmalsausprägungen definiert ist. Ein gutes Beispiel ist der Karnofsky-Index, der in der Krebstherapie als Indikator für den Allgemeinzustand des Patienten dient. Hier bedeuten 100% völlige Beschwerdefreiheit, 50% Bettlägerigkeit während der Hälfte des Tages und 0% Tod. Offensichtlich ist die Differenz zwischen 0% und 50% nicht mit der Differenz zwischen 50% und 100% identisch.

Eine **Intervallskala** ergibt sich, wenn die Differenzen so definiert sind, daß **gleiche Differenzen einem gleichen Merkmalsunterschied** entsprechen, aber **kein absoluter Nullpunkt vorliegt**. Ein Beispiel hierfür ist Grad Celsius: Der Unterschied zwischen 0°C und 10°C ist genau gleich der Differenz zwischen 10°C und 20°C, aber 20°C ist nicht doppelt so warm wie 10°C.

Eine **Verhältnisskala liegt bei definierten Differenzen und absolutem Nullpunkt** vor. Beispiele sind die Kelvinskala, die Anzahl, Längenmessungen oder das Ergebnis von Gewichtsbestimmungen.

Die Tabelle 2.1 zeigt, welche Berechnungen bei welchem Skalenniveau formal erlaubt sind.

	Skalenniveau			
Lage– und Streuungsmaße:	**Nominal-skala** z.B. Diagnosen	**Ordinal-skala** z.B. Karnofsky	**Intervall-skala** z.B. °Celsius	**Verhältnis-skala** z.B. Kelvin
Häufigkeit (s.S. 20)	+	+	+	+
Modalwert (s.S. 26)	+	+	+	+
Summenhäufigkeit (s.S. 20)	−	+	+	+
Quartilsabstand (s.S. 27)	−	+	+	+
Median (s.S. 26)	−	+	+	+
arith. Mittelwert (s.S. 26)	−	−	+	+
Standardabweichung (s.S. 29)	−	−	+	+
Variationskoeffizient (s.S. 30)	−	−	−	+

Tabelle 2.1: Die unterschiedliche Aussagekraft verschiedener Skalenniveaus. Die Tabelle gibt an, welches Skalenniveau Voraussetzung für die Berechnung der gängigen Lage– und Streuungsmaße ist.

2.2 Graphische Darstellung

Eine Datenanalyse besteht aus der tabellarischen und graphischen Darstellung des erhobenen Datenmaterials sowie der Zusammenfassung der vorhandenen Information durch wenige besonders charakteristische Kennzahlen wie Mittelwert, Varianz oder Standardabweichung.

Am Anfang einer Datenanalyse steht stets die genaue Eingrenzung und Definition des erhobenen Datenmaterials. Im folgenden Beispiel wollen wir untersuchen, am wievielten Tag nach der Schnittentbindung die Patientinnen im Kreiskrankenhaus xyz entlassen wurden. Hierbei muß zunächst geklärt werden,

- auf welchen Zeitraum sich die Untersuchung beziehen soll;
- ob alle Patientinnen, die in dieser Zeit mit Kaiserschnitt entbunden wurden, in die Untersuchung einbezogen werden sollen oder nur eine Stichprobe. Falls nur eine Stichprobe analysiert werden soll, muß festgelegt werden,

wie diese Stichprobe gezogen wird (Vielleicht haben Privatpatientinnen eine längere Liegedauer als Kassenpatientinnen?);

- wie Frauen gezählt werden sollen, die auf eigenen Wunsch entlassen oder die wegen Komplikationen in eine andere Klinik verlegt wurden.

In unserem Beispiel wollen wir uns auf alle Patientinnen beziehen, deren Schnittentbindung zwischen dem 1.1.1992 und 30.6.1992 stattgefunden hat. Die letzte Frage erübrigt sich, weil von diesen Frauen niemand auf eigenen Wunsch vorzeitig entlassen oder wegen Komplikationen in eine andere Klinik verlegt wurde.

In einer sog. Urliste sind alle Patientinnen (durch ihre Initialen abgekürzt) mit ihrer Aufenthaltsdauer aufgeführt:

M.K.	10;05	P.J.	14;02	T.E.	13;01	K.L.	11;04	L.K.	14;22
A.B.	9;13	F.T.	11;23	R.H.	20;18	K.S.	11;09	L.W.	11;08
U.N.	14;01	V.H.	11;12	A.U.	28;00	E.R.	12;08	S.N.	12;06
B.E.	14;22	Z.N.	10;04	A.L.	10;17	J.W.	12;04	N.A.	13;23
P.A.	15;08	D.E.	17;19	H.T.	13;19	J.K.	8;20	U.C.	12;12
E.N.	12;08	L.B.	13;06	B.E.	15;20	N.N.	14;03	R.S.	11;16

Tabelle 2.2: Urliste aller 30 Patientinnen, die zwischen dem 1.1.1992 und 30.6.1992 durch Sectio entbunden wurden. Der Name ist durch die Initialen abgekürzt, die Liegedauer nach der Schnittentbindung ist in Tagen und Stunden angegeben, die durch ein Semikolon getrennt wurden. 10;05 bedeutet demnach 10 Tage und 5 Stunden.

Die Zeitdauer zwischen Kaiserschnitt und Entlassung ist eine stetige Größe, die auf die Minute genau angegeben werden könnte. Weil eine solche Genauigkeit belanglos ist, wurde diese Zeitdauer in vollen Tagen und vollen Stunden angegeben, die zwischen Sectio und Entlassung in der Klinik verbracht wurden.

Zur weiteren Auswertung sortieren wir die Urliste um, indem wir die Beobachtungseinheiten vom kleinsten zum größten Meßwert in aufsteigender Reihenfolge notieren und als sog. **Stamm– und Blattdiagramm** anordnen. Unter dem Stamm werden die vollen Tage und unter dem Blatt die Stunden verstanden. Diese erst vor wenigen Jahren von dem amerikanischen Statistiker Tukey entwickelte Form der Tabelle vermittelt auch graphisch einen Eindruck von der Verteilung der Werte:

Stamm	**Blatt**	**absolute Häufigkeit**	**relative Häufigkeit**	**Summen-häufigkeit**
Tage	Stunden	$H(x)$	$f(x) = \frac{H(x)}{30}$	$F(x) = \sum f(x)$
8	20	1	0,033	0,033
9	13	1	0,033	0,067
10	04, 05, 17	3	0,100	0,167
11	04, 08, 09, 12, 16, 23	6	0,200	0,367
12	04, 06, 08, 08, 12	5	0,167	0,533
13	01, 06, 19, 23	4	0,133	0,667
14	01, 02, 03, 22, 22	5	0,167	0,833
15	08, 20	2	0,067	0,900
16		0	0,000	0,900
17	19	1	0,033	0,933
18		0	0,000	0,933
19		0	0,000	0,933
20	18	1	0,033	0,966
21		0	0,000	0,966
22		0	0,000	0,966
23		0	0,000	0,966
24		0	0,000	0,966
25		0	0,000	0,966
26		0	0,000	0,966
27		0	0,000	0,966
28	00	1	0,033	1,000

Tabelle 2.3: Stamm– und Blattdiagramm der Liegezeiten nach Kaiserschnitt. Aus der zweiten Spalte kann man einen optischen Eindruck von der Verteilung erhalten. Deshalb heißt diese Tabelle auch Diagramm. Die Spalten 3, 4 und 5 gehören nicht notwendigerweise zum Stamm– und Blattdiagramm, vervollständigen jedoch den Informationsgehalt. Die absolute und relative Häufigkeit $H(x)$ und $f(x)$ gibt die Anzahl bzw. den Anteil der Frauen an, die nach x Tagen entlassen wurden. Die Summenhäufigkeit $F(x)$ gibt den Anteil der Frauen an, die bis zum Tage x einschließlich entlassen wurden. (Näheres s.S. 31.)

Stabdiagramm und Histogramm

Das **Stabdiagramm** dient zur graphischen Darstellung einer Häufigkeitsverteilung. Hierbei entspricht die Länge der Stäbe der Häufigkeit und die Position der Stäbe auf der x–Achse dem beobachteten x–Wert. In Abhängigkeit von der zeichnerischen Darstellung spricht man auch vom **Balken– oder Säulendiagramm** bzw. vom **Histogramm**, wobei sich beim Histogramm benachbarte Balken unmittelbar berühren. Wenn man die Enden der Balken miteinander verbindet, erhält man einen **Polygonzug**.

Auf der nächsten Seite sind die Entlassungshäufigkeiten $f(x)$ am Tage x als Stabdiagramm und als Histogramm dargestellt. Hierbei ist auf der x–Achse die Verweildauer in Tagen und auf der y–Achse die absolute Häufigkeit $H(x)$ und die relative Häufigkeit $f(h) = H(x)/30$ der Entlassung am Tag x dargestellt. Die graphische Darstellung berücksichtigt nur die vollen Tage, die Stunden bleiben unberücksichtigt.

Die graphische Darstellung läßt sich weiter vereinfachen, indem die Verweildauer nicht tageweise, sondern zwei– oder dreitageweise klassiert wird. Hierbei geht Information verloren, und die Diagramme erhalten ein anderes Aussehen. Während bei eintägiger Klassierung der 11. Tag am häufigsten auftritt, weist bei dreitägiger Klassierung das Intervall zwischen dem 12. und 14. Tag die größte Häufigkeit auf.

Man beachte, wie sich bei Veränderung der Klassenbreite der Maßstab der $f(x)$–Achse ändert. Pro Flächeneinheit wird stets dieselbe Zahl von Patienten dargestellt.

Das Stamm– und Blattdiagramm aus Tabelle 2.3 und das Stabdiagramm bzw. Histogramm in Abbildung 2.2 entsprechen sich, lediglich die Achsen sind vertauscht. Anhand der graphischen Darstellung kann man beurteilen, welche Form die Häufigkeitsverteilung hat:

- Ist die Verteilung ein– oder mehrgipflig?
- Liegt eventuell eine Gaußverteilung (s.S. 97) vor?
- Wie weit streuen die Werte? Ist die Streuung symmetrisch?
- Kann man Ausreißer identifizieren?

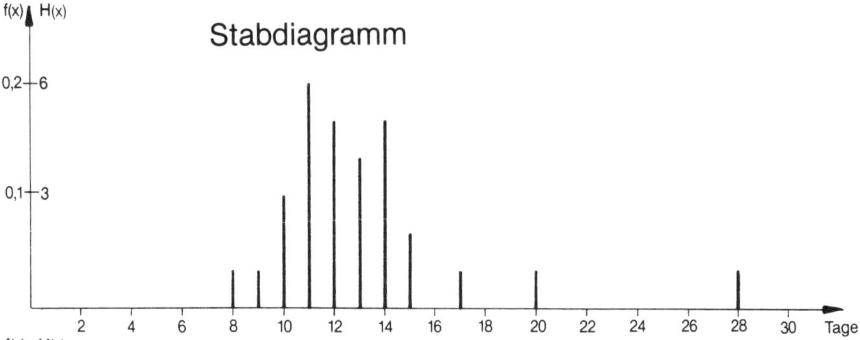
f(x)
H(x)
Stabdiagramm
0,2
6
0,1
3
2 4 6 8 10 12 14 16 18 20 22 24 26 28 30
Tage

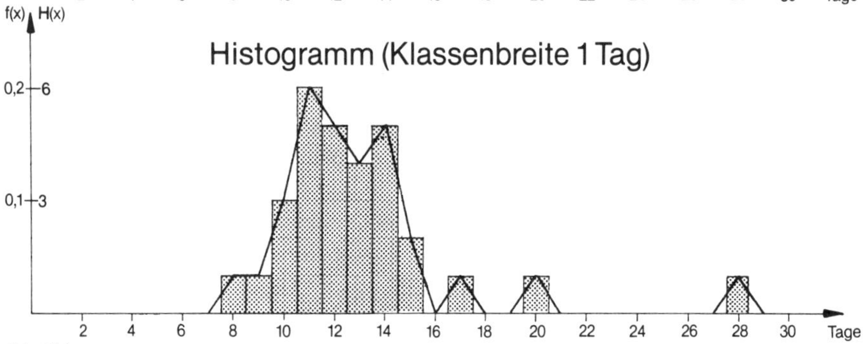
f(x)
H(x)
Histogramm (Klassenbreite 1 Tag)
0,2
6
0,1
3
2 4 6 8 10 12 14 16 18 20 22 24 26 28 30
Tage

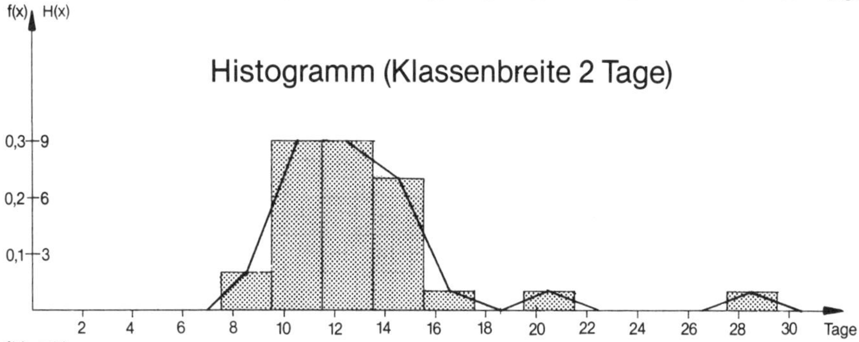
f(x)
H(x)
Histogramm (Klassenbreite 2 Tage)
0,3
9
0,2
6
0,1
3
2 4 6 8 10 12 14 16 18 20 22 24 26 28 30
Tage

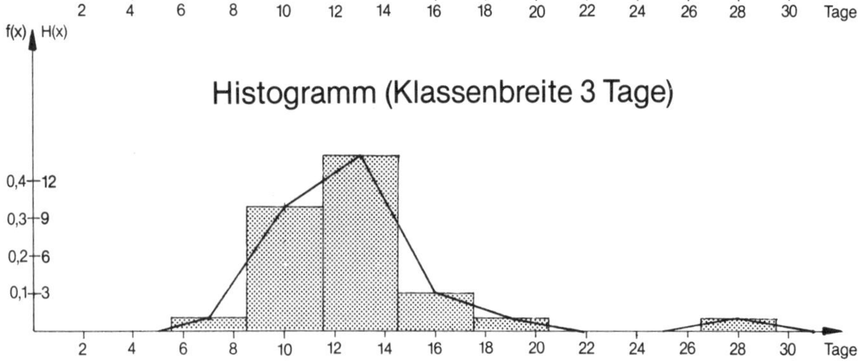
f(x)
H(x)
Histogramm (Klassenbreite 3 Tage)
0,4
12
0,3
9
0,2
6
0,1
3
2 4 6 8 10 12 14 16 18 20 22 24 26 28 30
Tage

Abbildung 2.2: Darstellung der Liegezeiten nach Kaiserschnitt als Stabdiagramm, als Histogramm und als Polygonzug, wobei unterschiedliche Klassenbreiten gewählt wurden. Auf der Abszisse ist die Liegezeit x und auf der Ordinate die absolute Häufigkeit $H(x)$ und relative Häufigkeit $f(x)$ abgetragen.

Ausreißer sind Extremwerte, die oft nicht zum untersuchten Kollektiv gehören oder bei denen grobe Meßfehler vorliegen. In unserem Beispiel könnte dies eventuell Frau A.U. mit 28 Tagen Liegezeit sein, falls sich z.B. herausstellen sollte, daß sie nur deshalb so lange im Krankenhaus war, weil sie sich kurz vor der geplanten Entlassung das Bein gebrochen hat. Normalerweise wird vor der Erhebung des Datenmaterials ein Katalog von Ein– und Ausschlußkriterien aufgestellt, anhand derer festgelegt wird, wie in untypischen Fällen verfahren werden soll. Wenn man Ausreißer nachträglich von der Datenanalyse ausschließen will, muß man dies im Einzelfall begründen, um nicht den Verdacht der Manipulation zu wecken.

2.3 Beschreibung durch Maßzahlen

In diesem Abschnitt soll die Beschreibung eines Datenmaterials durch Maßzahlen wie Mittelwert, Varianz, Standardabweichung usw. besprochen werden. Es handelt sich hierbei um eine Zusammenfassung der vorhandenen Information durch wenige besonders charakteristische Kennzahlen.

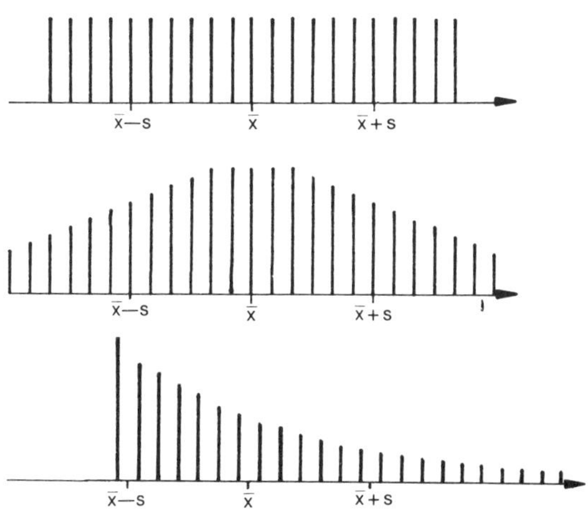

Abbildung 2.3: Darstellung verschiedener Verteilungen mit identischem Mittelwert $\bar{x}$ und identischer Standardabweichung s.

Ob es sinnvoll ist, diese Maßzahlen zu berechnen und wie groß ihre Aussagekraft ist, kann am besten anhand der graphischen Darstellung beurteilt werden. Beispielsweise ist der Mittelwert wenig aussagekräftig, wenn die Verteilung mehrgipflig oder wenn die Streuung groß ist.

Die Maßzahlen fassen die im Datenmaterial vorhandenen Informationen zusammen. Hierbei gehen jedoch Einzelheiten der Datenstruktur verloren. Meßreihen können trotz gleichen Mittelwertes und gleicher Varianz (s.S. 27) eine unterschiedliche Verteilung der Werte aufweisen, wie in Abbildung 2.3 gezeigt wird. Deshalb reicht die Angabe von Mittelwert und Standardabweichung (s.S. 29) keineswegs aus, um eine Verteilung vollständig zu charakterisieren.

2.3.1 Stichprobe – Grundgesamtheit

Nur in seltenen Fällen wie z.B. bei einer Volkszählung wird die interessierende Grundgesamtheit vollständig erfaßt. In der Regel werden die Daten anhand einer Stichprobe erhoben und die Ergebnisse werden dann auf die Grundgesamtheit übertragen. In unserem Beispiel sind wir an den Liegezeiten nach Schnittentbindung im Krankenhaus xyz interessiert, um Voraussagen über zukünftige Patientinnen machen zu können. Die interessierende Grundgesamtheit aller Patientinnen mit Schnittentbindung liegt demnach zumindest zum Teil in der Zukunft und kann deshalb nicht in die Erhebung einbezogen werden. Die dreißig Patientinnen des ersten Halbjahres 1992 dienen lediglich als Stichprobe. Die Ergebnisse der Stichprobe sind die Grundlage, um die *Werte der Grundgesamtheit zu schätzen.*

Bei der tabellarischen und graphischen Darstellung ist es offensichtlich, daß die Werte aus der Stichprobe stammen. Wenn daraufhin Maßzahlen wie Mittelwert oder Varianz errechnet werden, muß deutlich gemacht werden, ob es sich um

- **Maßzahlen der Stichprobe** handelt oder um
- **Schätzwerte für die Grundgesamtheit**, die aus den Daten einer Stichprobe berechnet wurden, oder um die tatsächlichen (meist unbekannten)
- **Maßzahlen der Grundgesamtheit**.

Es liegt hier eine ähnliche Beziehung vor wie zwischen einer Meinungsumfrage, der Hochrechnung einer Wahl und dem amtlichen Wahlergebnis. Die Beziehung zwischen Stichprobe und Grundgesamtheit hat für die Statistik fundamentale Bedeutung.

2.3.2 Lage– oder Lokalisationsmaße

Die Lokalisationsmaße geben die Lage der Werte auf der Zahlengeraden an. Hierzu gehören Kennzahlen zur Charakterisierung des Durchschnittswertes und die sog. Quantile und Perzentile, wobei wir letztere im Zusammenhang mit der Verteilungsfunktion besprechen wollen (s.S. 33).

Arithmetischer Mittelwert $\bar{x}$

Durch Addition der Verweildauern erfahren wir, daß die Patientinnen zusammen insgesamt 390 Tage im Krankenhaus verbracht haben, im arithmetischen Mittel $\bar{x}$ also $\bar{x} = \frac{390}{30} = 13$ Tage.

$$\bar{x} = \frac{\text{Summe aller } x\text{–Werte}}{\text{Anzahl aller } x\text{–Werte}} = \frac{\sum x_i}{n}$$

Hier und im folgenden lassen wir aus Gründen der Übersichtlichkeit den Summationsindex unter dem Summenzeichen weg:

$$\sum x_i \quad \text{statt} \quad \sum_{i=1}^{n} x_i$$

Median $\tilde{x}$ (Zentralwert)

Der Median liegt **in der Mitte aller beobachteten Werte**. Er wird von höchstens der Hälfte aller Werte unterschritten und von höchstens der Hälfte aller Werte überschritten. Nach dieser Definition muß der Median in unserem Beispiel so liegen, daß höchstens 15 Patientinnen einen kürzeren und höchstens 15 Patientinnen einen längeren Krankenhausaufenthalt haben. Dies ist, wie wir im Stamm– und Blattdiagramm leicht abzählen können, der 12. Tag.

Wenn z.B. Frau E.N. am Tag 13 (statt Tag 12) entlassen worden wäre, so läge der Median laut obiger Definition irgendwo zwischen dem 12. und 13. Tag. Auf Grund einer Konvention würde man den Median dann mit 12,5 Tagen beziffern.

Modalwert

Unter Modalwert versteht man den **am häufigsten auftretenden Wert** (leicht zu merken am Wort „Mode"). Wir erkennen aus dem Stamm– und Blattdiagramm, daß der 11. Tag der Tag mit der größten relativen Häufigkeit $f(x)$ ist, also der Tag, an dem die meisten Patientinnen das Krankenhaus verließen.

Vergleich der Lagemaße

Zur Kennzeichnung des „Durchschnitts“ gibt es drei Lokalisationsmaße:

- den arithmetischen Mittelwert $\bar{x}$ (in unserem Beispiel 13);
- den Median $\tilde{x}$ (in unserem Beispiel 12);
- den Modalwert (in unserem Beispiel 11).

Am gebräuchlichsten ist der arithmetische **Mittelwert** $\bar{x}$. Sein Nachteil besteht darin, daß er **von Ausreißern stark beeinflußt** wird. In unserem Beispiel könnte Frau A.U. ein Ausreißer sein. Wenn Frau A.U. als Ausreißer eingestuft und von der Berechnung des Mittelwertes ausgeschlossen wird, ergibt sich ein $\bar{x}$ für die übrigen 29 Patientinnen von $\bar{x} = \frac{362}{29} = 12,48$.

Der **Median** wird ebenfalls häufig verwendet. Er ist gegen Ausreißer in der Regel unempfindlich.

Der Median $\tilde{x}$ hat gegenüber dem arithmetischen Mittelwert $\bar{x}$ gelegentlich noch den Vorteil, früher bestimmbar zu sein. Wenn man z.B. die durchschnittliche Überlebenszeit nach einer neuen Krebstherapie ermitteln will, kann man den arithmetischen Mittelwert $\bar{x}$ erst errechnen, nachdem alle Patienten verstorben sind, während man die mediane Überlebenszeit kennt, sobald 50% der Patienten nicht mehr leben.

Der **Modalwert** ist nur dann sinnvoll, wenn die Klassenbesetzung groß ist. Wenn in jede Klasse nur wenige Werte fallen, hängt es sonst zu stark vom Zufall ab, in welche Klasse die meisten Beobachtungen fallen.

Unterschiede bestehen auch in bezug auf das Skalenniveau, das Voraussetzung zur Berechnung der Lokalisationsmaße ist: Der arithmetische Mittelwert setzt eine intervallskalierte Größe voraus, der Median eine ordinalskalierte Größe, während für den Modalwert bereits eine Nominalskala ausreichend ist. Beispielsweise kann man fragen, welches das häufigste in Deutschland gefahrene Auto ist. Die Frage nach dem Median oder arithmetischen Mittelwert der benutzten Kraftfahrzeuge ist jedoch sinnlos.

Bei unsymmetrischen, sog. „schiefen“ Verteilungen nehmen Modalwert (1), Median (2) und arithmetischer Mittelwert (3) in der Regel unterschiedliche Werte an, wobei der Median zwischen den beiden anderen Lagemaßen liegt:

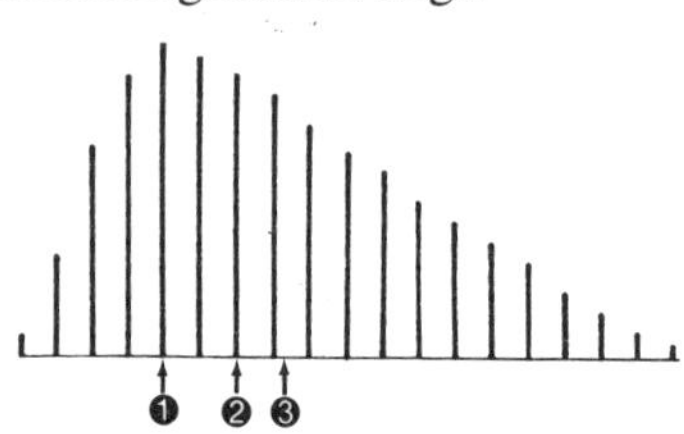

Abbildung 2.4: Die Beziehung zwischen dem Modalwert (1), dem Median (2) und dem arithmetischen Mittelwert (3) bei schiefen Verteilungen. Auf der Abszisse sind die Meßwerte und auf der Ordinate die absolute oder relative Häufigkeit der jeweiligen Meßwerte abgetragen.

2.3.3 Streuungs– oder Dispersionsmaße

Dispersions– oder Streuungsmaße geben die Streuung der Meßwerte an. Hierzu gehören Spannweite, Varianz und Standardabweichung, die in diesem Abschnitt besprochen werden, sowie die Perzentile und Quartile, die im Zusammenhang mit der Verteilungsfunktion erläutert werden.

Das einfachste Dispersionsmaß ist die **Spannweite**, auch **Variationsbreite** oder (engl.) **range** genannt, die sich aus der **Differenz zwischem dem höchsten und dem niedrigsten Wert** ergibt.

In unserem Beispiel:

$$28 \text{ Tage} - 8 \text{ Tage} = 20 \text{ Tage}.$$

Der Nachteil dieses Streuungsmaßes besteht darin, daß es von Ausreißern sehr stark beeinflußt wird. Ohne Frau A.U. erhalten wir:

$$19 \text{ Tage} - 8 \text{ Tage} = 11 \text{ Tage}.$$

Quartilsabstand

Der Quartilsabstand umfaßt den **Bereich mit den mittleren 50% der Werte:** Der Quartilsabstand ist die Differenz zwischen dem ersten und dritten Quartil (s.S. 34). Im Box- und Whiskerdiagramm von Tukey (s.S. 34) wird im Bereich vom ersten bis zum dritten Quartil, d.h. zwischen dem 25. und 75. Perzentil, ein Kasten gezeichnet.

Der Quartilsabstand wird häufig verwendet, weil er von Ausreißern praktisch nicht beeinflußt wird und weil die Berechnung einfach ist.

Varianz s^2

Die empirische Varianz ist das am häufigsten verwendete Streuungsmaß. Sie ergibt sich als **durchschnittliches Abweichungsquadrat** nach folgender Formel:

$$\text{Varianz } s^2 = \frac{\text{Summe aller Abweichungsquadrate}}{\text{Zahl aller Meßwerte } - 1}$$

$$s^2 = \frac{\sum (x_i - \bar{x})^2}{n - 1}$$

(Rechenschema siehe nächste Seite.)

Patienten	x_i	$(x_i - \bar{x})$	$(x_i - \bar{x})^2$	$H(x_i)$	$H(x_i)\cdot (x_i - \bar{x})^2$
J.K.	8	-5	+25	1	25
A.B.	9	-4	+16	1	16
Z.N., A.L., M.K.	10	-3	+9	3	27
R.S., L.W., D.S., K.L., V.H., F.T.	11	-2	+4	6	24
U.C., S.N., J.W., E.R., E.N.	12	-1	1	5	5
N.A., T.E., L.B., H.T.	13	0	0	4	0
U.N., B.E., P.J., L.K., N.N.	14	+1	+1	5	5
B.E., P.A.	15	+2	+4	2	8
D.E.	17	+4	+16	1	16
R.H.	20	+7	+49	1	49
A.U.	28	+15	+225	1	225
				30	400

Tabelle 2.4: Berechnungsschema für die Varianz und Standardabweichung: In den Spalten 2, 3, 4, 5 und 6 sind die jeweilige Liegezeit x_i, die jeweilige Abweichung vom Mittelwert $(x_i - \bar{x})$, das Abweichungsquadrat $(x_i - \bar{x})^2$, die absolute Häufigkeit der jeweiligen Liegezeit $H(x_i)$ und schließlich das Produkt aus Häufigkeit und Abweichungsquadrat $H(x_i) \cdot (x_i - \bar{x})^2$ aufgeführt.

Wenn in der Formel zur Errechnung der Varianz anstelle des Mittelwertes $\bar{x}$ ein anderer Wert, z.B. der Median oder Modalwert, eingesetzt wird, ergibt sich ein höherer Wert. Der arithmetische Mittelwert ist deshalb das Lokalisationsmaß, für das die Summe der Abweichungsquadrate am geringsten ist.

Gelegentlich wird eine geringfügig differierende Formel verwendet, indem im Nenner n statt $n - 1$ steht. Die Formel mit n gibt die *Varianz innerhalb der Stichprobe* an, also die Varianz für die Liegezeiten der 30 Frauen, deren Initialen in der Urliste aufgeführt sind. In unserem Beispiel sind wir im Grunde nicht an den 30 Frauen interessiert, die im Behandlungszeitraum in der Klinik entbunden haben, sondern an der Behandlungssituation in der Klinik im allgemeinen. Wie sich durch theoretische Überlegungen zeigen läßt, ist der aus einer Stichprobe (mit n) errechnete Wert in der Regel etwas kleiner als die in der Grundgesamtheit vorliegende Varianz. Deshalb wird zur *Schätzung der Varianz in der Grundgesamtheit* die Formel mit $n - 1$ verwendet.

Zusammenfassung:

- Varianz innerhalb der Stichprobe: Nenner n;
- Schätzwert für die Varianz innerhalb der Grundgesamtheit: Nenner $n - 1$.

Der Unterschied zwischen beiden Formeln macht sich hauptsächlich bei kleinen Stichproben bemerkbar, bei unserer Stichprobe von 30 Patienten beträgt die Differenz ca. 3%.

Standardabweichung s

Die Varianz s^2 ist zwar ein häufig verwendetes Streuungsmaß, sie ist jedoch ohne anschauliche Bedeutung. Im Gegensatz hierzu hat die **Quadratwurzel der Varianz**, die Standardabweichung s, eine konkrete anschauliche Bedeutung: Bei einer Gauß– oder Normalverteilung (s.S. 97) liegen ca. 68% der Werte im Intervall von $\bar{x} \pm s$, also in der Entfernung von höchstens einer Standardabweichung s vom Mittelwert $\bar{x}$. Etwa 95% der Meßwerte liegen im Bereich $\bar{x} \pm 2s$ und ca. 99,7% im Intervall von $\bar{x} - 3s$ bis $\bar{x} + 3s$. Die Standardabweichung s besitzt dieselbe Maßeinheit wie die Meßwerte.

$$s^2 = \frac{\sum(x_i - \bar{x})^2}{n-1} = \frac{400}{29} = 13,79$$

$$s = \sqrt{s^2} = \sqrt{13,79} = 3,71$$

Die Varianz s^2 ergibt sich als 13,79, die Standardabweichung s als 3,71. Der Bereich $\bar{x} \pm s$ liegt also in den Grenzen von $\bar{x} - s = 13 - 3,71 = 9,29$ und $\bar{x} + s = 13 + 3,71 = 16,71$. 25 Patienten aus unserer Stichprobe, das sind 84,3%, haben Liegezeiten innerhalb dieses Intervalls.

Alternativer Rechenweg

Die Summe der Abweichungsquadrate beträgt 400, wovon 255 durch den Ausreißer, Frau A.U., bedingt sind.

Wir wollen die Varianz ohne Frau A.U. ausrechnen. Nach obiger Formel müssen wir zunächst den Mittelwert $\bar{x}$ neu berechnen: $\bar{x} = \frac{362}{29} = 12,483$. Als nächster Schritt muß die Differenz zwischen jedem x_i und dem Mittelwert $\bar{x}$ bestimmt und quadriert werden. Hierbei entstehen „krumme“ Zahlen, die den Rechenaufwand gegenüber dem oben durchgerechneten Beispiel vergrößern.

Es gibt eine rechentechnisch einfachere Formel, um die Summe der Abweichungsquadrate zu bestimmen:

$$\begin{aligned}\sum(x_i - \bar{x})^2 &= \sum x_i^2 - n\bar{x}^2 \\ &= 4686 - 4518,93 \\ &= 167,07\end{aligned}$$

$$s^2 = \frac{167,07}{28} = 5,97$$

Die Varianz ohne Frau A.U. beträgt $s^2 = 5,97$, so daß $s = 2,44$. Der Bereich $\bar{x} \pm s$ liegt in den Grenzen von $\bar{x} - s = 12,48 - 2,44 = 10,04$ und $\bar{x} + s = 12,48 + 2,44 = 14,92$ und umfaßt 20 von 29 Werten, dies sind ca. 69%. Dieser Bereich entspricht dem Wert (68%), den wir bei einer Gaußverteilung erwarten würden.

Falls alle x–Werte sehr groß sind, läßt sich eine weitere rechentechnische Vereinfachung erzielen, indem man von jedem x–Wert einen konstanten Wert a abzieht. Das Ergebnis wird hiervon nicht beeinflußt, weil sich beide Summanden um denselben Betrag verkleinern.

Es gibt heute für ca. DM 50 Taschenrechner mit statistischen Funktionen, die solche Berechnungen nach Eingabe der Meßwerte automatisch durchführen.

Variationskoeffizient

Der Variations– oder Variabilitätskoeffizient gibt an, wieviel Prozent vom arithmetischen Mittelwert die Standardabweichung beträgt:

$$\text{Variabilitätskoeffizient} = \frac{s}{\bar{x}} \cdot 100\%$$

In unserem Beispiel beträgt der Variationskoeffizient mit Frau A.U.: $\frac{3,71}{13} 100\% = 28,5\%$, ohne Frau A.U.: $\frac{2,44}{12,48} 100\% = 19,5\%$.

Der Vorteil des Variationskoeffizienten liegt darin, daß er von der gewählten Einheit unabhängig ist. Zum Beispiel können biochemische Messungen in mg, mval, mmol oder I.E. erfolgen, mit jeweils unterschiedlichen Mittelwerten und Standardabweichungen, aber gleichen Variationskoeffizienten.

Voraussetzung für die sinnvolle Verwendung des Variationskoeffizienten ist, daß die Variable rationalskaliert ist, also als Verhältnisskala vorliegt. Beispielsweise macht der Variationskoeffizient für Grad Celsius oder Grad Fahrenheit wenig Sinn, denn er würde dort zu unterschiedlichen Ergebnissen führen, je nachdem, in welcher Einheit die Temperatur angegeben wird. Wenn die Temperatur in Kelvin, also in einer rationalskalierten Größe angegeben wird, ist die Berechnung des Variationskoeffizienten sinnvoll.

Die mittlere Abweichung

Es handelt sich hierbei um ein sehr anschauliches Streuungsmaß, das allerdings selten verwendet wird.

$$\text{Mittlere Abweichung} = \frac{\sum \mid x_i - \bar{x} \mid}{n}$$

Die Betragsstriche sind notwendig, damit sich bei der Summation der Abweichungen $(x_i - \bar{x})$ positive und negative Werte nicht zu Null ergänzen, denn $\sum(x_i - \bar{x}) = 0$.

Für unser Beispiel erhalten wir mit Frau A.U. eine mittlere Abweichung von $\frac{70}{30} = 2,33$ und ohne Frau A.U. von $\frac{55}{29} = 1,89$. Dieses Streuungsmaß ist erheblich weniger ausreißerempfindlich als die Standardabweichung, weil keine Quadratzahlen zu bilden sind.

Vergleich der Streuungsmaße

Am gebräuchlichsten sind der **Quartilsabstand**, weil die Berechnung einfach ist und weil diese Größe von Ausreißern praktisch nicht beeinflußt wird, und die **Varianz** bzw. die **Standardabweichung**. Die zuletzt genannten Größen haben aus mathematischen Gründen eine große praktische Bedeutung, obwohl sie sehr ausreißerempfindlich sind. Im Kapitel 4 wird die Bedeutung der Standardabweichung bei normalverteilten Werten ausführlich besprochen.

Die **mittlere Abweichung** wird in der Praxis kaum verwendet, obwohl sie eine anschauliche Größe ist. Dies gilt auch für den **Variationskoeffizienten**, der nur bei rationalskalierten Größen erlaubt, dann jedoch unabhängig von der Maßeinheit ist.

2.4 Die empirische Verteilungsfunktion

Die empirische Verteilungsfunktion $F(x)$ **gibt an, welcher Anteil aller Werte kleiner oder gleich dem Wert** x **ist**. Die Verteilungsfunktion wird deshalb auch **kumulative Häufigkeitsfunktion** oder **Summenhäufigkeitsfunktion** genannt. Man spricht in diesem Zusammenhang auch vom Prozentrang eines Wertes. Die Verteilungsfunktion für unser Beispiel mit den Liegezeiten nach Kaiserschnitt ist in der rechten Spalte von Tabelle 2.3 angegeben. In dieser Tabelle sind die Liegezeiten ihrer Größe nach angeordnet. Die zweite Spalte von rechts gibt die relative Häufigkeit $f(x)$ für die einzelnen Entlassungstage x an. Die kumulative Häufigkeit des Tages x_k ergibt sich als Summe der relativen Häufigkeiten $f(x)$ für alle Tage x, die kleiner oder gleich x_k sind:

$$F(x_k) = \sum_{i=0}^{k} f(x_i)$$

Für unser Beispiel können wir aus Tabelle 2.3 entnehmen: $F(7) = 0$, $F(8) = \frac{1}{30}$, $F(9) = \frac{2}{30}, \ldots, F(28) = \frac{30}{30} = 1$. Die Verteilungsfunktion $F(x)$ kann stets nur Werte zwischen 0 und 1 annehmen, weil sie den relativen Anteil aller Werte angibt, die kleiner oder gleich x sind.

In der graphischen Darstellung ergibt sich eine Treppenkurve, wobei die „Höhe der Stufen" der Zahl der am jeweiligen Tag entlassenen Patienten entspricht. Die Darstellung als Polygonzug ist ebenfalls möglich.

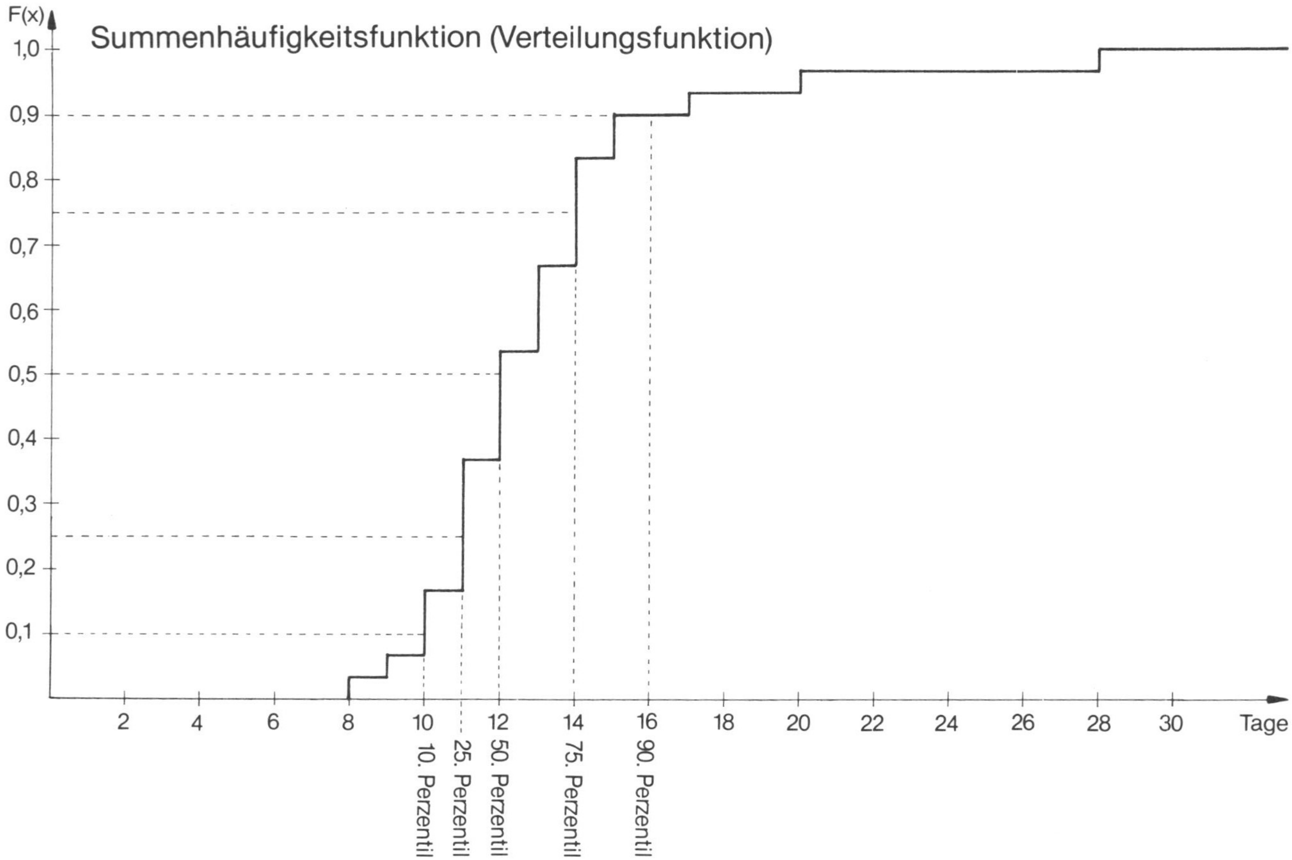

Summenhäufigkeitsfunktion (Verteilungsfunktion)
F(x)
1,0
0,9
0,8
0,7
0,6
0,5
0,4
0,3
0,2
0,1
2
4
6
8
10
12
14
16
18
20
22
24
26
28
30
Tage
10. Perzentil
25. Perzentil
50. Perzentil
75. Perzentil
90. Perzentil

Abbildung 2.5: Summenhäufigkeitsfunktion der Liegezeiten nach Kaiserschnitt. Auf der Abszisse ist die Zeit x in Tagen abgetragen, auf der Ordinate die Summenhäufigkeit $F(x)$, deren Werte in Tabelle 2.3 angegeben sind. Die gestrichelten Linien stellen die Perzentile dar.

Perzentiltabellen

Die kumulative Häufigkeitsfunktion $F(x)$ gibt für einen gegebenen x–Wert an, wieviel Prozent aller Werte kleiner oder gleich diesem x–Wert sind. Häufig ist die Fragestellung jedoch umgekehrt, wenn man wissen will, **welcher x–Wert von z.B. 10% aller Werte unterschritten oder erreicht wird**.

Diese Frage wird durch Perzentiltabellen beantwortet, die dazu dienen, bei gegebenem $F(x)$–Wert den dazugehörigen x–Wert zu suchen. Dies kann auch anhand der graphischen Darstellung der Verteilungsfunktion geschehen.

Unser Beispiel zeigt, daß mehrere Perzentile auf denselben x–Wert fallen können. Das 40. und das 50. Perzentil fallen z.B. beide auf den 12. Tag. Umgekehrt kann auch ein Perzentil auf mehrere x–Werte fallen: Das 90. Perzentil (90% aller Werte sind kleiner oder gleich dem 90. Perzentil) liegt zwischen dem 15. Tag, an dem die 27. Patientin entlassen wurde, und dem 17. Tag, an dem die 28. Patientin entlassen wurde. Einer Konvention entsprechend gilt der 16. Tag als 90. Perzentil.

Die oben geschilderten Probleme der eindeutigen Zuordnung zwischen den $F(x)$– und x–Werten sind um so geringer, je höher die Anzahl und je kleiner die Höhe der einzelnen Stufen in der Treppenkurve ist, d.h. je näher die einzelnen Werte beieinander liegen. Bei einer empirischen Verteilungsfunktion einer stetigen Variablen, die auf sehr viele Stellen hinter dem Komma bestimmt worden ist, so daß niemals zwei Beobachtungen denselben Wert ergeben, erhalten wir eine Treppenkurve, bei der die Anzahl der Stufen gleich der Anzahl der Beobachtungen ist.

Wahrscheinlichkeitsverteilung

Wenn man eine Verteilungsfunktion ohne Stufen haben will, bei der sich jedem x–Wert genau ein $F(x)$–Wert zuordnen läßt und umgekehrt, benötigt man unendlich viele Beobachtungen, was in der Praxis unmöglich ist.

Anstatt die Summenhäufigkeitsfunktion von unendlich vielen Beobachtungen zu bilden, kann man anhand eines mathematischen Modells die Wahrscheinlichkeiten berechnen, mit der die einzelnen x–Werte bzw. kumulativen $F(x)$–Werte zu erwarten sind. Auf diese Weise erhält man eine glatte Kurve ohne Stufen, die Wahrscheinlichkeitsverteilung heißt. Näheres hierzu wird im Kapitel „Binomial- und Normalverteilung" erläutert. Für die Wahrscheinlichkeitsfunktion einer stetigen Variablen gilt, daß genau $p\%$ aller Werte kleiner und genau $(100 - p)\%$ aller Werte größer als das p–te Perzentil sind.

Quartile

Perzentile geben sowohl Auskunft über die Lage als auch über die Streuung der Variablen. Sie werden deshalb von einigen Autoren als Lagemaße und von anderen als Streuungsmaße bezeichnet. Das Perzentil wird häufig auch als **Quantil** oder **Fraktil** bezeichnet.

Unter **Quartilen** versteht man das 25., 50. und 75. Perzentil, also das Quantil 0,25, 0,5 und 0,75. Der **Median** entspricht dem 50. Perzentil.

Box– und Whiskerdiagramm

Das Kasten– und (Katzen–) Schnurrhaardiagramm von Tukey, oft auch abgekürzt als „Boxplot" bezeichnet, stellt schematisch eine Häufigkeitsverteilung dar: Zwischen dem 1. und 3. Quartil wird ein Kasten aufgebaut. In diesen Bereich fallen 50% der Beobachtungen. Die seitlich angesetzten Schnurrhaare vermitteln einen Eindruck, wie weit die restlichen 50% der Werte streuen. Wie weit die Schnurrhaare ausgezogen werden, wird unterschiedlich gehandhabt. Einige Autoren gehen hier bis zu den Extremwerten, andere beispielsweise bis zum 10. und 90. Perzentil.

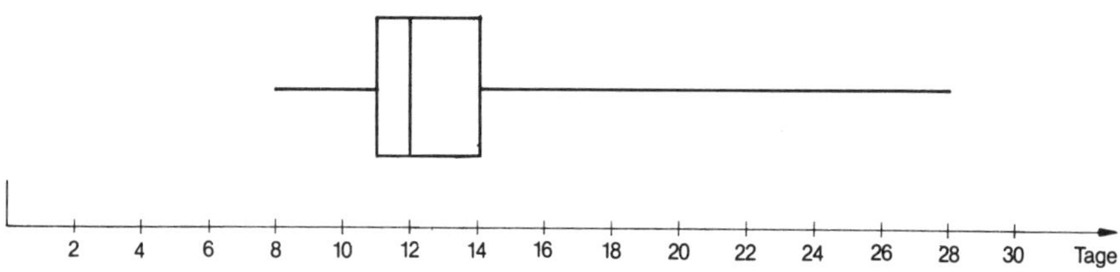

Abbildung 2.6: Das Box– und Whiskerdiagramm von Tukey am Beispiel der Daten aus Tabelle 2.3. Die Whiskers sind bis zu den Extremwerten durchgezogen.

Das Box– und Whiskerdiagramm ist gut geeignet, um mehrere Verteilungen miteinander zu verglichen. Jedes einzelne Diagramm nimmt weniger Platz in Anspruch als ein Histogramm, so daß man zahlreiche horizontale Diagramme übereinander oder vertikale Diagramme nebeneinander anordnen kann. Auf diese Weise lassen sich die Mediane und Quartile mit einem Blick vergleichen. Wenn der Median nicht an der Mitte des Kastens angeordnet ist, handelt es sich um eine schiefe Verteilung, unregelmäßig lange Schnurrhaare lassen auf Ausreißer schließen.

Ein Histogramm hat jedoch den Vorteil, daß man Details wie z.B. Mehrgipfligkeit besser erkennen kann, als wenn nur summarisch verschiedene Perzentilwerte angegeben werden.

Anwendung in der Kinderheilkunde

Perzentiltabellen spielen in der Kinderheilkunde eine große Rolle, wenn es darum geht, Wachstumsstörungen zu diagnostizieren. Es werden hauptsächlich Perzentiltabellen der Körpergröße, des Körpergewichts und des Kopfumfangs verwendet. Diese Tabellen werden erstellt, indem Tausende von Kindern einer jeden Altersstufe untersucht und dann für jeden Jahrgang die Summenhäufigkeiten für die jeweiligen Maße errechnet werden.

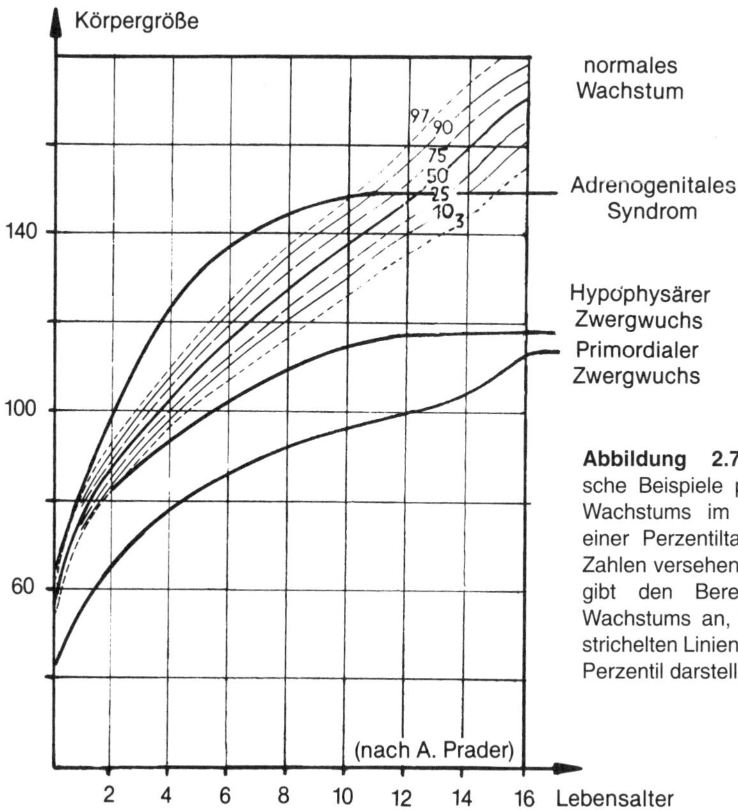

Abbildung 2.7: Drei typische Beispiele pathologischen Wachstums im Vergleich mit einer Perzentiltabelle. Die mit Zahlen versehene Kurvenschar gibt den Bereich normalen Wachstums an, wobei die gestrichelten Linien das 3. und 97. Perzentil darstellen.

Vor der Anwendung der Tabellen muß man prüfen, ob das Kind derselben Rasse (Population) angehört, in der diese Tabellen erstellt worden sind. Für Gastarbeiterkinder sind die in der deutschen oder nordamerikanischen Bevölkerung erhobenen Tabellen nur mit Vorbehalt und entsprechenden Korrekturen gültig. Auch haben Tabellen, die vor 40 oder 50 Jahren erarbeitet wurden, wegen der Akzeleration heute nur noch eingeschränkte Gültigkeit.

Überlebenskurven

Die Verteilungsfunktion findet unmittelbar praktische Anwendung in Form der Überlebenskurven und in Form der Perzentiltabellen. Zur Beurteilung der Effektivität einer bestimmten Krebstherapie zeichnet man eine Kurve, die angibt, nach welcher Zeit noch wieviel Prozent der Patienten leben. Es handelt sich hierbei um „eine auf den Kopf gestellte" Summenhäufigkeitsfunktion der aufgetretenen Todesfälle.

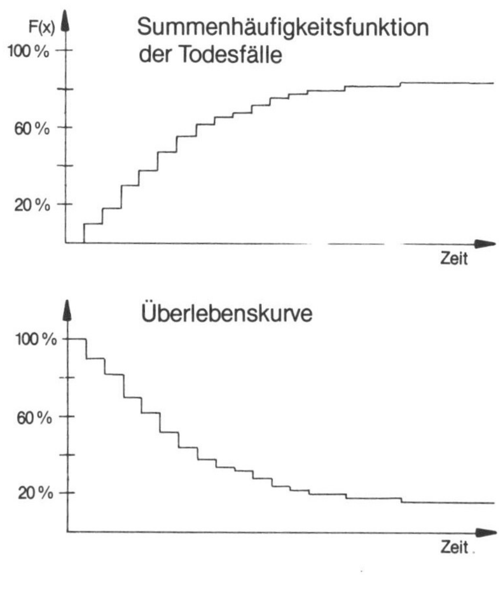

Abbildung 2.8: Oben: Summenhäufigkeitsfunktion von Todesfällen anhand eines fiktiven Beispiels. Unten: Dieselben Daten in anderer Darstellung. Im oberen Diagramm gibt die Ordinate den Prozentsatz der verstorbenen Patienten an, im unteren Diagramm den Prozentsatz der noch lebenden Patienten.

Die Analyse von Überlebenskurven spielt in der Medizin eine große Rolle. Weitere Einzelheiten werden im Zusammenhang mit dem Logranktest und der Kaplan–Meier–Methode auf Seite 216 besprochen.

2.5 Übungsaufgaben

2.1 Begriffsbestimmung

1. Im Rahmen einer Untersuchung an adipösen Patienten über die Wirksamkeit einer neuen Diät wird täglich das Körpergewicht in kg gemessen. Welche der folgenden Aussagen trifft dann zu?

A Das Körpergewicht ist Merkmalsträger.
B Die Beobachtungseinheit ist kg.
C Die Diät ist eine Beobachtungseinheit.
D Merkmalsträger sind die adipösen Patienten.
E Das Körpergewicht ist eine Beobachtungseinheit.

2. Bei der Neuaufnahme ins Krankenhaus wird das Körpergewicht eines Patienten festgestellt. Welche der folgenden Aussagen ist/sind richtig?

1 Der Patient ist der Merkmalsträger.
2 Die wägende Krankenschwester ist die Beobachtungseinheit.
3 Das Körpergewicht ist das (hier) interessierende Merkmal.

A nur 1 ist richtig
B nur 3 ist richtig
C nur 1 und 3 sind richtig
D nur 2 und 3 sind richtig
E 1 – 3 = alle sind richtig

3. Es wird ein Versuch geplant, bei dem die Wirkung eines Medikaments auf die Herzfrequenz bei der Bradykardie untersucht werden soll. Ordnen Sie den Begriffen die entsprechenden Oberbegriffe zu.

Begriff	**Oberbegriff**
1 Patient Meier	**a** Beobachtungseinheit
2 45/min	**b** Grundgesamtheit
3 Herzfrequenz	**c** Merkmal
4 Menge aller bradykarden Patienten	**d** Ausprägung
5 Bradykardie	

A 1–a, 2–c, 3–d, 4–b
B 1–a, 2–d, 3–c, 4–b
C 1–a, 2–d, 3–c, 5–b
D 1–c, 2–d, 3–a, 4–b
E 1–d, 2–c, 3–a, 5–b

4. Wir unterscheiden qualitative und quantitative Merkmale. Welche der folgenden bei einer Patientengruppe erhobenen Merkmale sind qualitativ?

1 Vitalkapazität
2 Blutgruppe
3 Serumglucose
4 Kammerflimmern

A nur 1 und 2 sind richtig
B nur 1, 2 und 3 sind richtig
C nur 2, 3 und 4 sind richtig
D nur 2 und 4 sind richtig
E nur 1, 2 und 4 sind richtig

Geben Sie bitte zu jeder Merkmalsart in Liste 1 das zutreffende Merkmal aus Liste 2 an!

Liste 1	**Liste 2**
5. Quantitativ diskretes Merkmal	**A** Körpergewicht
6. Qualitatives Merkmal	**B** Nüchternblutzucker
	C Blutgruppe
	D spezifisches Gewicht des Urins
	E Anzahl der Geschwister eines Patienten

7. Prüfen Sie, welche der folgenden Merkmale quantitativ sind:

1 Blutgruppe	**A** nur 1 und 3 sind quantitativ
2 Pulsfrequenz	**B** nur 1 und 4 sind quantitativ
3 Raucher	**C** nur 2 und 5 sind quantitativ
4 Teilnahme an der heutigen Prüfung	**D** nur 1, 3 und 4 sind quantitativ
5 Punktzahl der heutigen Prüfung	**E** 1 – 5 = alle sind quantitativ

Lösung der Übungsaufgaben

1D Beobachtungseinheit oder Merkmalsträger sind die Patienten, das beobachtete Merkmal ist das Körpergewicht, und die Maßeinheit dieses Merkmals ist Kilogramm.

2C Die Krankenschwester würde man als Untersucher(in) bezeichnen. Beobachtungseinheit ist jedenfalls der Patient.

3B Die Zuordnung 1–a (Patient Meier = Beobachtungseinheit), 2–d (45/min = Ausprägung) und 3–c (Herzfrequenz = Merkmal) dürfte nach den zu Frage 1 und 2 gemachten Kommentaren einleuchtend sein, so daß nur noch zwischen 4–b und 5–b zu unterscheiden ist. Die Grundgesamtheit besteht aus allen an Bradykardie leidenden Patienten, im Krankenhaus wird eine Stichprobe dieser Grundgesamtheit behandelt, Patient Meier ist Teil dieser Stichprobe. Für die Erkrankung Bradykardie gibt es in diesem Zusammenhang keinen statistischen Fachterminus.

4D Blutgruppe und Kammerflimmern sind qualitatitve Merkmale, weil sich ihre Merkmalsausprägungen (Blutgruppe: A, B, AB, 0; Kammerflimmern: vorhanden/nicht vorhanden) nicht zahlenmäßig erfassen lassen. Es liegt eine sog. Nominalskala vor.

5E Körpergewicht, Nüchternblutzucker und spezifisches Gewicht des Urins sind quantitativ stetige Merkmale, weil sie in einem bestimmten Bereich jeden beliebigen Zwischenwert annehmen können.

6C Siehe Erläuterung zu Aufgabe 4.

7C Die Merkmale Blutgruppe, Raucher und Prüfungsteilnahme lassen sich nur durch eine Verschlüsselung zahlenmäßig erfassen. Eine Verschlüsselung ist jedoch willkürlich, so daß den Schlüsselzahlen keine quantitative Bedeutung zukommt und etwa eine Mittelwertsberechnung sinnlos wäre. Mit oder ohne Verschlüsselung handelt es sich um rein qualitative Merkmale (Nominalskala).

2.2 Graphische Darstellung

8. Mit Hilfe eines Histogramms

- **A** kann die Stärke der Abhängigkeit zweier Zufallsvariablen graphisch dargestellt werden
- **B** können computertomographisch gewonnene Gewebequerschnitte varianzanalytisch ausgewertet werden
- **C** werden Meßwerte auf Vorliegen einer Normalverteilung getestet
- **D** werden klassierte stetige Merkmale graphisch so dargestellt, daß die relativen Klassenhäufigkeiten als Rechtecke erscheinen
- **E** werden relative Häufigkeiten in Wahrscheinlichkeiten umgerechnet

2.3 Beschreibung durch Maßzahlen

9. Darf man bei diskreten Merkmalen, z.B. Kinderzahl, Mittelwerte berechnen?

- **A** Man darf Mittelwerte nur errechnen, wenn sich ganze Zahlen ergeben.
- **B** Mittelwerte dürfen überhaupt nicht berechnet werden, weil sie beliebige Zwischenwerte annehmen können, die im Einzelfall real nicht vorkommen.
- **C** Man darf Mittelwerte auch bei diskreten Merkmalen ohne Einschränkung berechnen.
- **D** Man muß dabei die Formel für geometrische Mittel benutzen.
- **E** Keine Antwort ist richtig.

10. Welche Aussage trifft **nicht** zu?
Der Mittelwert $\bar{x}$ ist

- **A** stets größer als der Median
- **B** ausreißerempfindlich
- **C** ein Schätzwert
- **D** ein Lagemaß
- **E** ein Durchschnitt

2.4 Lagemaße (Lokalisationsmaße)

11. Gegeben ist folgende Häufigkeitstabelle für Daten eines stetigen Merkmales ($(a, b]$ bedeutet: $a < x \leq b$)

Klasse	absolute Häufigkeit
(2,4]	20
(4,6]	10
(6,8]	10
(8,10]	10

Der arithmetische Mittelwert der klassierten Daten ist

- **A** 5,4
- **B** 6,0
- **C** 6,2
- **D** 7,1
- **E** 7,2

8D Bei diskreten Merkmalen ist eine Klassierung nicht erforderlich, manchmal jedoch sinnvoll, um die Zahl der Klassen und damit der Balken zu verringern und die Übersichtlichkeit zu erhöhen.

9C Der Einwand, daß der arithmetische Mittelwert $\bar{x}$ bei diskreten Werten zu einem Ergebnis führen kann, z.B. 1,85 Kinder, das im realen Fall nicht vorkommen kann, spricht nicht gegen die Berechnung, weil Mittelwerte keine Aussagen über Einzelfälle machen, sondern nur über die gesamte Gruppe, für die sie berechnet werden.

Das geometrische Mittel $\bar{x}_g$ von n Werten errechnet sich als n–te Wurzel ihres Produktes:

$$\bar{x}_g = \sqrt[n]{x_1 \cdot x_2 \cdot \ldots \cdot x_n}$$

Das geometrische Mittel wird für durchschnittliche Wachstumsquoten (Bakterienkultur, Zins und Zinseszins, Inflation) verwendet.

Beispiel: Die Inflationsrate beträgt im 1. Jahr 50% und im 2. Jahr 10 %. Wie hoch ist die durchschnittliche jährliche Inflationsrate?

$$\bar{x} = \sqrt[2]{1,5 \cdot 1,1} = \sqrt[2]{1,65} = 1,28$$

Die durchschnittliche jährliche Inflationsrate beträgt 28%.

10A Es gibt drei Lagemaße zur Kennzeichnung eines Durchschnitts: den arithmetischen Mittelwert $\bar{x}$, den Median und den Modalwert. In welcher Beziehung diese drei Werte zueinander stehen, hängt im Einzelfall von den Werten der Verteilung ab.

11A Für die Berechnung des Mittelwertes der Tabelle gehen wir davon aus, daß der durchschnittliche Wert in jeder Klasse mit der Klassenmitte übereinstimmt, daß z.B. die 20 Werte in der Klasse $(2, 4]$ im Durchschnitt 3 betragen, zusammen also 60 ergeben. Diese Annahme ist spekulativ, muß jedoch gemacht werden, um die Aufgabe überhaupt lösen zu können. Folgende Indizien sprechen dafür, daß der hierdurch entstehende Fehler vermutlich nicht sehr groß ist:

1 Die Klassenbreiten sind gleich groß.

2 Die Klassenbesetzung mit 20 bzw. 10 Daten je Klasse ist relativ groß.

3 Es ist ein stetiges Merkmal, das sich möglicherweise gleichmäßig innerhalb der Klasse verteilt.

Wenn es ein diskretes ganzzahliges Merkmal wäre, könnten in der Klasse $(2, 4]$ gemäß der in der Aufgabenstellung definierten Bedeutung der Klammern nur die Werte 3 und 4 vorkommen. Wir müßten den Durchschnitt innerhalb der Klasse dann als 3,5 annehmen.

Die Berechnung von $\bar{x}$ ergibt:

$$\begin{aligned} 20 \cdot 3 &= 60 \\ 10 \cdot 5 &= 50 \\ 10 \cdot 7 &= 70 \\ 10 \cdot 9 &= \underline{90} \\ & \quad 270 \end{aligned}$$

$$\bar{x} = \frac{\sum x}{n} = \frac{270}{50} = 5,4$$

Der arithmetische Mittelwert der klassierten Daten beträgt 5,4. Die Berechnung aus den unklassierten Originalwerten würde vermutlich zu einem geringfügig abweichenden Ergebnis führen.

12. Eine Beobachtungsreihe soll aus den 17 Meßwerten $x_1, \ldots, x_{17}$ bestehen. Der empirische Median dieser Beobachtungen ist definiert als

A x_9
B $x_{8,5}$
C x_8
D $\frac{1}{2}(x_{18} + x_9)$
E $\frac{1}{2}(x_1 + x_{17})$

13. Bei 10 Patienten, die an Krebs einer bestimmten Art operiert wurden, betrug die Überlebensdauer 3, 4, 5, 5, 5, 7, 8, 9, 11, 12 Monate.
Welches ist der Median (in Monaten) ?

A 5
B 5,5
C 6
D 6,5
E 7

14. In einer Schulklasse wird der Kariesbefall der Zähne bei Kindern untersucht. Es ergibt sich die folgende Häufigkeitstabelle:

Anzahl mit Karies befallener Zähne	0	1	2	3	4
absolute Häufigkeit	4	7	5	3	1

Der empirische Median der Daten ist

A 1 **B** 1,5 **C** 2 **D** 4 **E** 5

15. In einer Schulklasse wurden die Zähne von 10 Kindern auf Karriesbefall untersucht. Die Anzahl der mit Karies befallenen Zähne für die einzelnen Kinder ist:

Kind Nr.	1	2	3	4	5	6	7	8	9	10
Anzahl mit Karies befallener Zähne	0	1	1	2	2	1	0	4	1	1

Der empirische Median der Daten ist

A 1 **B** 1,3 **C** 1,5 **D** 4 **E** 5,5

16. Von 10 Frauen wurden Daten zur Fruchtlage erhoben. Die Daten sind folgendermaßen verschlüsselt:

1 normal
2 Beckenendlage
3 Querlage
4 fehlende Angabe

Patienten Nr.	1	2	3	4	5	6	7	8	9	10
Fruchtlage	1	4	1	3	1	1	2	1	4	2

Der empirische Median der Fruchtlage ist:

A 1
B 1,5
C 2
D 5,5
E Der empirische Median ist nur für quantitative Merkmale definiert.

17. In einer Stichprobe von 10 Beobachtungen 90, 92, 95, 96, 98, 102, 106, 107, 109, 118 ergab sich als Median der Wert 100 und als Mittelwert $\bar{x} = 101,3$. Nachträglich stellte man fest, daß die Meßergebnisse 95, 96, 106 um jeweils 3 Einheiten zu „hoch“ abgelesen wurden. Wie verändern sich durch diese Verbesserungen Median und Mittelwert?

A Median und Mittelwert verkleinern sich um 0,3.

B Median und Mittelwert verkleinern sich um 0,9.

C Der Median bleibt gleich, der Mittelwert verkleinert sich um 0,3.

D Der Median bleibt gleich, der Mittelwert verkleinert sich um 0,9.

E Median und Mittelwert bleiben gleich.

Lösung der Übungsaufgaben

12A Zur Beantwortung dieser Frage muß man davon ausgehen, daß die mit den Indizes 1–17 bezeichneten Meßwerte bereits der Größe nach sortiert sind. Dann ist der Wert x_9 der Median, weil er in der Mitte aller Werte steht, denn acht sind kleiner/gleich und acht sind größer/gleich als x_9. Es ist möglich, daß einige der 16 verbleibenden Werte mit x identisch sind. Aber auch in diesem Fall steht x in der Mitte aller Werte, so daß die Definition des Medians erfüllt ist.

13C Streng genommen erfüllt jede der unter A bis E genannten Zahlen die Definition des Medians, die besagt, daß nicht mehr als die Hälfte aller Werte kleiner und nicht mehr als die Hälfte der Werte größer als der Median sein dürfen. Aufgrund einer Konvention gilt der in der Mitte aller „Mediane“ liegende Wert als Median.

Sachliche Anmerkung: Wenn die Operation die letzten 4 Patienten völlig geheilt hätte, würde sich die mediane Überlebenszeit nicht verlängern!

14A Von den insgesamt 20 Kindern haben 11 Kinder einen oder keinen mit Karies befallenen Zahn. „1 kariöser Zahn“ ist sowohl Median (Kind „Nr. 10,5“) als auch Modalwert (sieben Kinder mit einem kariösen Zahn).

15A Zur Lösung dieser Aufgabe muß man die willkürlich durchnumerierten Kinder zunächst nach der Anzahl ihrer kariösen Zähne sortieren und dann „Kind Nr. 5,5 “ ermitteln. Zwei Kinder haben keinen und fünf Kinder haben einen kariösen Zahn. „Kind Nr. 5,5“ hat deshalb ebenfalls einen kariösen Zahn.

16E Die Bestimmung des Medians ist nur bei Daten sinnvoll, die einer Ordinal–(Rang)skala oder einem höheren Skalenniveau entsprechen. Bei der Verschlüsselung der Fruchtlage handelt es sich um eine Nominalskala, so daß höchstens die Bestimmung des Modalwertes sinnvoll ist.

17D Der Median bleibt gleich, weil der Wert 106 auch nach der Subtraktion von 3 weiterhin größer als der Median ist. Deshalb beträgt auch nach der Berichtigung die Hälfte aller Werte 102 oder mehr, und die zweite Hälfte aller Daten beträgt 98 oder weniger. Der Median liegt deshalb auch nach der Datenberichtigung in der Mitte zwischen 98 und 102.

Die Gesamtsumme aller 10 Werte verringert sich um $3 \cdot 3 = 9$, wodurch der arithmetische Mittelwert um $9/10 = 0,9$ kleiner wird.

18. Der Median einer Stichprobe ändert sich nicht, wenn man

A jeweils ein Datum mit dem größten und kleinsten Wert wegläßt
B alle Werte außerhalb der 2σ–Grenze wegläßt
C zu allen Beobachtungen eine Konstante hinzuaddiert
D alle Beobachtungen mit der gleichen Zahl multipliziert
E alle Beobachtungen logarithmiert

19. Welche Maßzahl einer Stichprobe aus einer stetigen Zufallsvariablen ist bei Vorliegen von „Ausreißern“ besonders wenig störanfällig:

A geometrischer Mittelwert
B Spannweite (Range)
C $\tilde{x}$ = Median
D $\bar{x}$ = arithmetischer Mittelwert
E Varianz s^2

20. Welche Aussage trifft **nicht** zu?
Der Median ändert sich,

A wenn zum Mittelwert eine Zahl addiert wird
B wenn zu jedem Wert eine Zahl addiert wird
C wenn der höchste und niedrigste Wert weggelassen werden
D wenn man den höchsten Wert wegläßt
E wenn man den niedrigsten Wert wegläßt

21. In einer Stichprobe nehmen die relativen Häufigkeiten, mit denen die einzelnen Werte eines klassierten quantitativen Merkmals auftreten, mit wachsenden Merkmalswerten ab. Dies läßt vermuten:

A Die Beobachtungen sind voneinander abhängig.
B Der Median ist kleiner als der Mittelwert.
C Die Beobachtungen stammen nicht aus der gleichen Grundgesamtheit.
D Die Standardabweichung ist größer als der Erwartungswert.
E Es liegt eine Normalverteilung zugrunde.

2.5 Streuungs– oder Dispersionsmaße

22. Die Dauer eines Krankenhausaufenthaltes wegen einer bestimmten Krankheit ist eine Zufallsvaribale. Sie besitzt stets dann eine große Varianz, wenn

A es sich um eine seltene Krankheit handelt
B es sich um eine häufige Krankheit handelt
C bei dieser Krankheit große Abweichungen von ihrer durchschnittlichen Dauer eine große Wahrscheinlichkeit haben
D die durchschnittliche Dauer der Erkrankung groß ist
E der Krankheitsverlauf von vielen, zum Teil unbekannten Faktoren abhängt

18A Siehe Erläuterungen zu den Aufgaben 12–17.

19C „Zufallsvariable" ist in diesem Zusammenhang ein zufallsabhängiges quantitatives Merkmal (genaue Definition der Zufallsvariablen s.S. 52). Der Modalwert wird von den Ausreißern überhaupt nicht beeinflußt, er ist jedoch nur sinnvoll für die Stichprobe eines diskreten oder eines klassierten stetigen Merkmals. Der Modalwert ist der häufigste Wert, ein Meßwert muß also mindestens zweimal aufgetreten sein, um Modalwert zu sein. In der Stichprobe eines stetigen Merkmals wird jeder Meßwert häufig nur ein einziges Mal auftreten, besonders wenn die Meßwerte mit vielen Stellen hinter dem Komma versehen sind. Deshalb existiert in einer Stichprobe eines nicht klassierten stetigen Merkmals häufig kein Modalwert.

20C Vgl. Erläuterung zu den Aufgaben 12–17.

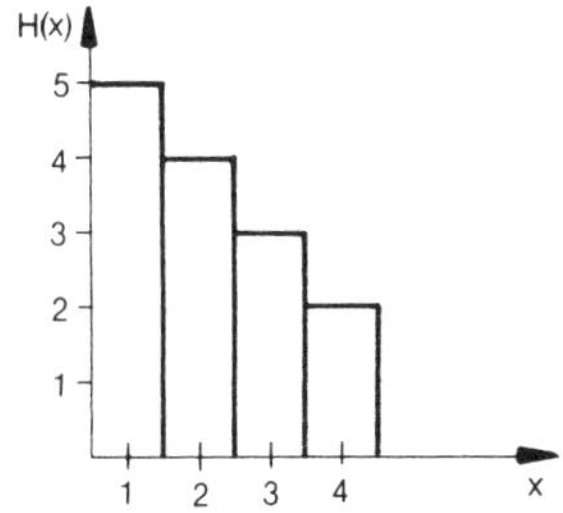

21B Nebenstehend ist die in der Aufgabenstellung genannte Situation beispielhaft dargestellt. Der Median $\tilde{x}$ liegt bei $\tilde{x} = 2$, weil 5 Werte größer und 5 Werte kleiner als 2 sind. Der arithmetische Mittelwert $\bar{x}$ errechnet sich aus:

$$\bar{x} = \frac{5 \cdot 1 - 4 \cdot 2 + 3 \cdot 3 + 2 \cdot 4}{5 - 4 + 3 + 2} = \frac{30}{14} = 2,14$$

Tatsächlich ist der Median kleiner als der Mittelwert.

22C Bei der Berechnung der Varianz werden die Abweichungen vom Mittelwert quadriert. Deshalb erhöhen besonders Einzelwerte mit großen Abweichungen vom Mittelwert, z.B. auch Ausreißer, die Varianz. Wenn die Abweichung aus vielen einzelnen entsprechend kleinen Komponenten besteht, kann dies die Varianz sogar reduzieren, wenn sich positive und negative Abweichungskomponenten gegenseitig kompensieren. Ob die einzelnen Abeichungskomponenten bekannt oder unbekannt sind, spielt keine Rolle, für die Varianz ist nur die Gesamtabweichung maßgeblich.

Aus 11 zufällig gezogenen Krankenblättern einer Klinik ergeben sich als Aufenthaltsdauer, der Größe nach geordnet, in Tagen $4, 7, 8, 8, 9, 9, 10, 10, 10, 12, 12 (\sum = 99)$. Ordnen sie jedem der in Liste 1 aufgeführten Maße den dafür richtigen Wert der Liste 2 zu.

Liste 1	**Liste 2**
23. Spannweite	**A** 8
24. Median	**B** 9
25. Mittelwert	**C** 10
	D 11
	E 12

26. Zwei Zahlengruppen liegen vor: I: 1, 3, 5, 7 II: 2, 4, 6

Welche der folgenden Behauptungen trifft **nicht** zu?

A I und II haben gleiche Mediane.

B I und II sind beide symmetrisch bezüglich der Mittelwerte.

C I und II haben gleiche Mittelwerte.

D I und II haben gleiche empirische Standardabweichungen.

E I und II haben ungleiche Spannweiten.

27. Für welche der folgenden Maßzahlen ist die Summe der Abweichungsquadrate der Einzelwerte von der betreffenden Maßzahl am kleinsten?

A Standardabweichung

B Varianz

C Median

D Modus

E Mittelwert

28. Welche Aussage trifft **nicht** zu?

Als Maßzahlen für die Variabilität in einer Stichprobe sind geeignet ($\bar{x}$ = Mittelwert, $\tilde{x}$ = Median):

A $\sum(x_i - \bar{x})^2$

B $\sum(|x_i - \tilde{x}|)$

C $\sum(x_i - \bar{x})$

D $\sum(|x_i - \bar{x}|)$

E die Differenz zwischen größtem und kleinstem Wert der Stichprobe

29. Zur Berechnung der Varianz kann man von jedem einzelnen Meßwert eine feste Größe a abziehen (bei der Körperlänge von Erwachsenen z.B. 100 cm), damit bei der Rechnung nicht zu große Zahlen auftreten. Dies muß am Schluß der Rechnung berücksichtigt werden durch

A Addition von a

B Multiplikation mit a

C Addition von a^2

D Multiplikation mit a^2

E a wird bei der Berechnung der Varianz nicht berücksichtigt

30. Bei einem Versuch werden drei Versuchsgruppen von je 10 Ratten gebildet und ihre Gewichte festgestellt. Dabei gilt stets folgendes:

A Der arithmetische Mittelwert aller Daten ist gleich dem arithmetischen Mittelwert der Mittelwerte der drei Gruppen.

B Der Median aller Daten ist gleich dem Median der Mediane der drei Gruppen.

C Die Summe der Abweichungsquadrate aller 30 Daten vom Gesamtmittelwert ist gleich der Summe der Abweichungsquadrate in den drei Gruppen von den Gruppenmittelwerten.

D Die empirische Varianz aller Daten ist gleich dem Mittelwert der drei Varianzen in den drei Gruppen.

E Die Spannweite aller Daten ist gleich dem Maximum der Spannweite der drei Gruppen.

23A Die Spannweite (Range) ergibt sich als Differenz zwischen dem größten und dem kleinsten Wert: $12 - 4 = 8$.

24B Der Median liegt in der Mitte der 11 Werte, so daß 5 Werte kleiner und 5 Werte größer als der Median sind.

25B Der arithmetische Mittelwert errechnet sich als Summe aller Werte geteilt durch die Anzahl aller Werte: $\bar{x} = 99/11 = 9$.

26D Median und arithmetischer Mittelwert beider Gruppen beträgt 4. Beide Gruppen liegen symmetrisch zum Median. Die Spannweite von Gruppe I beträgt $7 - 1 = 6$ und von Gruppe II $6 - 2 = 4$. Für die empirische Standardabweichung s ergibt sich:

$$\text{Gruppe I:} \quad s = \sqrt{\frac{\sum(x-\bar{x})^2}{n-1}} = \sqrt{\frac{(-3)^2+(-1)^2+1^2+3^2}{3}} = \sqrt{\frac{20}{3}} = 2,58$$

$$\text{Gruppe II:} \quad s = \sqrt{\frac{\sum(x-\bar{x})^2}{n-1}} = \sqrt{\frac{(-2)^2+2^2}{2}} = \sqrt{4} = 2$$

27E Die Summe der Abweichungsquadrate $\sum(x-\bar{x})^2$ wird bestimmt, um die Varianz $s^2 = \frac{1}{n-1}\sum(x-\bar{x})^2$ zu errechnen. Wenn anstelle des arithmetischen Mittelwertes $\bar{x}$ eine andere Meßzahl eingesetzt wird, etwa der Median oder der Modalwert, ergibt sich ein höherer Wert.

28C Der Ausdruck $\sum(x-\bar{x})$ ergibt dann, wenn die Summe für alle x–Werte gebildet wird, aus denen $\bar{x}$ errechnet wurde, stets Null. Beispiel: Die Stichprobe sei 1, 3, 5, 8, 10. Hieraus ergibt sich $\bar{x} = (1+3+5+8+10)/5 = 5,4$.

$$\sum(x_i - \bar{x}) = -4,4 + (-2,4) + (-0,4) + 2,6 + 4,6 = -7,2 + 7,2 = 0$$

Die positiven und negativen Differenzen ergänzen sich gegenseitig zu Null.

29E Wenn von jedem x–Wert die konstante Größe a abgezogen wird, ist auch der arithmetische Mittelwert $\bar{x}$ um die Größe a kleiner: $x_i - a = x'_i$, $\bar{x} - a = \bar{x}'$.

Die Abweichung vom Mittelwert $(x_i - \bar{x})$ bleibt jedoch konstant: $(x_i - \bar{x}) = (x'_i - \bar{x}')$. Entsprechend bleibt das Abweichungsquadrat und damit auch die Summe der Abweichungsquadrate konstant.

30A Aussage A ist richtig. Dies sei an einem vereinfachten Beispiel erläutert:

Gruppe	I:	4, 5, 9	$\bar{x} = 18/3 = 6$
Gruppe	II:	4, 7, 10	$\bar{x} = 21/3 = 7$
Gruppe	III:	12, 14, 16	$\bar{x} = 42/3 = 14$

Der arithmetische Mittelwert $\bar{x}_g$ aller Gruppen errechnet sich als $\bar{x}_g = \frac{18+21+42}{3+3+3} = \frac{81}{9} = 9$ oder als $\bar{x}_g = \frac{6+7+14}{3} = \frac{27}{3} = 9$.

Die Rechnung geht nur deshalb auf, weil alle Stichproben denselben Stichprobenumfang haben.

B ist falsch, in unserem Beispiel beträgt der Median aller Daten 9, der Median der Mediane ist 7. Die unter **C** und **E** genannten Streuungsparameter sind für alle drei Gruppen zusammen in der Regel größer als innerhalb der einzelnen Gruppen.

31. Welche der folgenden Kenngrößen einer Stichprobe wird (werden) mit zunehmendem Stichprobenumfang nie kleiner?

1 Mittelwert
2 empirische Varianz
3 empirischer Median
4 Spannweite
5 Abweichungssumme vom Mittelwert

A nur 5 ist richtig
B nur 2 und 4 sind richtig
C nur 4 und 5 sind richtig
D nur 1, 2 und 5 sind richtig
E nur 2, 3, 4 und 5 sind richtig

32. Welche Aussage trifft **nicht** zu?

Werden die Beobachtungen in Zentimetern statt in Millimetern ausgedrückt, ändert sich

A die Varianz
B das arithmetische Mittel
C die Standardabweichung
D der Median
E der Variationskoeffizient

33. Welche Aussage über Streuungsmaße trifft **nicht** zu?

A Für Merkmale mit positiven und negativen Ausprägungen ist es nicht sinnvoll, den Variationskoeffizienten zu verwenden.
B Die Spannweite ist ausreißerempfindlich.
C Die Varianz ist nur für quantitative Merkmale definiert.
D Die Varianz kann stets aus der Standardabweichung ermittelt werden.
E Die Varianz ist stets ein Maß für die Abweichung der Beobachtungen von ihrem Median.

2.6 Die empirische Verteilungsfunktion

34. Um die Häufigkeitssummen einer Stichprobe für ein quantitatives Merkmal festzustellen, ist es zweckmäßig, die Daten zunächst

A mit ihrer relativen Häufigkeit zu gewichten
B nach der Größe zu ordnen
C logarithmisch zu transformieren
D auf Mittelwert = 0 zu normieren
E zu quadrieren

35. Die empirische Verteilungsfunktion $F(x)$ gibt zu jedem Wert x an:

A die Wahrscheinlichkeit, mit der die Beobachtungen kleiner oder gleich x sind
B die relative Häufigkeit von Beobachtungen kleiner oder gleich x
C die relative Häufigkeit von Beobachtungen größer oder gleich x
D die Besetzungszahl der Klasse, in die x fällt
E die relative Häufigkeit, mit der x beobachtet wurde

36. Die Verteilungsfunktion $F(x)$ gibt zu jedem Wert die Wahrscheinlichkeit an, daß die Zufallsvariable X einen Wert annimmt, der

A kleiner als x ist
B kleiner oder gleich x ist
C gleich x ist
D größer oder gleich x ist
E größer als x ist

31C Wenn bei der Erweiterung einer Stichprobe Werte hinzukommen, die kleiner als der kleinste oder größer als der größte bisherige Wert sind, vergrößert sich die Spannweite. Die Abweichungsquadratsumme vom Mittelwert wird durch alle hinzukommenden Werte erhöht, die nicht mit dem Mittelwert identisch sind. Die Varianz hingegen wird nicht zwangsläufig erhöht, weil bei größer werdendem Stichprobenumfang n auch der Nenner der entsprechenden Formel größer wird.

32E Der Variations– oder Variabilitätskoeffizient ist als $s/\bar{x} \cdot 100\%$ definiert. Wenn die Werte in Millimetern statt in Zentimetern angegeben werden, erhöht sich sowohl der Zähler als auch der Nenner um den Faktor 10, der Quotient bleibt unverändert.

33E Die Varianz ist ein Maß für die Abweichungen vom arithmetischen Mittelwert $\bar{x}$.

34B Die Häufigkeitssumme eines Merkmals x_i gibt an, wie häufig ein Merkmal vorgekommen ist, das kleiner oder genauso groß wie x_i ist. In Tabelle 2.3 haben wir in der rechten Spalte die Häufigkeitssumme für alle Entlassungstage x bestimmt. In dieser Tabelle sind die Liegezeiten ihrer Größe nach angeordnet.

35B Die relative Häufigkeit kann als Schätzwert für die Wahrscheinlichkeit dienen, ist aber selber noch keine Wahrscheinlichkeit.

36B Zufallsvariable bedeutet hier ein zufallsabhängiges quantitatives Merkmal, genaue Definition s.S. 52.

37. Bei einer Untersuchung wurden die Körpergrößen von 300 Schulkindern gemessen. Dabei wurde festgestellt, daß 60% der Kinder kleiner als 145 cm sind. Die relative Häufigkeit der Kinder, die **mindestens** 145 cm groß sind, ist

A 0,4
B 0,6
C 40
D 120
E 180

38. Gegeben sei die folgende Tabelle der absoluten Häufigkeit des Bronchialkarzinoms bei 1357 Männern verschiedener Altersklassen:

Alter in Jahren	bis 35	36–45	46–55	56–65	66–75
abs. Häufigkeit	17	116	493	545	186

Die relative Häufigkeit höchstens 55 Jahre alter Männer unter diesen Patienten ist

A $\frac{493}{1357}$
B $\frac{1}{1357}(493 + 545 + 186)$
C $\frac{1}{1357}(17 + 116 + 493)$
D $\frac{1}{1357}(35 + 45 + 55)$
E $\frac{55}{1357}$

39. Ein Wert x, für den die Verteilungsfunktion einer stetigen Zufallsvariablen den Wert 0,5 annimmt, ist stets

A die Stelle der größten Wahrscheinlichkeitsdichte
B der Mittelwert
C der Median
D die Stelle des steilsten Anstiegs der Verteilungsfunktion
E ein Wendepunkt der Verteilungsfunktion

40. Die 5–Jahres–Überlebensquote ergibt sich aus

A dem Mittelwert der Überlebenszeiten
B dem Median der Überlebenszeiten
C der Varianz der Überlebenszeiten
D der Verteilungsfunktion der Überlebenszeiten
E der Regression der Überlebenszeiten

41. Die Patientinnen einer Klinik, die an einem Mammakarzinom operiert wurden, werden regelmäßig zu Nachsorgeuntersuchungen einbestellt. Der Anteil der Frauen, die die Operation 5 Jahre überlebt haben (5–Jahres–Überlebensrate), berechnet sich aus

A Mittelwert und Varianz der Überlebenszeiten und Umrechnung in eine Standardnormalverteilung
B dem empirischen Median x der Überlebenszeiten
C dem empirischen Quantil $x_{0,5}$ der Überlebenszeiten
D der empirischen Verteilungsfunktion der Überlebenszeiten, indem man zum Quantil $x_p = 5$ das zugehörige p bestimmt
E dem Regressionskoeffizienten der Überlebenszeiten in Abhängigkeit vom Aufnahmedatum

37A Die relative Häufigkeit beträgt 0,4, die absolute Häufigkeit $0,4 \cdot 300 = 120$.

38C Insgesamt sind $17 + 116 + 493 = 626$ Männer höchstens 55 Jahre alt. Die relative Häufigkeit ergibt sich durch Division durch die Gesamtzahl aller Männer.

39C Vgl. Erläuterung zu Aufgabe 40.

40D Die 5–Jahres–Überlebensrate gibt an, welcher Anteil der Patienten nach 5 Jahren noch lebt. Die Verteilungsfunktion $F(5\text{Jahre})$ gibt an, welcher Anteil der Personen nach fünf Jahren gestorben ist. Die Überlebensrate ergibt sich deshalb als $1 - F(5\text{Jahre})$.

Der Median der Überlebenszeiten ist die Zeit t, für die gilt F(t) = 0,5. Hierbei muß geprüft werden, ob es eventuell mehrere t–Werte gibt, für die gilt $F(t) = 0,5$. Falls ja, ist der Mittelwert dieser t–Werte der Median.

Beispiel: $F(800\,\text{Tage}) = 0,5$, weil der 40. von 80 Patienten nach 800 Tagen gestorben ist. $F(830\,\text{Tage}) = 0,525$, weil der 41. Patient nach 830 Tagen gestorben ist. Der Median liegt in diesem Fall bei 815 Tagen. Für alle Tage von 800 bis 829 gilt $F(t) = 0,5$.

41D Das Quantil $x_p = 5$ gibt den Anteil p aller Frauen an, die mindestens 5 Jahre überleben. Dies entspricht der 5–Jahres–Überlebensrate.

Kapitel 3

Wahrscheinlichkeitsrechnung

3.1 Grundbegriffe

Die Wahrscheinlichkeitsrechnung macht Aussagen über zufallsabhängige, d.h. nicht sicher voraussagbare Ereignisse. Unter einem **Ereignis** wird hierbei das Ergebnis eines Versuchs oder einer Beobachtung verstanden. Der Begriff Ereignis hat in der Wahrscheinlichkeitsrechnung eine ähnliche Bedeutung wie der Begriff Merkmalsausprägung in der beschreibenden Statistik. Beispiele für nicht sicher voraussagbare Ereignisse sind das Ergebnis eines Münzwurfs, das Geschlecht eines ungeborenen Kindes, das Ergebnis einer Untersuchung, die Wirkung eines Medikaments oder der Verlauf einer Erkrankung.

Gelegentlich wird zwischen Ereignis und **Elementarereignis** unterschieden, wobei das Ereignis eine Zusammenfassung mehrerer Elementarereignisse ist. Elementarereignisse sind z.B. die tatsächlich beobachteten Laborwerte, die zu den drei Ereignissen „erniedrigter Wert“, „normaler Wert“ und „erhöhter Wert“ zusammengefaßt werden.

Zufallsvariable

Zufallsabhängige Ereignisse lassen sich zu einer Zufallsvariablen definieren, indem sie **zahlenmäßig erfaßt** oder verschlüsselt werden, etwa indem beim Münzwurf definiert wird: Zahl $= 0$, Wappen $= 1$, oder indem der Heilungsverlauf einer Krankheit verschlüsselt wird als: Heilung $= 1$, Besserung $= 2$, keine Änderung $= 3$, Verschlechterung $= 4$, Tod $= 5$. Häufig ist eine Verschlüsselung nicht notwendig, weil sich die Zahlenwerte durch eine Messung, Wägung oder Zählung ergeben. Ein Beispiel hierfür ist das Ereignis „Liegezeit nach Kaiserschnitt“, das im 2. Kapitel als Beispiel für viele Berechnungen gedient hat. Der Zahlenwert ergibt sich durch Zählung der nach Schnittentbindung im Krankenhaus verbrachten Tage.

Zusammenfassend läßt sich sagen, daß die **Zufallsvariable die zahlenmäßige Darstellung eines zufallsabhängigen Ereignisses ist**.

Die Zufallsvariable wird durch einen großen Buchstaben, z.B. ein großes X oder Y, dargestellt, wenn die Zufallsvariable im allgemeinen gemeint ist, und durch einen kleinen Buchstaben, also ein kleines x oder y, wenn ein spezieller Wert der Zufallsvariablen gemeint ist. Ein großes X entspricht dem Merkmal (z.B. Körpergröße) und ein kleines x einer bestimmten Ausprägung des Merkmals (z.B. 187 cm).

Wahrscheinlichkeit

Die absolute oder relative Häufigkeit ist eine Zahl, die sich aus einer bestimmten Beobachtungsreihe (Erhebung oder Experiment) ergibt. Wenn das beobachtete Ereignis zufallsabhängig ist, führt eine Wiederholung der Beobachtungsreihe in der Regel zu einem abweichenden Ereignis.

Wir verdeutlichen uns das Problem anhand einer Urne, die 50 weiße und 50 schwarze Kugeln enthält. Nach jedem Zug wird die gezogene Kugel zurückgelegt. Die **Einzelwahrscheinlichkeit** für jeden Zug ist **identisch**, es handelt sich hierbei um ein sog. **Bernoulli–** oder **Laplace–Experiment** (Abbildung 3.1).

nach	1	Zug	erhalten wir	0	schwarze Kugeln: $f(s) =$	0,0
nach	5	Zügen	erhalten wir	3	schwarze Kugeln: $f(s) =$	0,6
nach	10	Zügen	erhalten wir	4	schwarze Kugeln: $f(s) =$	0,4
nach	100	Zügen	erhalten wir	55	schwarze Kugeln: $f(s) =$	0,55
nach	1000	Zügen	erhalten wir	510	schwarze Kugeln: $f(s) =$	0,510
nach	10000	Zügen	erhalten wir	5015	schwarze Kugeln: $f(s) =$	0,5015

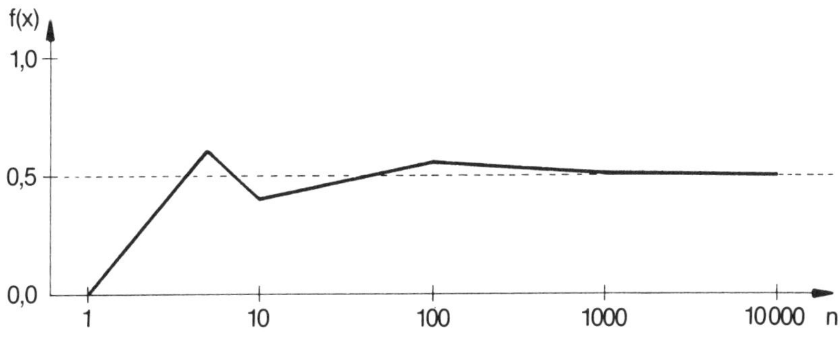

Abbildung 3.1: Darstellung eines Laplace–Experiments mit der Einzelwahrscheinlichkeit $P(s) = 0,5$. Auf der Abszisse ist in halblogarithmischer Darstellung die Zahl der Züge n und auf der Ordinate die relative Häufigkeit $f(s)$ dargestellt. Bei einer Wiederholung des Experiments würden sich andere Werte ergeben, aber stets würde $f(s)$ mit zunehmender Zahl von Zügen gegen den Wert 0,5 streben.

Die relative Häufigkeit $f(s)$ der schwarzen Kugeln **strebt mit zunehmender Zahl der Züge** n **gegen einen Grenzwert** (limes), in unserem Beispiel gegen die Zahl 0,5. Dieser Grenzwert heißt Wahrscheinlichkeit (Probability) $P(s)$:

$$f(s) = \frac{H(s)}{n}$$

$$P(s) = \lim_{x \to \infty} f(s)$$

$f(s)$ = relative Häufigkeit des Ereignisses „s“
$H(s)$ = absolute Häufigkeit des Ereignisses „s“
$P(s)$ = Wahrscheinlichkeit des Ereignisses „s“
n = Gesamtzahl aller Beobachtungen (Urnenzüge)

Die Tatsache, daß die relative Häufigkeit $f(E)$ eines zufallsabhängigen Ereignisses E mit zunehmender Zahl der Ereignisse n gegen einen konstanten Grenzwert $P(E)$ strebt, ist für die Statistik von fundamentaler Bedeutung. Das **Gesetz der großen Zahl** besagt, daß die Differenz zwischen $P(E)$ und $f(E)$ beliebig klein gehalten werden kann, wenn n entsprechend vergrößert wird.

Ebenso wie die relative Häufigkeit $f(E)$ kann die Wahrscheinlichkeit $P(E)$ alle Werte zwischen 0 und 1 annehmen.

Ein Ereignis, das nicht eintreten kann, ein sog. **unmögliches Ereignis** (z.B. mit einem Würfel eine „7“ zu würfeln), hat die Wahrscheinlichkeit $P = 0 \mathrel{\widehat{=}} 0\%$.

Ein Ereignis, das unter allen Umständen eintritt, ein sog. **sicheres Ereignis**, hat die Wahrscheinlichkeit $P = 1 \mathrel{\widehat{=}} 100\%$.

Relative Häufigkeit – Wahrscheinlichkeit

Während die relative Häufigkeit ein Erfahrungswert ist, der in einer bestimmten Beobachtungsreihe gewonnen wurde, ist die Wahrscheinlichkeit ein abstrakter theoretischer Wert, der dazu dient, Voraussagen über zukünftige Beobachtungen zu machen. Die Wahrscheinlichkeit kann entweder aus der relativen Häufigkeit geschätzt oder durch theoretische Überlegungen bestimmt werden. Im obigen Urnenbeispiel ergibt sich aus der Erfahrung von 10 000 Zügen, daß für jeden Zug die Wahrscheinlichkeit, eine schwarze Kugel zu ziehen, 50% beträgt. Zum selben Ergebnis gelangt man bei Kenntnis des Urneninhaltes, indem man den Quotienten aus der Zahl der schwarzen Kugeln und der Gesamtzahl der Kugeln bildet.

Der Begriff der Verteilung

Die Begriffe Häufigkeit und Wahrscheinlichkeit beziehen sich auf ein einzelnes Ereignis, z.B. das Ereignis, eine „6“ zu würfeln. Die Gesamtheit der beim Würfeln möglichen Ereignisse 1, 2, 3, 4, 5, 6 werden durch die Begriffe Häufigkeitsverteilung und Wahrscheinlichkeitsverteilung erfaßt. Eine Verteilung gibt an, wie sich die Häufigkeiten oder Wahrscheinlichkeiten auf die verschiedenen Ereignisse verteilen. Eine Häufigkeitsverteilung wird durch eine Häufigkeitsfunktion $f(x)$ beschrieben. Ein Beispiel für eine Häufigkeitsverteilung ist die Abbildung 3.1.

Bei einem guten Würfel sollten alle Ereignisse mit gleicher Wahrscheinlichkeit, mit $P = \frac{1}{6}$, auftreten. Aus theoretischen Gründen liegt hier eine sog. *Gleichverteilung* vor. Weitere Beispiele für Gleichverteilungen sind der Münzwurf mit den Ereignissen Zahl und Wappen mit jeweils $P = 0,5$ und Tabellen mit Zufallszahlen, in denen jede Ziffer mit derselben Wahrscheinlichkeit $P = 0,1$ vorkommt.

Weitere theoretisch hergeleitete Wahrscheinlichkeitsverteilungen sind die *Normalverteilung*, die *Lognormalverteilung*, die *Binomialverteilung* und die *Poissonverteilung*. Diese Verteilungen werden im Kapitel „Binomial– und Normalverteilung“ besprochen.

Die Beziehung zwischen Stichprobe und Grundgesamtheit

Die Auswertung einer Beobachtungsreihe führt zu einer Häufigkeitsverteilung. Man ist jedoch in der Regel nicht in erster Linie an der untersuchten Stichprobe, z.B. den Patienten A.M., B.K., L.N. usw. , interessiert, sondern an der zugrundeliegenden Grundgesamtheit, also z.B. allen Patienten mit der Erkrankung xyz. Die Stichprobe wird dazu benutzt, die Wahrscheinlichkeitsverteilung zu schätzen, die für die Grundgesamtheit gilt.

Die wichtigsten **Kenngrößen oder Parameter** der Wahrscheinlichkeitsverteilung sind der *Mittel– oder Erwartungswert* μ (μ sprich: my) und die Varianz σ^2 (σ sprich: sigma). Diese Parameter werden durch den arithmetischen Mittelwert $\bar{x}$ und die empirische Varianz s^2 geschätzt.

Die unterschiedlichen Symbole ($\bar{x}$ und μ sowie s^2 und σ^2) sollen die Unterscheidung zwischen der beobachteten Häufigkeitsverteilung und der zugrundeliegenden Wahrscheinlichkeitsverteilung erleichtern. Bei der Besprechung der Varianz sind wir auf Seite 28 bereits auf das Problem der Schätzung von σ^2 eingegangen, und auf Seite 188 werden wir auf das Problem der Schätzung von μ zurückkommen.

Abschließend seien die Begriffe in tabellarischer Form kurz gegenübergestellt:

Stichprobe	**Grundgesamtheit**
Häufigkeitsverteilung	Wahrscheinlichkeitsverteilung
arithmet. Mittelwert $\bar{x}$	Erwartungswert μ oder $E(X)$
Varianz s^2	Varianz σ^2 oder Var(X)

3.2 Die Beziehung zwischen zwei Ereignissen

Die Wahrscheinlichkeitsrechnung beschäftigt sich im wesentlichen damit, Aussagen über das Auftreten von bestimmten Ereigniskonstellationen zu machen,

- z.B. für das gleichzeitige Auftreten mehrerer Ereignisse (Multiplikationssatz, s.S. 59);
- oder dafür, daß mindestens eines von zwei Ereignissen auftritt (Additionssatz, s.S. 57);
- oder dafür, daß ein bestimmtes Ereignis auftritt, nachdem ein anderes vorausgegangen ist (bedingte Wahrscheinlichkeit, s.S. 60).

Um die Wahrscheinlichkeit einer Ereigniskonstellation zu errechnen, muß bekannt sein, in welcher Beziehung die Ereignisse stehen, d.h. ob sie

- miteinander vereinbar sind oder nicht;
- voneinander abhängig oder unabhängig sind.

Vereinbar – unvereinbar

Vereinbare Ereignisse sind Ereignisse, die gleichzeitig vorliegen können, wie das Ereignis „weibliches Geschlecht" und das Ereignis „Schwangerschaft".

Unvereinbare Ereignisse schließen sich gegenseitig aus wie z.B. männliches Geschlecht und Schwangerschaft.

Unabhängig – abhängig

Zwei Ereignisse heißen *unabhängig, wenn das Auftreten eines Ereignisses die Wahrscheinlichkeit für das Auftreten des nachfolgenden Ereignisses nicht beeinflußt*, wie beispielsweise das Geschlecht des ersten Kindes auf das Geschlecht des zweiten Kindes keinen Einfluß ausübt. Ereignisse sind *voneinander abhängig, wenn das Auftreten eines Ereignisses die Wahrscheinlichkeit für das Auftreten des zweiten Ereignisses beeinflußt.*

Typische Beispiele für abhängige Ereignisse sind systolischer und diastolischer Blutdruckwert, Befunde an demselben Patienten an aufeinanderfolgenden Tagen oder Befunde vor und nach einer Behandlung. In diesen Fällen lassen sich bei Kenntnis der vorausgegangenen Befunde Vermutungen über die nachfolgenden Befunde äußern und umgekehrt.

Bei Kindern besteht eine deutliche Abhängigkeit zwischen dem Alter und dem Gewicht; bei Erwachsenen sind diese Merkmale (fast) unabhängig.

3.2.1 Der Additionssatz

Der Additionssatz dient zur Berechnung der Wahrscheinlichkeit dafür, daß **mindestens eins von zwei oder mehreren Ereignissen auftritt**. Bei dieser Fragestellung muß zwischen vereinbaren und unvereinbaren Ereignissen unterschieden werden, weil der Additionssatz für vereinbare und unvereinbare Ereignisse unterschiedliche Formeln vorsieht.

Wenn A und B die in Frage kommenden Ereignisse sind, gibt die sog. Vereinigungsmenge $A \cup B$ die Ereigniskonstellation an, bei der mindestens eines der Ereignisse A oder B auftritt. Das Symbol $\cup$ bedeutet „oder" im Sinne von „und/oder ", nicht jedoch im Sinne von „entweder oder". Das Symbol $\cup$ ist analog dem Symbol $\vee$ in der Aussagenlogik, das sich von **v**el = lat. und/oder ableitet. Man kann sich die Situation graphisch veranschaulichen, indem man die Ereignisse als Flächen darstellt, wobei der Flächeninhalt proportional der Wahrscheinlichkeit ist:

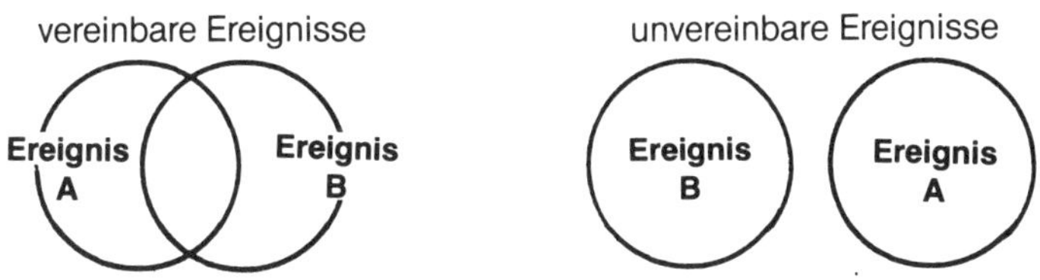

Abbildung 3.2: Graphische Darstellung von vereinbaren und unvereinbaren (disjunkten) Ereignissen. Das Ereignis A trifft nur innerhalb der Kreisfläche von A auf. Dasselbe gilt für das Ereignis B. Das gleichzeitige Auftreten von A und B findet nur in den sich überlappenden Abschnitten beider Kreise statt. In der rechten Abbildung sind die Ereignisse unvereinbar oder disjunkt, so daß sich die Kreise nicht überlappen.

Der gesamte Flächeninhalt der Vereinigungsmenge $A \cup B$ ist analog der Wahrscheinlichkeit $P(A \cup B)$ für das Auftreten von mindestens einem der Ereignisse A oder B.

Additionssatz für unvereinbare Ereignisse

Bei unvereinbaren Ereignissen ergibt sich **die Wahrscheinlichkeit** $P(A \cup B)$ **für das Auftreten eines der Ereignisse** A oder B **als Summe der Einzelwahrscheinlichkeiten:**

$$P(A \cup B) = P(A) + P(B)$$

Diese Beziehung wird auch als **3. Kolmogoroffsches Axiom** bezeichnet. Sie ist ableitbar aus der obigen graphischen Veranschaulichung der Situation für unvereinbare Ereignisse.

Beispiel: In einer bestimmten Untersuchung sei die relative Häufigkeit von absoluten Nichtrauchern 0,4 und die relative Häufigkeit von schwachen Rauchern 0,3. Die Wahrscheinlichkeit, daß eine zufällig aus dem Untersuchungsgut ausgewählte Person entweder Nichtraucher (N) oder ein schwacher Raucher (sR) ist, ergibt sich als: $P(N \cup sR) = P(N) + P(sR) = 0,4 + 0,3 = 0,7$.

Für Nichtraucher und Weintrinker ließe sich dieselbe Rechnung nicht durchführen, weil es Nichtraucher gibt, die Wein trinken, so daß es sich hierbei um vereinbare Ereignisse handelt.

Additionssatz für vereinbare Ereignisse

Der Additionssatz für vereinbare Ereignisse lautet:

$$P(A \cup B) = P(A) + P(B) - P(A \cap B)$$

$A \cap B$ (sprich: A geschnitten mit B) ist die Durchschnittsmenge der Ereignisse A und B und bedeutet die Ereigniskonstellation, bei der A und B gemeinsam auftreten. Das Symbol $\cap$ ist analog dem $\wedge$ in der Aussagenlogik und läßt sich mnemotechnisch durch die Ähnlichkeit mit dem A von **a**nd (engl.: und) merken.

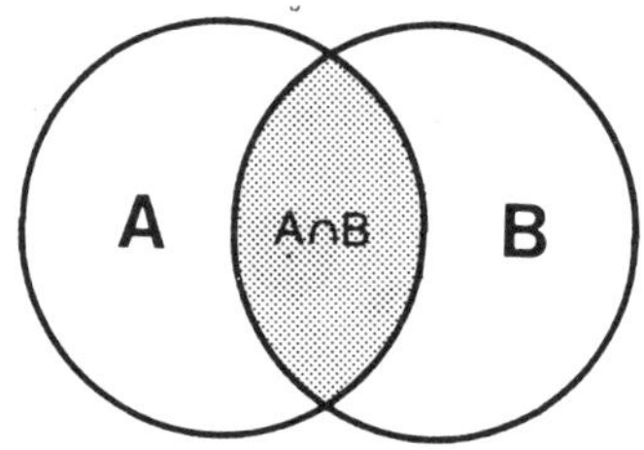

Abbildung 3.3: Graphische Darstellung der Schnittmenge $A \cap B$.

Bei unvereinbaren Ereignissen ist $P(A \cap B) = 0$, weil unvereinbare Ereignisse laut Definition nicht gleichzeitig auftreten können. Deshalb führt die Formel des Additionssatzes für vereinbare Ereignisse bei Anwendung auf unvereinbare Ereignisse zum selben Ergebnis wie die Formel für unvereinbare Ereignisse.

Bei vereinbaren Ereignissen wird $P(A \cap B)$ von der Summe der Einzelwahrscheinlichkeiten abgezogen, weil die Durchschnittsmenge bei der Addition doppelt berücksichtigt wird.
Dies wird am folgenden Beispiel deutlich: Von den Patienten einer bestimmten Klinik geben 70% an, Masern gehabt zu haben, und 60% erinnern sich an eine Windpockeninfektion. Wie groß ist die Wahrscheinlichkeit $P(M \cup W)$, daß ein zufällig ausgewählter Patient mindestens eine der beiden Krankheiten gehabt hat?

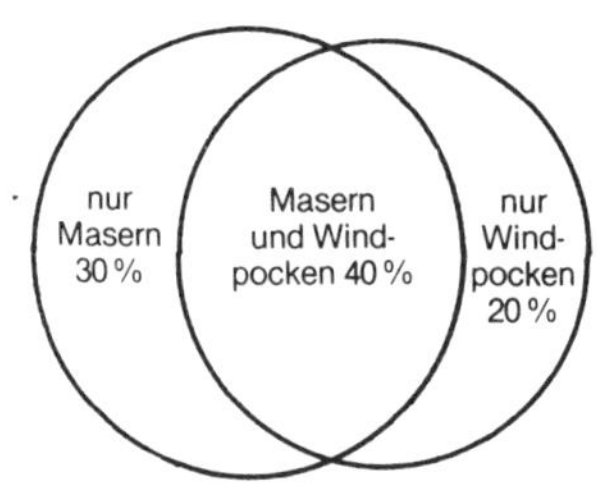

Abbildung 3.4: Graphische Darstellung der relativen Häufigkeiten, mit denen nur Masern, nur Windpocken sowie Masern und Windpocken aufgetreten sind.

Diese Frage kann nur beantwortet werden, wenn zusätzlich bekannt ist, welcher Anteil der Patienten sowohl an Masern als auch an Windpocken erkrankt war. In unserem Beispiel seien dies 40%. Es ergibt sich dann:

$$P(M \cup W) = P(M) + P(W) - P(M \cap W) = 0,7 + 0,6 - 0,4 = 0,9.$$

90% der Patienten waren an mindestens einer der beiden Infektionen erkrankt, 40% an beiden Erkrankungen, 70% − 40% = 30% nur an Masern und 60% − 40% = 20% nur an Windpocken.

3.2.2 Der Multiplikationssatz für unabhängige Ereignisse

Der Multiplikationssatz gibt an, mit welcher Wahrscheinlichkeit zwei Ereignisse gleichzeitig auftreten. Hierbei ist es bedeutsam, ob das Auftreten des einen Ereignisses die Wahrscheinlichkeit für das Auftreten des anderen Ereignisses beeinflußt, d.h. ob es sich um abhängige oder um unabhängige Ereignisse handelt.

Der einfachste Fall liegt bei voneinander unabhängigen Ereignissen vor: **Die Wahrscheinlichkeit für das gemeinsame Auftreten unabhängiger Ereignisse ergibt sich als Produkt ihrer Einzelwahrscheinlichkeiten:**

$$P(A \cap B) = P(A) \cdot P(B)$$

Beispiel: A und B seien voneinander unabhängige Symptome, die in 50% sowie 20% der Fälle bei einer bestimmten Krankheit auftreten. Die Wahrscheinlichkeit $P(A \cap B)$ für das gemeinsame Auftreten bei demselben Patienten beträgt

$$P(A \cap B) = 0,5 \cdot 0,2 = 0,1.$$

10% der Patienten weisen beide Symptome auf, 50% − 10% nur Symptom A und 20% − 10% nur Symptom B.

Nach dem Additionssatz haben 50% + 20% − 10% = 60% mindestens eines der Symptome.

Typische Beispiele für unabhängige Ereignisse sind die Ergebnisse aufeinanderfolgender Münzwürfe oder Urnenzüge (sofern die gezogenen Kugeln wieder zurückgelegt werden), das Geschlecht verschiedener Kinder einer Familie oder Beobachtungen bei verschiedenen Patienten. Im Kapitel 4 werden wir uns im Zusammenhang mit der Binomialverteilung mit voneinander unabhängigen Ereignissen beschäftigen.

3.3 Abhängige Ereignisse

Zwei Ereignisse werden als voneinander abhängig bezeichnet, wenn die **Wahrscheinlichkeit für das Auftreten eines Ereignisses vom Auftreten des vorangehenden Ereignisses beeinflußt wird.**

Typische Beispiele für die Abhängigkeit zwischen zwei Ereignissen sind die Beziehungen zwischen Symptom und Diagnose oder zwischen Diagnose und Prognose. Immer dann, wenn zwischen zwei Größen eine Beziehung besteht und wenn es möglich ist, von einer Größe auf eine andere Größe Rückschlüsse zu ziehen, spricht man in der Statistik von abhängigen Ereignissen.

Ein Ereignis, für das **keine Abhängigkeit** zu einem vorausgegangenen Ereignis angegeben werden kann, besitzt **nur eine Wahrscheinlichkeit**, z.B. $p = 0,5$ für das Ereignis „Wappen" bei einem Münzwurf oder $p = 1/6$ für das Ereignis „Sechs" bei einem Würfel.

Anders ist es bei abhängigen Ereignissen: Wir betrachten die Ereignisse „Appendizitis" und „kontralateraler Loslaßschmerz". Aufgrund langjähriger Erfahrung weiß ein Arzt, daß etwa 60% seiner Patienten mit dem Beschwerdebild eines akuten Abdomens an einer Appendizitis leiden. Wenn ein kontralateraler Loslaßschmerz nachweisbar ist, beträgt die Wahrscheinlichkeit für eine Blinddarmentzündung jedoch 90%, wenn dieses Symptom fehlt, nur 30%. Für das Ereignis „Appendizitis" gibt es demnach drei verschiedene Wahrscheinlichkeiten:

- die **a–priori–Wahrscheinlichkeit** $P(A) = 0,6$ ohne Kenntnis des Symptoms „kontralateraler Loslaßschmerz";
- die **a–posteriori–Wahrscheinlichkeit** $P(A|L) = 0,9$ unter der Bedingung eines vorhandenen Loslaßschmerzes;
- die **a–posteriori–Wahrscheinlichkeit** $P(A|\bar{L}) = 0,3$ unter der Bedingung eines fehlenden Loslaßschmerzes.

Die Ausdrücke $P(A|L)$ und $P(A|\bar{L})$ werden als „P von A unter der Bedingung L" bzw. „nicht L" gelesen und als **bedingte Wahrscheinlichkeiten** bezeichnet. Die Abhängigkeit zwischen den Ereignissen „Appendizitis" und „Loslaßschmerz" kommt dadurch zum Ausdruck, daß sich die a–priori–Wahrscheinlichkeit von den beiden a–posteriori–Wahrscheinlichkeiten unterscheidet:

$$P(A) \neq P(A|L) \neq P(A|\bar{L})$$

Hingegen ist bei voneinander unabhängigen Ereignissen wie beispielsweise „Appendizitis“ und „Brillenträger“ die a–priori–Wahrscheinlichkeit gleich der a–posteriori–Wahrscheinlichkeit:

$$P(A) = P(A|B) = P(A|\bar{B})$$

Deshalb lassen sich aus dem Tragen einer Brille keine Rückschlüsse auf das Vorliegen einer Blinddarmentzündung ziehen.

Die Diagramme in Abbildung 3.5 verdeutlichen den Unterschied zwischen voneinander abhängigen und voneinander unabhängigen Ereignissen. Die Größe der Teilflächen entspricht der Wahrscheinlichkeit für das Eintreffen der jeweiligen Ereigniskonstellation. Als Beispiel denken wir uns 100 Patienten, die wegen eines akuten Abdomens in ein Krankenhaus eingeliefert worden waren. 60 dieser Patienten hatten eine Blinddarmentzündung, 50 wiesen einen kontralateralen Loslaßschmerz auf, 50 trugen eine Brille.

	Appendizitis $P(A) = 0,6$	**keine Appendizitis** $P(\bar{A}) = 0,4$
Brillenträger $P(B) = 0,5$	$n = 30$ $P(A \cap B) = 0,3$	$n = 20$ $P(\bar{A} \cap B) = 0,2$
kein Brillenträger $P(\bar{B}) = 0,5$	$n = 30$ $P(A \cap \bar{B}) = 0,3$	$n = 20$ $P(\bar{A} \cap \bar{B}) = 0,2$

Abbildung 3.5: Die Beziehung zwischen Appendizitis und den Symptomen „Brillenträger“ bzw. „kontralateraler Loslaßschmerz“ (siehe nächste Seite) anhand eines fiktiven Beispiels mit 100 Patienten. Die Größe der einzelnen Teilflächen entspricht der relativen Häufigkeit der jeweiligen Ereigniskonstellation.

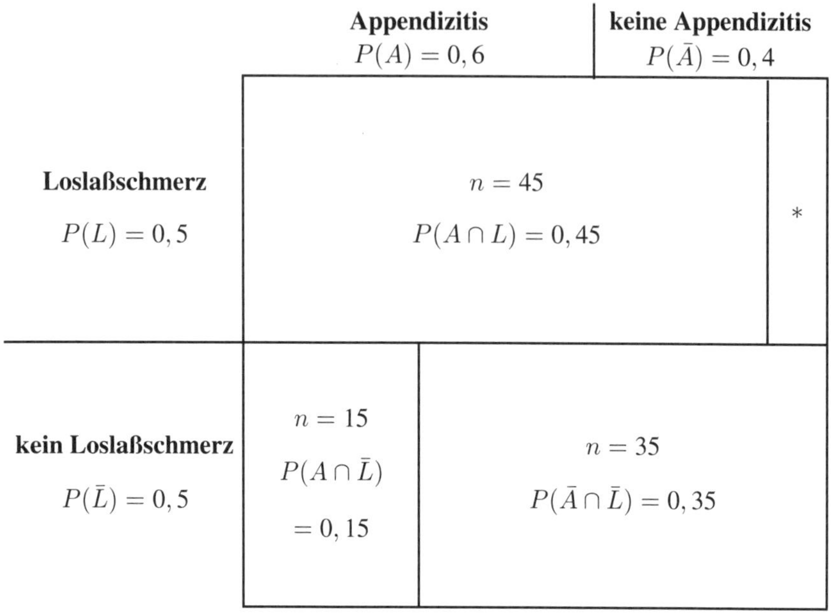

*): $n = 5$, $P(\bar{A} \cap L) = 0,05$

Der Einfachheit halber wird in diesem Beispiel die relative Häufigkeit mit der Wahrscheinlichkeit gleichgesetzt, obwohl sie eigentlich nur als Schätzwert für die Wahrscheinlichkeit dient.

3.3.1 Der Multiplikationssatz

Die Ereignisse oder Merkmale „Brillenträger" und „Appendizitis" sind voneinander unabhängig:

- Geometrisch wird dies dadurch deutlich, daß die Teilfläche A von den Ereignissen B und $\bar{B}$ im selben Verhältnis geteilt wird wie die Teilfläche $\bar{A}$.

- Rechnerisch wird die Unabhängigkeit dadurch deutlich, daß sich bei allen Ereigniskonstellationen die Wahrscheinlichkeit als Produkt der a–priori–Wahrscheinlichkeiten errechnen läßt, also z.B.:

$$P(A \cap B) = P(A) \cdot P(B) = 0,6 \cdot 0,5 = 0,3.$$

Bei abhängigen Ereignissen ergibt sich die Wahrscheinlichkeit für das gemeinsame Auftreten zweier Ereignisse als Produkt der a–priori–Wahrscheinlichkeit des ersten Ereignisses mit der (durch das erste Ereignis definierten) a–posteriori–Wahrscheinlichkeit des zweiten Ereignisses. In unserem Beispiel erhalten wir:

$$P(A \cap L) = P(A) \cdot P(L|A) = P(L) \cdot P(A|L)$$

Welches das erste und welches das zweite Ereignis ist, ist gleichgültig, denn es handelt sich nicht um eine zeitliche Reihenfolge, sondern darum, bei welchem Ereignis man mit der a–priori–Wahrscheinlichkeit rechnet und bei welchem Ereignis mit der (durch das erste Ereignis definierten) a–posteriori–Wahrscheinlichkeit.

Abbildung 3.6: Berechnung der vier möglichen Ereigniskonstellationen in bezug auf Appendizitis und Loslaßschmerz nach dem Multiplikationssatz für abhängige Ereignisse. Die a–posteriori–Wahrscheinlichkeiten wurden anhand der relativen Häufigkeiten geschätzt, die sich aus dem fiktiven Beispiel mit den 100 Patienten ergeben haben.

	Appendizitis A $P(A) = 0,6$ $P(A\|L) = 45/50 = 0,9$ $P(A\|\bar{L}) = 15/50 = 0,3$	**keine Appendizitis** $\bar{A}$ $P(\bar{A}) = 0,4$ $P(\bar{A}\|L) = 5/50 = 0,1$ $P(\bar{A}\|\bar{L}) = 35/50 = 0,7$
Loslaßschmerz L $P(L) = 0,5$ $P(L\|A) = 45/60 = 0,75$ $P(L\|\bar{A}) = 5/40 = 0,125$	$P(A \cap L) = 0,45$ $= P(A) \cdot P(L\|A) = 0,6 \cdot 0,75$ $= P(L) \cdot P(A\|L) = 0,5 \cdot 0,9$	$P(\bar{A} \cap L) = 0,05$ $= P(\bar{A}) \cdot P(L\|\bar{A}) = 0,4 \cdot 0,125$ $= P(L) \cdot P(\bar{A}\|L) = 0,5 \cdot 0,1$
kein Loslaßschmerz $\bar{L}$ $P(\bar{L}) = 0,5$ $P(\bar{L}\|A) = 15/60 = 0,25$ $P(\bar{L}\|\bar{A}) = 35/40 = 0,875$	$P(A \cap \bar{L}) = 0,15$ $= P(A) \cdot P(\bar{L}\|A) = 0,6 \cdot 0,25$ $= P(\bar{L}) \cdot P(A\|\bar{L}) = 0,5 \cdot 0,3$	$P(\bar{A} \cap \bar{L}) = 0,35$ $= P(\bar{A}) \cdot P(\bar{L}\|\bar{A}) = 0,4 \cdot 0,875$ $= P(\bar{L}) \cdot P(\bar{A}\|\bar{L}) = 0,5 \cdot 0,7$

Zur Verdeutlichung werden in Abbildung 3.6 beide Rechenwege im Vergleich durchgerechnet. Die jeweils benötigten a–posteriori–Wahrscheinlichkeiten erhält man, indem man anhand des fiktiven Beispiels mit den 100 Patienten die jeweilige Zeile oder Spalte betrachtet.

Beispielsweise ergibt sich für $P(A|L)$, also die Wahrscheinlichkeit von A unter der Bedingung L: $P(A|L) = \frac{45}{50} = 0,9$, weil von den 50 Patienten mit Loslaßschmerz (obere Zeile) 45 an Appendizitis erkrankt sind.

3.3.2 Die Bayessche Formel

Die ärztliche Diagnostik beruht darauf, daß man vom Symptom auf die Diagnose schließen kann. In der Sprache der Statistik heißt es, daß Symptom und Diagnose voneinander abhängige Ereignisse sind.

Die a–posteriori–Wahrscheinlichkeit $P(K|S)$ gibt die Wahrscheinlichkeit an, mit der die Krankheit K vorliegt, wenn das Symptom S bekannt ist. Wenn

$$P(K|S) \neq P(K|\bar{S}) \neq P(K)$$

ist, hängt die Wahrscheinlichkeit für das Vorliegen der Krankheit K davon ab, ob das Symptom S vorliegt oder nicht. Die bedingte Wahrscheinlichkeit $P(K|S)$ ist jedoch keine Konstante, sondern hängt davon ab, wie das jeweilige Patientengut zusammengesetzt ist, insbesondere davon, welche anderen Erkrankungen vertreten sind, die mit dem Symptom S einhergehen. Die Bayessche Formel dient dazu auszurechnen, mit welcher Wahrscheinlichkeit $P(K|S)$ die Krankheit K vorliegt, nachdem das Symptom S festgestellt wurde.

Nach dem Multiplikationssatz gilt für das gleichzeitige Vorliegen von K und S:

$$P(K \cap S) = P(S) \cdot P(K|S) = P(K) \cdot P(S|K)$$

Hieraus ergibt sich durch Umformung die **Bayessche Formel:**

$$P(K|S) = \frac{P(K) \cdot P(S|K)}{P(S)}$$

Wir sehen, daß das Symptom S insbesondere dann mit hoher Wahrscheinlichkeit für die Krankheit K spricht, wenn:

1. $P(S|K)$ hoch ist, also das Symptom S bei der Krankheit K häufig auftritt.

2. $P(K)$ groß ist, also die Krankheit K häufig auftritt.

3. $P(S)$ klein ist, also das Symptom insgesamt selten auftritt.

Wir haben hiermit die Gesichtspunkte, die jeder Arzt in seine differentialdiagnostischen Überlegungen einschließt, in einer Formel zusammengefaßt. Man könnte sogar behaupten, daß eine Differentialdiagnose in einem unbewußten Ausrechnen der obigen Formel für die verschiedenen Krankheiten K besteht.

Bei ärztlichen Entscheidungen spielen allerdings nicht nur die Diagnosewahrscheinlichkeiten, sondern auch Risikobetrachtungen eine Rolle (Entscheidungstheorie). Wenn beispielsweise mit $p = 0,2$ eine ernsthafte und mit $p = 0,8$ eine harmlose Krankheit vorliegt, wird man im weiteren Vorgehen zunächst von der schweren Erkrankung ausgehen müsssen.

3.4 Sensitivität und Spezifität

3.4.1 Definition der Grundbegriffe

Sensitivität

Unter der **Sensitivität** eines Tests oder Symptoms versteht man die **Wahrscheinlichkeit $P(S|K)$, mit der ein Kranker als krank erkannt wird.**

Spezifität

Unter der **Spezifität** eines Tests oder Symptoms versteht man die **Wahrscheinlichkeit $P(\bar{S}|\bar{K})$, mit der ein Gesunder als gesund erkannt wird.** Weil $\bar{K}$ die Abwesenheit der Krankheit K bedeutet und nicht unbedingt mit völliger Gesundheit gleichzusetzen ist, sollte man vielleicht allgemeiner formulieren: „Wahrscheinlichkeit, mit der bei Abwesenheit der Krankheit K das Symptom S fehlt".

Prävalenz

Unter der **Prävalenz** $P(K)$ einer Erkrankung K versteht man ihre relative Häufigkeit. Wir benutzen zwar das Symbol P, was im mathematischen Sinn für eine Wahrscheinlichkeit verwendet wird, obwohl in der Praxis nur relative Häufigkeiten als Schätzwerte für die Wahrscheinlichkeiten der Krankheiten vorliegen. Dies gilt auch für $P(S|K)$ und $P(\bar{S}|\bar{K})$. Man verwendet die Symbolik der Wahrscheinlichkeitsrechnung insbesondere deshalb, weil *die Beziehung zwischen den einzelnen Größen den Gesetzen der Wahrscheinlichkeitsrechnung gehorcht.*

Vorhersagewerte

Der positive Vorhersagewert oder **prädiktive Wert des positiven Befundes** $P(K|S)$ sagt aus, mit welcher Wahrscheinlichkeit die Krankheit K vorliegt, wenn das Symptom S festgestellt worden ist.

Wenn das Symptom entweder positiv oder negativ sein kann, gibt es zwei Vorhersagewerte. Wenn das Symptom beispielsweise in drei Ausprägungen vorliegen kann, zum Beispiel als „stark erhöht", „mäßig erhöht" und „normal", gibt es drei Vorhersagewerte. Der Vorhersagewert gibt jeweils die Wahrscheinlichkeit an, mit der die aus dem Symptom gezogene Schlußfolgerung richtig ist. Für ein negatives Symptom $\bar{S}$, das auf die Abwesenheit der Krankheit, also auf $\bar{K}$ schließen läßt, heißt der negative Vorhersagewert oder **prädiktive Wert des negativen Befundes** $P(\bar{K}|\bar{S})$.

Anwendungsbeispiel für die Bayessche Formel:

Bei einer Massenuntersuchung wird mit dem Test S nach der Krankheit K gesucht. Bei Patienten, die an der Krankheit K leiden, spricht der Test mit 99% Wahrscheinlichkeit positiv an:

$$P(S|K) = 0,99.$$

Die **Sensitivität** des Tests beträgt 0,99.

Als weitere Annahme postulieren wir, daß der Test insgesamt (also bei Gesunden und Kranken zusammengenommen) in 1% der Fälle positiv ist.

$$P(S) = 0,01.$$

Frage: Mit welcher Wahrscheinlichkeit ist ein Patient an der Krankheit K erkrankt, wenn der Test bei ihm positiv ist?

Zur Beantwortung dieser Frage muß die Prävalenz $P(K)$ der Krankheit bekannt sein, und zwar bezogen auf das Untersuchungsgut, in dem 1% der Tests positiv sind. Wir spielen zwei Fälle durch:

1. P(K) = 0,01 (jeder 100. ist erkrankt)

2. P(K) = 0,0001 (jeder 10 000. ist erkrankt)

Fall 1:

$$P(K|S) = \frac{0,01 \cdot 0,99}{0,01} = 0,99$$

Ein Patient, bei dem der Test positiv ausfällt, ist mit 99%iger Wahrscheinlichkeit an der Krankheit K erkrankt. Der **Vorhersagewert** oder **prädiktive Wert** eines positiven Testergebnisses beträgt $P(K|S) = 0,99$.

Fall 2:

$$P(K|S) = \frac{0,0001 \cdot 0,99}{0,01} = 0,0099$$

Ein Patient, bei dem der Test positiv ausfällt, ist mit 0,99%iger Wahrscheinlichkeit an der Krankheit K erkrankt. Der Vorhersagewert beträgt 0,0099.

Der Unterschied zwischen Fall 1 und 2 läßt sich so erklären, daß im Fall 1 der Test genauso häufig positiv ist, wie die Krankheit vertreten ist, daß er also von ganz wenigen Ausnahmen abgesehen nur spezifisch auf die Krankheit K anspricht. Im Fall 2 hingegen ist der Test hundertmal häufiger positiv als die Krankheit K auftritt. Daraus folgt, daß der Test nicht nur auf K anspricht.

Im Fall 1 sind von 10 000 Personen 100 krank und 9 900 gesund. 100 Tests fallen positiv aus; hierbei werden 99 Kranke und ein Gesunder als krank eingestuft. Es werden also 9 899 Gesunde als gesund eingestuft. Spezifität $= 9899/9900 = 0,9998989$.

Im Fall 2 ist von 10 000 nur einer erkrankt. Falls er als krank erkannt würde, würden 99 der 9 999 Gesunden als krank eingestuft werden. Spezifität $= 9900/9999 = 0,990099$.

Prävalenz als differentialdiagnostisches Kriterium

Die Fälle 1 und 2 haben dieselbe Sensitivität von 99% und eine fast identische Spezifität von 99,9% bzw. 99,0%, und trotzdem unterscheidet sich der Vorhersagewert eines positiven Resultats in drastischer Weise: 99% im Fall 1 und 1% im Fall 2. Hier wird deutlich, ein wie wichtiges differentialdiagnostisches Kriterium die Häufigkeit der Krankheiten ist. Zur Orientierung ist in Tabelle 3.1 die relative Häufigkeit einiger Krankheiten aufgelistet:

Morbus Addison	1:25.000	Hüftdysplasie	1:1.000
Adrenogenitales Syndrom	1:5.000	Hypertonie (über 50-jähr.)	20%
Alkaptonurie	1:25.000	Klinefelter-Syndrom	1:800
Asthma bronchiale	2—4%	Klumpfuß	1:1.000
Morbus Bang	1:1.000.000	Leukämie	1:20.000
Morbus Bechterew (Männer)	0,5—1%	Lupus erythematodis	1:10.000
Bronchiektasien	0,4—4%	Marfan-Syndrom	1:100.000
Morbus Cushing	1:10.000	Megacolon congenitum	1:15.000
Diabetes mellitus	2—5%	Mukoviszidose	1:2.000
Down-Syndrom	1:600	Multiple Sklerose	1—5:10.000
Epilepsie	1:200	Mukopolysaccharidosen	1:500.000 bis 1:30.000
Galaktosämie	1:20.000	Myasthenia gravis	1:30.000
Glaukom	bis 4%	Pfaundler-Hurler	1:100.000
Hyperurikämie	1—2%	Schizophrenie	1%
Hämophilie A	1:5.000	Schwachsinn	3%
Hämophilie B	1:25.000	Skoliose	0,5—2%
Herzfehler	1%	Turner-Syndrom	1:2.500
Morbus Hodgkin	1:50.000	Wilson'sche Krankheit	1—5:1.000.000

Tabelle 3.1: Prävalenz einiger Krankheiten. (Zusammengestellt von E. Petersen, Kiel.)

Die Sensitivität und Spezifität eines Untersuchungsverfahrens hängt im wesentlichen davon ab, wo man die Grenze zwischen „normal" und „krankhaft" zieht, also z.B. davon, welcher Laborwert noch als normal oder bereits als pathologisch angesehen wird, wie im Abschnitt 3.4.2 näher besprochen wird. Wenn diese Grenze einmal festgelegt ist, liegen auch die Sensitivität und Spezifität des Untersuchungsverfahrens fest. Der Vorhersagewert des Untersuchungsergebnisses hängt jedoch zusätzlich von der Häufigkeit der Erkrankung im untersuchten Kollektiv ab, wie die obigen Fälle 1 und 2 deutlich gemacht haben.

Wegen der besonderen Bedeutung der Begriffe Sensitivität, Spezifität und Vorhersagewert sollen diese Begriffe abschließend anhand einer Vierfeldertafel verdeutlicht werden. Es gibt zwei Vorhersagewerte, einmal für die Richtigkeit eines positiven Testergebnisses S und einmal für die Richtigkeit eines negativen Testergebnisses $\bar{S}$.

Tatsächliche Situation

Die Diagnose lautet:	krank (positiv)	gesund (negativ)	
krank (positiv)	**richtige Entscheidung** A	falsch positiv B	**positiver Vorhersagewert** $A/(A+B)$
gesund (negativ)	falsch negativ C	**richtige Entscheidung** D	**negativer Vorhersagewert** $D/(D+C)$
	Sensitivität $A/(A+C)$	**Spezifität** $D/(D+B)$	

Abbildung 3.7: Erläuterung der Begriffe Sensitivität, Spezifität und Vorhersagewert für ein positives bzw. negatives Testergebnis. Wenn A, B, C und D die Zahlen der Patienten eines untersuchten Kollektivs sind, können diese Kennzahlen anhand der angegebenen Quotienten geschätzt werden, z.B. die Sensitivität als $P(S|K) = A/(A+C)$.

Bayessche Formel bei unbekannter Häufigkeit des Symptoms

Bei unserem obigen Beispiel waren wir davon ausgegangen, daß $P(S)$ bekannt ist, also die Wahrscheinlichkeit, mit der im untersuchten Kollektiv das Symptom S positiv ist. Dies ist jedoch in der Regel nicht der Fall. Meist sind

- die Prävalenz $P(K)$,
- die Sensitivität $P(S|K)$ und
- die Spezifität $P(\bar{S}|\bar{K})$

bekannt. Aus diesen Größen läßt sich die Wahrscheinlichkeit $P(S)$ des Symptoms S im untersuchten Kollektiv berechnen:

Die Häufigkeit des Symptoms *im erkrankten Teil des Kollektivs* ergibt sich als

$$P(S|K) \cdot P(K) = \text{Sensitivität} \cdot \text{Prävalenz}.$$

Das Symptom kommt aber *auch im nicht erkrankten Teil des Kollektivs* vor. Die Spezifität $P(\bar{S}|\bar{K})$ gibt an, wie häufig das Symptom bei nicht Erkrankten fehlt. Deshalb gibt der Ausdruck $1 - \text{Spezifität} = 1 - P(\bar{S}|\bar{K})$ den relativen Anteil der nicht Erkrankten mit dem Symptom an. Diesen Ausdruck müssen wir mit der Größe des nicht erkrankten Kollektivs multiplizieren, die sich als $1 - \text{Prävalenz} = 1 - P(K)$ ergibt. Im nicht erkrankten Teil des Kollektivs kommt das Symptom S deshalb in folgender Häufigkeit vor:

$$(1 - P(\bar{S}|\bar{K})) \cdot (1 - P(K)) = (1 - \text{Spezifität}) \cdot (1 - \text{Prävalenz}).$$

Eingesetzt in die Bayessche Formel ergibt sich für den **positiven Vorhersagewert:**

$$\begin{aligned} P(K|S) &= \frac{P(K) \cdot P(S|K)}{P(K) \cdot P(S|K) + (1 - P(\bar{S}|\bar{K})) \cdot (1 - P(K))} \\ &= \frac{\text{Prävalenz} \cdot \text{Sensitivität}}{\text{Prävalenz} \cdot \text{Sensitivität} + (1 - \text{Spezifität}) \cdot (1 - \text{Prävalenz})} \end{aligned}$$

Für den **negativen Vorhersagewert** $P(\bar{K}|\bar{S})$ läßt sich in ähnlicher Weise herleiten:

$$P(\bar{K}|\bar{S}) = \frac{\text{Spezifität} \cdot (1 - \text{Prävalenz})}{\text{Spezifität} \cdot (1 - \text{Prävalenz}) + (1 - \text{Sensitivität}) \cdot \text{Prävalenz}}$$

3.4.2 Diagnostische Entscheidungskriterien

Weil man sich in der Medizin in den seltensten Fällen ganz sicher ist, geht es meistens darum, daß in einer Situation der Ungewißheit eine Entscheidung getroffen werden muß, von der weitreichende Konsequenzen abhängen, z.B. ob eine Operation durchgeführt oder ob eine mit Nebenwirkungen behaftete medikamentöse Therapie begonnen oder fortgesetzt werden soll.

Mit welcher Wahrscheinlichkeit die getroffene Entscheidung richtig ist, hängt vom Vorhersagewert des diagnostischen Kriteriums ab. Der Vorhersagewert $P(S|K)$ des Symptoms S bezüglich der Krankheit K läßt sich – wie im vorigen Abschnitt geschehen – nach der Bayesschen Formel errechnen und hängt damit von der Prävalenz $P(S)$, von der Spezifität $P(\bar{K}|\bar{S})$ und von der Sensitivität $P(K|S)$ ab. Die Prävalenz ist vorgegeben, aber Sensitivität und Spezifität können beeinflußt werden.

Der Arzt kann die Grenze festlegen, bis zu der das diagnostische Kriterium S bzw. bis zu der ein Symptom als positiv gilt. Insbesondere bei Laborwerten wird die Grenze zwischen normal und pathologisch häufig willkürlich definiert. *Eine Verschiebung dieser Grenze kann die Sensitivität, Spezifität und damit auch die Vorhersagewerte des diagnostischen Kriteriums verändern.* Eine erhöhte Sensitivität bedeutet eine verminderte Spezifität und umgekehrt. Ein erhöhter positiver Vorhersagewert bedeutet einen erniedrigten negativen Vorhersagewert und umgekehrt. Eine hohe Sensitivität geht mit einem hohen negativen Vorhersagewert einher, während eine hohe Spezifität einen hohen positiven Vorhersagewert bedeutet.

Die vom Arzt gezogene Grenze, bei der ein Symptom als positiv gilt, stellt deshalb stets einen Kompromiß zwischen den oben genannten Größen dar. Wo diese Grenze gezogen wird, hängt von Risiko– und Kostenüberlegungen ab.

Screening auf Portiokarzinom

Als medizinisches Beispiel soll zunächst die Untersuchung auf Portiokarzinom nach Papanicolaou besprochen werden. Hierbei wird ein Portioabstrich auf verdächtige Zellen durchgemustert. Zellen, die karzinomatös verändert aussehen, finden sich sowohl bei Patienten, die kein Karzinom aufweisen, als auch bei Patienten mit Portiokarzinom, bei diesen jedoch in weit größerer Zahl.

Die Frage lautet, wo man die Grenze zieht und einen Krebsverdacht ausspricht:

- Wenn 1% verdächtiger Zellen als Grenze dient, wird man 95% der Karzinome erkennen. Die Sensitivität beträgt 95%, der Fehler 2. Art (s.S. 193) 5%. Andererseits werden nur 80% der karzinomfreien Patienten als gesund erkannt. Die Spezifität beträgt 80%, der Fehler 1. Art (s.S. 193) 20%.

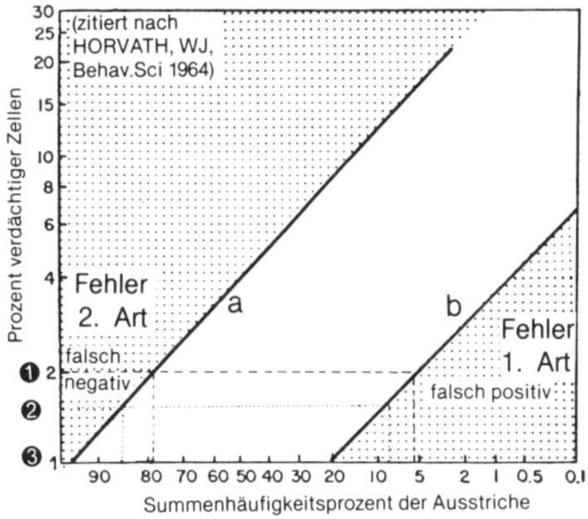

Abbildung 3.8: Das Diagramm stellt die Summenhäufigkeitskurven für a) Patienten mit Portiokarzinom und b) Patienten ohne Portiokarzinom dar. Beispielsweise weisen 95% der Patienten mit Karzinom (Kurve a) mehr als 1% verdächtige Zellen im Ausstrich auf, bei 85% der Ausstriche sind mehr als 1,5% verdächtige Zellen zu finden und bei 78% der Ausstriche sogar mehr als 2% verdächtige Zellen (Position 3, 2 und 1 bei Kurve a).
Die entsprechenden Prozentsätze für Patienten ohne Portiokarzinom (Kurve b) lauten 20%, 8% und 6%.

- Legt man die Grenze bei 2% verdächtiger Zellen fest, steigt die Spezifität von 80% auf 94%, während die Sensitivität von 95% auf 78% fällt.

Der Zusammenhang zwischen Sensitivität und Spezifität wird durch Abbildung 3.8 verdeutlicht. Um die Vorhersagewerte zu ermitteln, müßte die Zusammensetzung des Kollektivs, d.h. die Prävalenz des Portiokarzinoms, bekannt sein. Die Gegenüberstellung der Spezifität und Sensitivität spielt in vielen Entscheidungsprozessen eine Rolle. Die Kurve heißt auch „Receiver–Operating–Characteristic" (ROC).

Diagnose der Lungentuberkulose

Bei der röntgenologischen Diagnose von Lungentuberkulose wurden verschiedene Untersucher gebeten, unterschiedlich strenge Maßstäbe bei der Begutachtung von Röntgenbildern anzulegen. Durch die mehr oder weniger strengen Maßstäbe wurde die Einstufung von Zweifelsfällen verschieden gehandhabt, wodurch sich eine unterschiedliche Sensitivität und Spezifität ergab. Jedoch liegen alle Untersucher auf derselben Operator–Annahme–Kennlinie, was dafür spricht, daß alle Untersucher dieselben diagnostischen Fähigkeiten besitzen. Untersucher mit geringeren diagnostischen Kenntnissen würden mit ihren Ergebnissen beispielsweise auf der gestrichelt eingezeichneten Linie liegen, d.h. bei gleicher Spezifität eine geringere Sensitivität oder bei gleicher Sensitivität eine geringere Spezifität aufweisen.

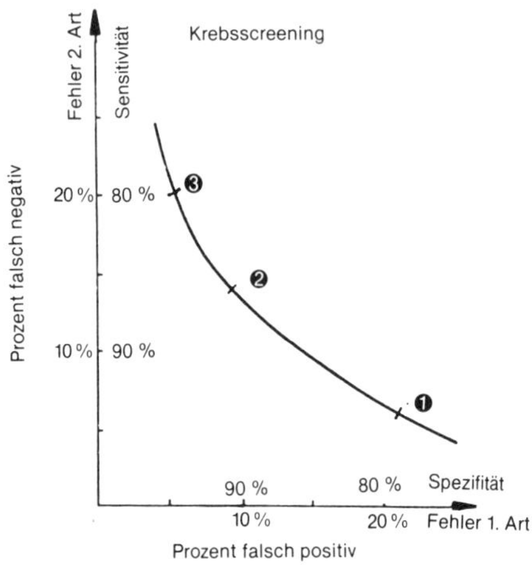

Abbildung 3.9: ROC–Kurve für das in Abbildung 3.8 dargestellte Screening auf Portiokarzinom. Die Punkte 1–3 beziehen sich auf die in Abbildung 3.8 ebenfalls mit 1–3 bezeichneten Grenzen und die dort angegebenen Prozentzahlen für einen Fehler 1. und 2. Art.

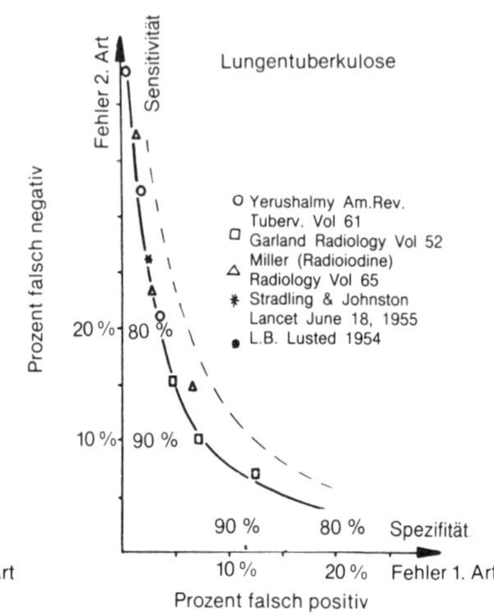

Abbildung 3.10: ROC–Kurve für die röntgenologische Diagnose von Lungentuberkulose, wobei die Untersucher verschieden strenge Maßstäbe angelegt haben. Zitiert nach L.B. Lusted, Introduction to Medical Decision Making. Ch. Thomson, Mass, 1968.

3.5 Übungsaufgaben

Anmerkung: Die Aufgaben zu diesem Kapitel sind besonders „kniffelig". Man muß sich viel Zeit nehmen, um den richtigen Lösungsansatz zu finden.

3.1 Grundbegriffe

1. Die relative Häufigkeit des Eintretens eines Ereignisses A in n unabhängigen Versuchen strebt mit wachsendem n (nach Wahrscheinlichkeit) gegen den festen Wert $p = P(A)$.
Dies folgt direkt aus

A den Eigenschaften standardisierter Zufallsvariablen
B der Definition der bedingten Wahrscheinlichkeit
C dem (schwachen) Gesetz der großen Zahl
D dem Zentralen Grenzwertsatz
E dem Grenzverhalten der Poissonverteilung

2. Die Wahrscheinlichkeit einer schweren Blutung bei einer Biopsie aus der Schilddrüse sei 0,008. Dann ist der Erwartungswert für die absolute Häufigkeit dieses Zwischenfalls bei 120 Untersuchungen:

A 0,96
B 8
C 9,6
D 96
E Keine Aussage trifft zu.

3. Die 5–Jahres–Überlebensrate (Wahrscheinlichkeit, länger als 5 Jahre zu leben) beim Dickdarmkarzinom betrage aufgrund langjähriger Erfahrung 60%, auch im Einzugsgebiet des Krankenhauses in A. Ein Arzt für Allgemeinmedizin in A hat 2 Patienten mit dieser Diagnose überwiesen, die kurz darauf gestorben sind. Für die nächsten 3 Patienten dieses Arztes mit dieser Erkrankung ist mit einer 5–Jahres–Überlebensrate zu rechnen, die

A weniger als 60% beträgt, da aufgrund des Gesetzes der Serie mit weiteren Todesfällen zu rechnen ist
B weniger als 60% beträgt, da die beiden Todesfälle gezeigt haben, daß die 5–Jahres–Überlebenschance in A jetzt kleiner als 60% ist
C mehr als 60% beträgt, da nur so ein allzu starkes Abweichen der beim Arzt beobachteten relativen Häufigkeit von der Wahrscheinlichkeit 60% vermieden wird
D 60% beträgt, da aufgrund der vorliegenden Angaben kein Abweichen von der genannten Wahrscheinlichkeit anzunehmen ist
E Für 3 Fälle kann keine Wahrscheinlichkeitsaussage gemacht werden.

4. Es sei angenommen, daß der Wochentag keinen Einfluß auf das Eintreten von Herzinfarkten hat. Dann folgt die Verteilung der Infarktzeitpunkte auf die Wochentage einer

A Poissonverteilung (Gesetz der seltenen Ereignisse)
B Binomialverteilung
C Gleichverteilung
D χ^2–Verteilung
E Normalverteilung

3.2 Die Beziehung zwischen zwei Ereignissen

5. Zwei Ereignisse heißen stochastisch unabhängig, falls

A sie niemals gemeinsam eintreten können
B sie stets gemeinsam eintreten
C genau eines der beiden Ereignisse eintritt
D stets mindestens eines der beiden Ereignisse eintritt
E Keine der Aussagen (A) – (D) ist richtig.

6. Wie groß ist die Wahrscheinlichkeit, daß in Familien mit 3 Knaben das 4. Kind wieder ein Knabe ist? (Die allgemeine Wahrscheinlichkeit für eine Knabengeburt sei als 1/2 angenommen.)

A größer als $1/2$
B genau $1/2$
C kleiner als $1/2$
D $(1/2)^4$
E nahe 0

Lösung der Übungsaufgaben

1C Das Gesetz der großen Zahl besagt, daß die Differenz zwischen der Wahrscheinlichkeit und relativen Häufigkeit eines zufallsabhängigen Ereignisses durch eine Vergrößerung der Zahl der Beobachtungen beliebig klein gehalten werden kann.

2A Man muß die Einzelwahrscheinlichkeit mit der Gesamtzahl der Beobachtungen multiplizieren: $0,008 \cdot 120 = 0,96$.

3D Aus der Sicht des Statistikers ist die Überlebenszeit ebenso wie beispielsweise das Ergebnis eines Münzwurfes ein zufallsabhängiges Ereignis. Die Wahrscheinlichkeit eines zufälligen Ereignisses kann durch die relative Häufigkeit geschätzt werden. Die Genauigkeit, mit der die relative Häufigkeit die Wahrscheinlichkeit schätzt, hängt von der Anzahl der Beobachtungen ab.

Bei nur zwei Beobachtungen (wie in der vorliegenden Aufgabe) kann die relative Häufigkeit nur die Werte 0,0, 0,5 und 1,0 annehmen und ist ein sehr ungenauer Schätzwert für die zugrundeliegende Wahrscheinlichkeit. Wenn man bei zwei Münzwürfen „Wappen“ erhält, berechtigt dies nicht dazu, daran zu zweifeln, daß „Wappen“ in nur 50% der Fälle zu erwarten ist. Ebensowenig berechtigen die beiden beobachteten Todesfälle zu Zweifeln an der langjährigen Erfahrung, daß die 5–Jahres–Überlebensrate 60% beträgt.

Anders sieht die Situation aus, wenn die genaue Analyse der beiden verstorbenen Patienten ergibt, daß sie aufgrund bestimmter Merkmale wie Tumorausbreitung, Alter usw. in eine prognostisch besonders günstige Untergruppe gehören, die aufgrund langjähriger Erfahrung eine 5–Jahres–Überlebensrate von z.B. 95% aufweist. Hier wären sicherlich Zweifel angebracht, beispielsweise an der diagnostischen Einordnung der Patienten oder am Therapiekonzept.

4C Es liegt eine Gleichverteilung vor, die Herzinfarkte sind auf alle Wochentage gleich verteilt.

5E Eine stochastische oder statistische Unabhängigkeit zweier Ereignisse besagt, daß das Auftreten eines Ereignisses die Wahrscheinlichkeit für das Auftreten des anderen Ereignisses nicht beeinflußt.

6B Das Geschlecht des 4. Kindes ist vom Geschlecht der Geschwister unabhängig, so daß die Wahrscheinlichkeit für eine Knabengeburt wie in der Aufgabe angegeben gleich 0,5 ist.

7. Was sind voneinander unabhängige Ereignisse?

A Zustand an aufeinanderfolgenden Krankheitstagen

B diastolischer und systolischer Blutdruck

C Das Geschlecht zweier Geschwister

D Gewicht und Körpergröße

E Art der Krankheit und Mortalität

8. In den folgenden Situationen haben wir teils unabhängige, teils abhängige Daten. In welcher (welchen) sind die Werte unabhängig?

1 Bei einem Patienten wird der systolische Blutdruck gemessen „vor" und „nach" einer Behandlung.

2 Ein Ehepaar bekommt als 1. Kind ein Mädchen, als 2. Kind ein Mädchen, als 3. Kind einen Jungen.

3 Bei 20 Patienten wurde pro Patient ein Blutzuckerwert bestimmt.

A nur in 1

B nur in 2

C nur in 1 und 2

D nur in 1 und 3

E nur in 2 und 3

9. In einem Patientengut betrage der Anteil der Kranken, die

lungenkrank sind,	60%
herzkrank sind,	50%
beide Krankheiten haben,	30%

Der Anteil der Kranken, die genau eine der beiden Krankheiten haben, beträgt

A 20%

B 30%

C 40%

D 50%

E 60%

10. Bei einer Vorsorgeuntersuchung waren 13% der untersuchten Personen herzkrank und 10% lungenkrank, 80% hatten keine der beiden Krankheiten.

Wie hoch war der Anteil der untersuchten Personen, die sowohl herz– als auch lungenkrank waren?

A 1,3%

B 3%

C 10%

D 17%

E 20%

3.3 Der Additionssatz

11. Der Additionssatz der Wahrscheinlichkeitsrechnung besagt, daß die Summe der Einzelwahrscheinlichkeiten von beliebigen Ereignissen stets gleich ist der Wahrscheinlichkeit für das

A gemeinsame Eintreten dieser Ereignisse

B Eintreten von mindestens einem dieser Ereignisse

C Eintreten von mindestens einem dieser Ereignisse, falls diese disjunkt sind

D Eintreten von genau einem dieser Ereignisse, falls diese nicht disjunkt sind

E gemeinsames Eintreten dieser Ereignisse, falls diese disjunkt sind

12. A sei die Menge der Hochdruckkranken einer Klinik. B sei die Menge der Diabeteskranken einer Klinik. Dann ist $A \cap B$ die Menge aller Patienten, die an

A beiden genannten Krankheiten gleichzeitig leiden
B höchstens einer der genannten Krankheiten leiden
C keiner der genannten Krankheiten leiden
D genau einer der genannten Krankheiten leiden
E mindestens einer der genannten Krankheiten leiden

Lösung der Übungsaufgaben

7C Die unter A, B, D und E genannten Ereignisse sind voneinander abhängig, weil bei Kenntnis des einen Ereignisses Vermutungen über das andere Ereignis geäußert werden können. Wenn z.B. der systolische Blutdruck 140 mm Hg beträgt, erwartet man den diastolischen Wert bei ca. 100 mm Hg.

8E Der Blutdruck nach einer Behandlung ist vom Blutdruck vor der Behandlung abhängig, weil man annehmen kann, daß die Werte um einen bestimmten Betrag verändert werden.

9D $60\% - 30\% = 30\%$ der Patienten sind nur lungenkrank, und $50\% - 30\% = 20\%$ sind nur herzkrank. $30\% + 20\% = 50\%$ haben genau eine der beiden Krankheiten.

10B 80% aller untersuchten Personen hatten keine der beiden Krankheiten, 13% waren herzkrank, demnach verbleiben 7%, die weder herzkrank noch gesund, also lungenkrank waren. Insgesamt waren jedoch 10% lungenkrank, hieraus folgt, daß 3% der untersuchten Personen sowohl herz- als auch lungenkrank waren.

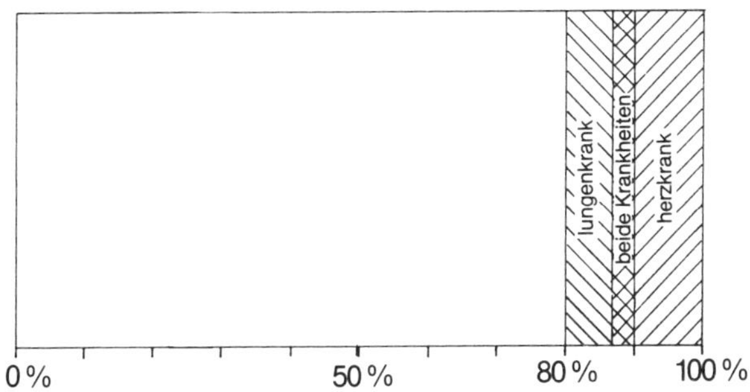

11C Der Additionssatz für disjunkte (unvereinbare) Ereignisse lautet:

$$P(A \cup B) = P(A) + P(B)$$

Hierbei bedeutet $P(A \cup B)$ die Wahrscheinlichkeit für das Auftreten von Ereignis A oder B.

12A Die Menge $A \cap B$ ist die Schnittmenge der Hochdruckkranken A und Diabeteskranken B und umfaßt alle Patienten, die an beiden Krankheiten gleichzeitig leiden. Im Gegensatz dazu stellt die Menge $A \cup B$ die Vereinigungsmenge beider Erkrankungen dar und umfaßt alle Patienten, die an Krankheit A und/oder Krankheit B leiden.

13. P sei die Wahrscheinlichkeit, daß ein 50jähriger in den nächsten fünf Jahren einen malignen Tumor bekommt, Q die Wahrscheinlichkeit, in dieser Zeit an Diabetes zu erkranken, und R die Wahrscheinlichkeit, in dieser Zeit an beiden Krankheiten zu erkranken.

Die Wahrscheinlichkeit, nur eine der beiden Krankheiten zu bekommen, ist damit:

A $P + Q - 2R$
B $P + Q - R$
C $P + Q$
D R
E Die Wahrscheinlichkeit läßt sich nur dann angeben, wenn beide Erkrankungen voneinander unabhängig sind.

3.4 Der Multiplikationssatz

14. Bei einer Maus wird das linke Ohr mit dem Karzinogen A und das rechte Ohr mit dem Karzinogen B bepinselt. Die Wahrscheinlichkeit, damit ein Karzinom zu induzieren, betrage 0,2 bzw. 0,5. Man kann voraussetzen, daß sich A und B gegenseitig nicht beeinflussen.

Die Wahrscheinlichkeit, bei der Maus mindestens ein Karzinom zu erzeugen, ist:

A 0,1
B 0,2
C 0,4
D 0,5
E 0,6

15. Unter der Annahme, daß linksseitige Migräne gleich wahrscheinlich wie rechtsseitige ist, beträgt die Wahrscheinlichkeit, daß von 10 zufällig ausgewählten Migränepatienten alle 10 Migräne auf der rechten Seite haben,

A $\left(\frac{1}{2}\right)^{10}$
B $\frac{1}{20}$
C $\frac{1}{10}$
D $\frac{1}{2}$
E Die Wahrscheinlichkeit läßt sich nicht angeben.

16. Welche Aussage trifft zu?

Die Wahrscheinlichkeit, daß in einer Familie mit 3 Kindern alle Kinder das gleiche Geschlecht haben, beträgt

A 1/2, da in jedem Fall 2 gleichgeschlechtliche Kinder auftreten müssen und die Wahrscheinlichkeit, daß das dritte zum selben Geschlecht gehört, 1/2 ist
B 1/2, da bei 4 Möglichkeiten (kein, ein, zwei, drei Knaben) genau 2 der 4 Fälle zutreffen
C 2/3, da bei den 3 gleichwahrscheinlichen Fällen (nur Knaben, nur Mädchen, gemischt) genau zwei zutreffen
D 1/4, da die Wahrscheinlichkeit von 3 Knabengeburten 1/8 beträgt, ebenso die Wahrscheinlichkeit von 3 Mädchengeburten
E Keine der Aussagen trifft zu.

13A Nach dem Additionssatz für abhängige Ereignisse gibt der Ausdruck $P + Q - R$ die Wahrscheinlichkeit für mindestens eine Erkrankung an. Die Wahrscheinlichkeit für genau eine Erkrankung lautet $P + Q - 2R$.

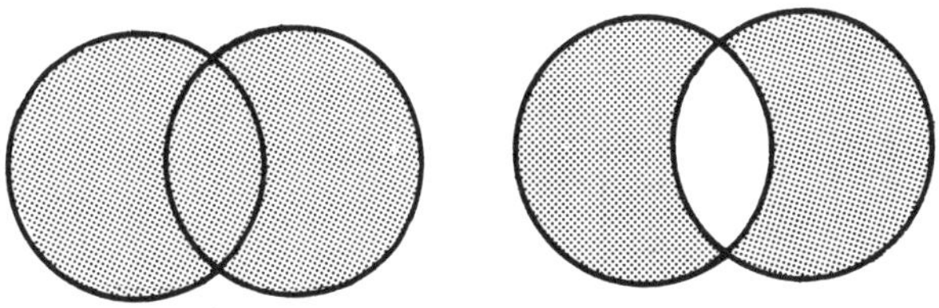

Der linke Kreis stellt P dar, der rechte Q, der sich überlappende Teil beider Kreise, die Schnittmenge, heißt R.

14E Mit der Wahrscheinlichkeit 0,2 bekommt die Maus auf dem linken Ohr ein Karzinom, mit der Wahrscheinlichkeit 0,5 auf dem rechten Ohr. Weil sich die Karzinogene gegenseitig nicht beeinflussen, sind die Entstehungen von Karzinomen links und rechts voneinander unabhängige Ereignisse. Die Wahrscheinlichkeit wird nach dem Multiplikationssatz als Produkt der Einzelwahrscheinlichkeiten berechnet:

$$0,2 \cdot 0,5 = 0,1$$

Nach dem Additionssatz für vereinbare Ereignisse ergibt sich die Wahrscheinlichkeit für mindestens ein Ereignis als Summe der Einzelwahrscheinlichkeiten minus der Wahrscheinlichkeit für das gemeinsame Auftreten:

$$0,2 + 0,5 - 0,1 = 0,6$$

Alternativer Rechenweg: Nur links tritt ein Karzinom mit der Wahrscheinlichkeit $0,2 - 0,1 = 0,1$ auf, nur rechts mit der Wahrscheinlichkeit $0,5 - 0,1 = 0,4$, rechts oder links gleichzeitig wie oben ausgerechnet mit $0,2 \cdot 0,5 = 0,1$. An mindestens einer Stelle, also entweder nur links oder nur rechts oder an beiden Ohren tritt ein Karzinom nach dem Additionssatz für unvereinbare Ereignisse mit der Wahrscheinlichkeit $0,1 + 0,4 + 0,1 = 0,6$ auf.

15A Die Wahrscheinlichkeit, daß ein zufällig ausgewählter Patient Migräne auf der rechten Seite hat, beträgt 0,5. Weil Patienten zufällig ausgewählt werden, ist die Migränelokalisation eines Patienten von der Lokalisation der vorausgegangenen Patienten unabhängig. Die Wahrscheinlichkeit, daß zwei zufällig ausgewählte Patienten Migräne auf der rechten Seite haben, ergibt sich nach dem Multiplikationssatz für unabhängige Ereignisse als $0,5 \cdot 0,5 = 0,25$. Für drei Patienten gilt $0,5 \cdot 0,5 \cdot 0,5 = 0,125$ usw. Für 10 Patienten gilt $\left(\frac{1}{2}\right)^{10} = 0,0009766$.

16D Die unter **D** angegebene Wahrscheinlichkeit von $1/8$ für drei Knaben ergibt sich nach dem Multiplikationssatz für unabhängige Ereignisse als $1/2 \cdot 1/2 \cdot 1/2 = 1/8$.

Ein anderer Rechenweg besteht darin anzugeben, mit welcher Wahrscheinlichkeit das zweite und das dritte Kind dasselbe Geschlecht wie das erste haben, gleichgültig, ob das erste Kind ein Junge oder ein Mädchen ist. Diese Wahrscheinlichkeit beträgt jeweils $1/2$. Gleichgeschlechtlichkeit aller drei Kinder liegt nur dann vor, wenn sowohl das zweite als auch das dritte Kind dasselbe Geschlecht wie das erste haben. Hier findet wieder der Multiplikationssatz Anwendung: $1/2 \cdot 1/2 = 1/4$.

17. Die Wahrscheinlichkeit, bei einem Bronchialkarzinom die richtige Diagnose zu stellen, sei bei

1 zytologischer Sputumuntersuchung gleich 0,8
2 histologischer Untersuchung von Material einer Probeexcision gleich 0,9
3 röntgenologischer Untersuchung gleich 0,7
4 Perkussion gleich 0,01

Unter Annahme der Unabhängigkeit der genannten Diagnoseverfahren ist die Wahrscheinlichkeit einer Fehldiagnose kleiner als 0,03 bei der Untersuchungskombination

A 1 mit 2
B 1 mit 3
C 1 mit 4
D 2 mit 4
E bei keiner der genannten Untersuchungskombinationen

18. Beim Bronchialkarzinom können Karzinomzellen von der Tumoroberfläche abgeschilfert und im Sputum zytologisch nachgewiesen werden. Die Wahrscheinlichkeit, daß beim Bronchialkarzinom Karzinomzellen im Sputum nachgewiesen werden, sei 0,8, und dieser Nachweis sei an einem Tag unabhängig vom Nachweis an einem anderen Tag.

Unter diesen Voraussetzungen ist die Wahrscheinlichkeit, ein vorhandenes Bronchialkarzinom bei Sputumuntersuchungen an drei aufeinanderfolgenden Tagen mindestens einmal nachzuweisen, gleich

A $(0,8)^3 = 0,512$
B $(0,2)^3 = 0,008$
C $(0,8)^3 - (0,2)^3 = 0,504$
D $1 - (0,8)^3 = 0,488$
E $1 - (0,2)^3 = 0,992$

19. Bei einer Infektionskrankheit verlaufen 40% der Fälle stumm. Wie groß ist die Wahrscheinlichkeit, daß von zwei infizierten Personen keine manifest erkrankt?

A $1 - (0,4)^2$
B $1 - (0,6)^2$
C $(0,6)^2$
D $(0,4)^2$
E $2 \cdot 0,6 \cdot 0,4$

20. Bei einer Infektionskrankheit verlaufen 40% der Fälle stumm. Wie groß ist die Wahrscheinlichkeit, daß von zwei infizierten Personen mindestens eine manifest erkrankt?

A $1 - (0,4)^2$
B $1 - (0,6)^2$
C $(0,6)^2$
D $(0,4)^2$
E $2 \cdot 0,6 \cdot 0,4$

3.5 Abhängige Ereignisse

21. Welche der Aussagen für zwei Ereignisse A und B gilt stets?

A $P(A|B) + P(A|\bar{B}) = 1$
B $P(A|B) + P(\bar{A}|B) = 1$
C $P(A|B) + P(\bar{A}|\bar{B}) = 1$
D $P(A|B) + P(B|A) = 1$
E $P(A|B) + P(\bar{B}|A) = 1$

17A Die Wahrscheinlichkeit einer Fehldiagnose beträgt bei **1.** 0,2, bei **2.** 0,1, bei **3.** 0,3 und bei **4.** 0,99. Für die Kombinationen ergibt sich:

1 mit **2**: $0,2 \cdot 0,1 = 0,02$
1 mit **3**: $0,2 \cdot 0,3 = 0,06$
1 mit **4**: $0,2 \cdot 0,99 = 0,198$
2 mit **4**: $0,1 \cdot 0,99 = 0,098$

Die Wahrscheinlichkeit einer Fehldiagnose ist am kleinsten bei der Kombination der beiden sichersten Methoden **1** und **2** und ist hier niedriger als in der Frage genannte Wert von $0,03 \widehat{=} 3\%$.

18E Die Wahrscheinlichkeit einer Fehldiagnose an allen drei Tagen beträgt $(0,2)^3 = 0,008$. Der Nachweis an mindestens einem Tag liegt genau dann vor, wenn nicht an allen drei Tagen eine Fehldiagnose stattfindet. Aus diesem Grunde kann man die Lösung $1 - (0,2)^3 = 0,992$ errechnen. Bei dieser Aufgabe ist eine Berechnung jedoch nicht nötig, denn wenn die diagnostische Sicherheit am ersten Tag bereits 80% beträgt, so muß diese Sicherheit nach 3 Tagen mehr als 80% betragen. Deshalb kommt nur Antwort **E** in Frage.

19D Wenn keine Person manifest erkrankt, verläuft die Krankheit bei beiden Personen stumm. Bei der ersten Person verläuft sie mit $p = 0,4$ stumm, bei der zweiten Person ebenfalls. Die Wahrscheinlichkeit für den gleichzeitigen stummen Verlauf bei beiden Personen ergibt sich nach dem Multiplikationssatz als $0,4 \cdot 0,4 = 0,16$.

20A Insgesamt sind 4 Ereigniskombinationen möglich. Es erkranken:

a nur die 1. Person
b nur die 2. Person
c beide Personen
d keine der beiden Personen

Die vier Ereignisse **a** bis **d** schließen sich gegenseitig aus. Die Gesamtwahrscheinlichkeit beträgt 1. In der Aufgabe ist nach der Gesamtwahrscheinlichkeit der Ereigniskonstellation **a** bis **c** gefragt. Die Wahrscheinlichkeit für die Ereigniskonstellation **d** beträgt – wie in Aufgabe 19 besprochen – $(0,4)^2 = 0,16$. Die Gesamtwahrscheinlichkeit für **a** bis **c** beträgt deshalb $1 - (0,4)^2 = 1 - 0,16 = 0,84$.

Ein alternativer Rechenweg besteht darin, die Wahrscheinlichkeiten für **a** bis **c** getrennt auszurechnen und nach dem Additionssatz für unvereinbare Ereignisse zu addieren:

$$\begin{aligned} \text{a)}\ 0,6 \cdot 0,4 &= 0,24 \\ \text{b)}\ 0,4 \cdot 0,6 &= 0,24 \\ \text{c)}\ 0,6 \cdot 0,6 &= \underline{0,36} \\ &\ 0,84 \end{aligned}$$

21B Im Klartext heißt es, die Wahrscheinlichkeit für das Auftreten von A, nachdem B eingetreten ist, plus die Wahrscheinlichkeit dafür, daß A nicht auftritt, nachdem B eingetreten ist, ist 1. Weil es keine dritte Möglichkeit gibt, ist die Summe beider Ereigniskonstellationen das sog. „sichere Ereignis" mit der Wahrscheinlichkeit 1. Wichtig ist hierbei, daß auch bei der zweiten Ereigniskonstellation ($P(\bar{A}|B)$) von derselben Voraussetzung ausgegangen wird, nämlich dem vorherigen Auftreten von B. Die unter **B** gemachte Aussage ist identisch mit dem Spruch: „Wenn der Hahn kräht auf dem Mist (= Bedingung B), ändert sich das Wetter (= Ereignis A) oder es bleibt wie es ist (= Ereignis $\bar{A}$)".

22. A und B sind zwei Ereignisse. Es gilt stets:

A $P(A|B) = P(A) - P(A|B)$
B Schließen sich A und B gegenseitig aus, dann gilt $P(A|B) = 1$
C $P(A \cap B) = P(A) \cdot P(A|B)$
D Bei Unabhängigkeit ist $P(A|B) = P(A)$
E Die bedingte Wahrscheinlichkeit $P(A|B)$ ist größer als $P(A)$.

23. Zum Staatsexamen (alter Art) teilt ein Prüfer in Pathologie das Wissensgebiet in 10 Körperregionen und je 5 pathologische Prozeßarten (Entzündungen, Tumore usw.) ein. Die 50 Themen sind auf Karten geschrieben, von denen jeder Kandidat eine Karte zieht (ohne Zurücklegen). Wie groß ist die Wahrscheinlichkeit, daß in einer Prüfungsgruppe alle 4 Kandidaten Tumorthemen ziehen?

A $\left(\frac{1}{5}\right)^4$
B $\left(\frac{1}{10}\right)^4$
C $\left(\frac{1}{50} \cdot \frac{1}{49} \cdot \frac{1}{48} \cdot \frac{1}{47}\right)$
D $\left(\frac{10}{50} \cdot \frac{9}{50} \cdot \frac{8}{50} \cdot \frac{7}{50}\right)$
E $\left(\frac{10}{50} \cdot \frac{9}{49} \cdot \frac{8}{48} \cdot \frac{7}{47}\right)$

24. In folgender Tabelle sind die beobachteten Häufigkeiten der Ereignisse A, B, C und D eingetragen.

	A	B	$A+B$
C	25	35	60
D	25	15	40
$C+D$	50	50	100

Wie groß sind die relativen Häufigkeiten für die Schnittmenge C mit A ($C \cap A$) und für C unter der Bedingung A ($C|A$)?

	$C \cap A$	$C|A$
A	0,25	0,5
B	0,25	0,415
C	0,5	0,5
D	0,5	0,25
E	0,25	0,25

25. E sei das Ereignis, an einer bestimmten Krankheit zu sterben, und K das Ereignis, diese Krankheit zu bekommen. Dann bezeichnet man die bedingte Wahrscheinlichkeit $P(E|K)$ als

A Mortalität
B Morbidität
C Sterbewahrscheinlichkeit
D Inzidenz
E Letalität

22D $P(A|B)$ gibt die Wahrscheinlichkeit dafür an, daß das Ereignis A auftritt unter der Bedingung, daß das Ereignis B aufgetreten ist. Die Unabhängigkeit der Ereignisse A und B ist dadurch gekennzeichnet, daß die Wahrscheinlichkeit $P(A)$ für das Auftreten von A nicht davon beeinflußt wird, ob B aufgetreten ist, so daß $P(A) = P(A|B) = P(A|\bar{B})$.

23E Es liegt für jede der 10 Körperregionen ein Tumorthema vor. Der erste Kandidat zieht mit der Wahrscheinlichkeit $10/50 = 0,2$ ein Tumorthema. Unter der Bedingung, daß sein Vorgänger bereits ein Tumorthema gezogen hat, zieht der zweite Kandidat mit der Wahrscheinlichkeit $9/49 = 0,184$ eine der 9 verbliebenen Tumorkarten aus den restlichen 49 Prüfungskarten. Für den dritten Kandidaten lautet die bedingte Wahrscheinlichkeit für den Fall, daß beide Vorgänger Tumorthemen gewählt haben, $8/48 = 0,167$. Für den vierten Kandidaten gilt $7/47 = 0,149$. Die Wahrscheinlichkeit für das gleichzeitige Auftreten aller vier Ereignisse beträgt:

$$\begin{aligned} P(A \cap B \cap C \cap D) &= P(A) \cdot P(A|B) \cdot P(C|A \cap B) \cdot P(D|A \cap B \cap C) \\ &= \frac{10}{50} \cdot \frac{9}{49} \cdot \frac{8}{48} \cdot \frac{7}{47} \\ &\approx 0,0009 \\ &\mathrel{\widehat{=}} 0,9‰ \end{aligned}$$

24A Für das gemeinsame Auftreten von C und A gibt die Tabelle eine absolute Häufigkeit von 25 an, was bei insgesamt 100 Beobachtungen einer relativen Häufigkeit von 0,25 entspricht. Für C unter der Bedingung A ergibt sich folgende Rechnung: In Spalte A wurde C 25mal beobachtet, wobei in Spalte A insgesamt 50 Beobachtungen gemacht wurden: $25/50 = 0,5$.

25E Unter der Letalität versteht man die Wahrscheinlichkeit, an einer Krankheit zu sterben, wenn man bereits an dieser Krankheit leidet. Die Mortalität ist die allgemeine Sterblichkeit, die sich nicht nur auf die Erkrankten, sondern auf die Gesamtbevölkerung bezieht. $P(E)$ ist deshalb die Mortalität an der Krankheit K. Unter Inzidenz einer Erkrankung versteht man die Erkrankungswahrscheinlichkeit, in dieser Aufgabe ist $P(K)$ die Inzidenz der Erkrankung K.

26. Im Jahre 1983 wurde eine Gruppe von 50 000 Personen daraufhin beobachtet, ob bei ihnen ein Karzinom auftrat. Zu Beginn des Untersuchungszeitraumes hatten 327 Personen ein Karzinom, bei 872 Personen trat im Laufe des Jahres 1983 ein Karzinom neu auf. An einem Karzinom starben 1983 530 Personen. Ende 1983 lebten noch 232 Personen mit einem Karzinom. Bitte ordnen Sie den Begriffen die Quotienten zu:

Begriff	**Quotient**
1 Mortalität	**a** $\frac{530}{327+872-232}$
2 Letalität	**b** $\frac{872}{50000}$
3 Inzidenz	**c** $\frac{530}{50000}$

A 1–a, 2–b, 3–c

B 1–a, 2–c, 3–b

C 1–b, 2–a, 3–c

D 1–c, 2–a, 3–b

E 1–c, 2–b, 3–a

27. Welche Aussage trifft zu? In einem festgelegten Bezugszeitraum wird für eine bestimmte Personengruppe festgestellt, daß die Inzidenz einer Krankheit 80% und die Letalität 15% beträgt. Im gleichen Zeitraum beträgt die Mortalität dieser Krankheit ungefähr

A 6%

B 12%

C 44%

A 95%

B Aus diesen Angaben läßt sich die Mortalität nicht abschätzen.

28. Der Pearl–Index ist

A ein Risikoschätzer

B ein Ist–Soll–Quotient

C die relative Standardabweichung

D ein Variationskoeffizient

E eine demographische Maßzahl

29. Es sei A das Ereignis einer malignen Erkrankung und B eine besondere Gefährdung. Das relative Risiko ist gegeben durch

A $P(A|B)$

B $P(A|B)/P(A|\bar{B})$

C $P(B|A)/P(B|\bar{A})$

D $P(A|B)/P(B)$

E $P(B|A)$

30. q_x sei die Wahrscheinlichkeit für einen Patienten, der vor genau x Jahren operiert wurde, im nächsten Jahr zu sterben. q_3 ist also z.B. die Wahrscheinlichkeit, im 4. Jahr nach der Operation zu sterben unter der Bedingung, daß der Patient 3 Jahre nach der Operation noch gelebt hat. Die sog. 5–Jahres–Heilung bedeutet dann

A $q_0 \cdot q_1 \cdot \ldots \cdot q_5$

B q_5

C $(1 - q_0) \cdot \ldots \cdot (1 - q_4)$

D $1 - q_0 - q_1 - q_2 - q_3 - q_4$

E $1 - q_5$

26D Die Mortalität ergibt sich als Zahl der Gestorbenen durch die Gesamtzahl der Bevölkerung: 530/50 000.

Die Letalität einer Krankheit errechnet sich als Zahl der Gestorbenen durch die Zahl der Erkrankten. Die Zahl der Erkrankten wechselt von Tag zu Tag, weil Patienten geheilt werden, sterben oder neu erkranken. Zu Beginn des Jahres sind 327 Patienten erkrankt, hinzu kommen 872 Personen, die während des laufenden Jahres neu erkranken. Hiervon muß man die Ende des Jahres weiterhin kranken Personen abziehen, weil sich bei ihnen der Ausgang der Erkrankung noch nicht absehen läßt. Wenn der Krankenstand am Jahresende ebenso groß wie am Jahresanfang wäre, würden sich beide Zahlen die Waage halten, und die Letalität würde sich als Gestorbene/Neuerkrankte errechnen.

Die Inzidenz ist als Zahl der Neuerkrankungen /Gesamtzahl der Bevölkerung definiert: 872/50 000.

27B Die Letalität einer Krankheit stellt die bedingte Wahrscheinlichkeit zu sterben dar unter der Bedingung, daß man an dieser Krankheit leidet. In dem genannten Untersuchungsgut leiden 80% an der Krankheit, und von diesen stirbt ein relativer Anteil von $0,8 \cdot 0,15 = 0,12$. Demnach sterben 12% der Patienten des Untersuchungsgutes an der Krankheit.

28A Der Pearl–Index ist ein Maß für die Sicherheit verschiedener Methoden der Geburtenkontrolle. Er gibt an, wie viele Schwangerschaften bei 1 200 Anwendungsmonaten auftreten, und entspricht damit dem prozentualen Risiko pro Jahr. Wenn z.B. bei 1 200 Anwendungsmonaten sieben ungewollte Schwangerschaften auftreten, beträgt das Risiko bei einjähriger Benutzung ca. 7%.

29B Das relative Risiko soll angeben, um welchen Faktor exponierte Personen stärker gefährdet sind als nicht exponierte Personen. Beispielsweise sei $P(L|R) = 0,05$ die Wahrscheinlichkeit für einen Raucher, Lungenkrebs zu bekommen, und $P(L|\bar{R}) = 0,005$ sei die Wahrscheinlichkeit für einen Nichtraucher, Lungenkrebs zu bekommen. Der Quotient

$$\frac{P(L|R)}{P(L|\bar{R})} = \frac{0,05}{0,005} = 10$$

besagt, daß ein Raucher ein 10fach höheres Risiko für Lungenkrebs als ein Nichtraucher hat.

30C Wenn q_0 die Wahrscheinlichkeit angibt, im ersten Jahr zu sterben, gibt $(1 - q_0)$ die Wahrscheinlichkeit an, das erste Jahr zu überleben. Das zweite Jahr kann man nur überleben, wenn man sowohl das erste als auch das zweite überlebt hat. Die Wahrscheinlichkeit ergibt sich als $(1 - q_0) \cdot (1 - q_1)$. Für das 3. und 4. Jahr gilt die analoge Rechnung.

31. Ein Patient soll sich der Operation A und nach geraumer Zeit der Operation B unterziehen. Aufgrund langjähriger Erfahrung kennt man die Wahrscheinlichkeit 0,1 bzw. 0,3, diese Operation nicht zu überleben, und kann voraussetzen, daß das Risiko von B nicht durch die Operation A beeinflußt wird.

Die Wahrscheinlichkeit, daß der Patient nicht beide Operationen überlebt, ist

A 0,10
B 0,20
C 0,30
D 0,37
E 0,40

32. Die Wahrscheinlichkeit, mit der bei einem Patienten aus einer durch eine Röntgenreihenuntersuchung erfaßten Grundgesamtheit eine TBC vorliegt, sei 0,02. Weiter sei 0,98 die Wahrscheinlichkeit, mit der bei dieser Untersuchung bei einem TBC–Kranken, und 0,02 die Wahrscheinlichkeit, mit der bei dieser Untersuchung bei einem Nicht–TBC–Kranken die Diagnose „TBC“ gestellt wird. Unter diesen Voraussetzungen ist die Wahrscheinlichkeit dafür, daß bei der Diagnose „TBC“ auch tatsächlich TBC vorliegt,

A 0,10
B 0,20
C 0,50
D 0,80
E 0,98

31D Der Patient kann an der zweiten Operation nur sterben, wenn er die erste überlebt hat. Weil er die erste OP nur mit 90%iger Wahrscheinlichkeit überlebt, kann er die zweite nur mit 90%iger Sicherheit antreten. Die Wahrscheinlichkeit für einen Tod in der zweiten OP ergibt sich als $0,3 \cdot 0,9 = 0,27$, also als „Risiko“ · „Anwendungswahrscheinlichkeit“. Das Gesamtrisiko von der ersten und zweiten OP ergibt sich als $0,1 + 0,27 = 0,37$.

32C Als Beispiel betrachten wir ein Kollektiv von 10 000 Patienten. Von diesen haben $0,02 \cdot 10\,000 = 200$ Leute TBC. Durch die Röntgenreihenuntersuchung wird die Erkrankung in $0,98 \cdot 200 = 196$ Fällen diagnostiziert. Andererseits wird bei den $10\,000 - 200 = 9800$ nicht an TBC Erkrankten mit einer Wahrscheinlichkeit von 0,02 TBC diagnostiziert, insgesamt also in $9800 \cdot 0,02 = 196$ Fällen. Bei den 10 000 untersuchten Patienten wird also 196 mal zu Recht (richtig positiv) und 196 mal zu Unrecht (falsch positiv) die Diagnose TBC gestellt.

Die Diagnose TBC ist unter diesen Umständen mit einer Wahrscheinlichkeit von 0,5 zutreffend (predictive value oder Vorhersagewert). Die folgende Vierfeldertafel erläutert die Situation:

		In Wirklichkeit liegt vor		
		TBC	**keine TBC**	Vorhersagewert
Die Diagnose lautet	**TBC**	richtig positiv 196	falsch positiv 196	196/392 = 0,5
	keine TBC	falsch negativ 4	richtig negativ 9604	9604/9608 = 0,9996
		Sensitivität 196/200 = 0,98	Spezifität 9604/9800 = 0,98	

Kapitel 4

Binomial– und Normalverteilung

In diesem Kapitel werden zwei wichtige Verteilungen besprochen, die für viele Anwendungen in der Statistik von Bedeutung sind: die Binomialverteilung und die Gauß– oder Normalverteilung.

Die Binomialverteilung ist auch aus didaktischen und theoretischen Gründen interessant, weil hier deutlich wird, wie sich durch wiederholte Anwendung des Multiplikationssatzes für unabhängige Ereignisse eine Verteilung ergibt. Unter bestimmten Voraussetzungen geht die Binomialverteilung in eine Normalverteilung über. Die Normalverteilung hat große Bedeutung für viele statistische Probleme.

4.1 Die Binomialverteilung

Nach dem Multiplikationssatz beträgt die Wahrscheinlichkeit dafür, daß ein Ereignis mit der Einzelwahrscheinlichkeit p bei n–maliger unabhängiger Wiederholung des Versuchs jedesmal auftritt, also insgesamt n–mal, p^n. Wenn beispielsweise die Wahrscheinlichkeit für eine Komplikation bei einer bestimmten Behandlung $p = 0,3$ beträgt, ist die Wahrscheinlichkeit für $n = 4$ Komplikationen bei $n = 4$ Behandlungen $0,3 \cdot 0,3 \cdot 0,3 \cdot 0,3 = 0,0081$.

Schwieriger ist die Berechnung für den Fall, daß $k \neq n$ Ereignisse bei n Versuchen auftreten, also z.B. daß $k = 2$ Komplikationen bei $n = 4$ Behandlungen registriert werden. Hier hilft die **Binomialverteilung**[1]**, die immer dann gilt, wenn ein Versuch (bzw. eine Beobachtung) mit konstanter Einzelwahrscheinlichkeit p n–mal unabhängig wiederholt wird**.

4.1.1 Herleitung der Binomialverteilung

Die Wahrscheinlichkeit $P(X = k)$, bei n–facher Wiederholung genau k Ereignisse zu registrieren, beträgt:

[1] von einigen Autoren auch als Bernoulli–Verteilung bezeichnet

$$P(X = k) = \binom{n}{k} p^k (1-p)^{n-k}$$

Der Ausdruck $\binom{n}{k}$, gelesen „n über k“, heißt Binomialkoeffizient und errechnet sich als $n!/k!(n-k)!$. Statt $(1-p)$ wird häufig das Symbol $q = 1 - p$ verwendet. Das Ausrufungszeichen heißt Fakultät und besagt, daß alle ganzen Zahlen von 1 bis zu der vor dem „!“ stehenden Zahl miteinander multipliziert werden. Beispielsweise ist $5! = 1 \cdot 2 \cdot 3 \cdot 4 \cdot 5 = 120$. Die Binomialkoeffizienten für ein kleines n können direkt dem sog. Pascalschen Dreieck entnommen werden:

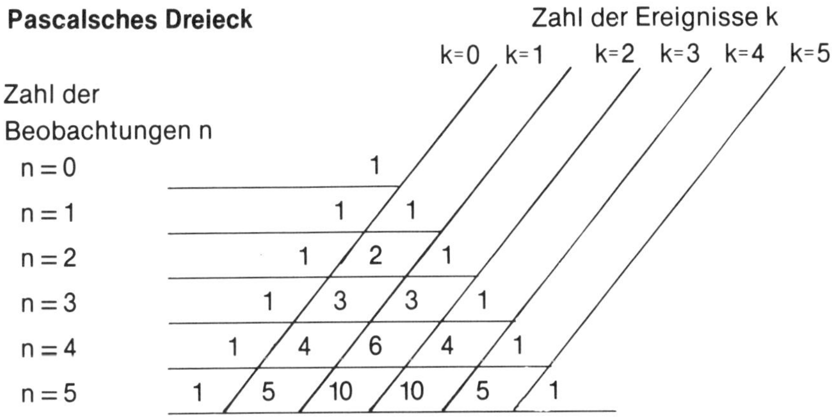

Abbildung 4.1: Das Pascalsche Dreieck enthält die Binomialkoeffizienten. Die Zeilen entsprechen der Anzahl der Beobachtungen n, die schräg verlaufenden Spalten stellen die Zahl der Ereignisse k dar. Das Pascalsche Dreieck läßt sich für höhere n–Werte erweitern, indem an den Rand des Dreiecks jeweils eine 1 geschrieben wird und sonst jeweils die Summe der zwei benachbarten Zahlen der darüberstehenden Zeile gebildet wird.

Im folgenden errechnen wir als Beispiel die Wahrscheinlichkeiten $P(X = k)$ für $k = 0$ bis $k = 4$ Komplikationen bei $n = 4$ Behandlungen (die Wahrscheinlichkeit p für eine Komplikation bei einer Behandlung sei $p = 0,3$).

$$\begin{aligned}
P(k=0) &= \binom{4}{0} 0,3^0 \cdot 0,7^4 = 1 \cdot 0,2401 = 0,2401 \\
P(k=1) &= \binom{4}{1} 0,3^1 \cdot 0,7^3 = 4 \cdot 0,1029 = 0,4116 \\
P(k=2) &= \binom{4}{2} 0,3^2 \cdot 0,7^2 = 6 \cdot 0,0441 = 0,2646
\end{aligned}$$

$$P(k=3) = \binom{4}{3} 0,3^3 \cdot 0,7^1 = 4 \cdot 0,0189 = 0,0756$$

$$P(k=4) = \binom{4}{4} 0,3^4 \cdot 0,7^0 = 1 \cdot 0,0081 = 0,0081$$

Darstellung als Wahrscheinlichkeitsbaum

Die bei einer Binomialverteilung möglichen Ereigniskonstellationen lassen sich graphisch als Wahrscheinlichkeitsbaum darstellen. Der Ausgangspunkt des Wahrscheinlichkeitsbaums entspricht der Situation vor der ersten Beobachtung.

Mit der Wahrscheinlichkeit p tritt das betreffende Ereignis ein (schwarzer Kreis), mit der Wahrscheinlichkeit $q = 1 - p$ tritt es nicht ein (weißer Kreis). Ausgehend vom Ergebnis der ersten Beobachtung gibt es für die zweite Beobachtung ebenfalls wieder 2 Möglichkeiten, so daß der Wahrscheinlichkeitsbaum für $n = 2$ Beobachtungen insgesamt 4 Endverzweigungen hat, die den 4 möglichen Ereigniskonstellationen entsprechen.

Für jede weitere Beobachtung verdoppelt sich die Zahl der möglichen Ereigniskonstellationen und damit der Endverzweigungen des Wahrscheinlichkeitsbaumes.

Die Wahrscheinlichkeit einer Endverzweigung ergibt sich als Produkt der Wahrscheinlichkeiten aller vom Ausgangspunkt zur Endverzweigung führenden „Äste“ , weil sich die Wahrscheinlichkeit für das gemeinsame Auftreten mehrerer unabhängiger Ereignisse als Produkt ihrer Einzelwahrscheinlichkeiten errechnet.

Der dargestellte Wahrscheinlichkeitsbaum für $n = 4$ Beobachtungen hat $2^n = 16$ Verzweigungen, die den 16 möglichen Ereigniskonstellationen entsprechen. Viele dieser Konstellationen unterscheiden sich nur in der Reihenfolge.

Summarisch gesehen sind nur 5 Ergebnisse möglich, indem bei 4 Beobachtungen 0, 1, 2, 3 oder 4 Ereignisse registriert werden. Die Zusammenfassung verschiedener Ereigniskonstellationen, die sich nur in der Reihenfolge unterscheiden, geschieht mittels der Binomialkoeffizienten $\binom{n}{k}$, die z.B. dem Pascalschen Dreieck entnommen werden können.

Abbildung 4.2: Wahrscheinlichkeitsbaum für $n = 4$ Beobachtungen mit einer Einzelwahrscheinlichkeit von $p = 0,3$. Die Abbildung besteht aus drei Abschnitten: Im unteren Abschnitt wird der Baum mit den verschiedenen Verzweigungen dargestellt, die sich nach der ersten, zweiten, dritten und vierten Beobachtung ergeben. Im oberen Abschnitt ist die zugehörige Binomialverteilung als Stabdiagramm wiedergegeben. Im mittleren Teil der Abbildung deuten dünne Striche an, welche Endverzweigung des Wahrscheinlichkeitsbaums jeweils zu den Ereigniskonstellationen mit $k = 0$ bis $k = 4$ Ereignissen gehören. Dadurch wird sichtbar, wie sich die Binomialverteilung aus dem Wahrscheinlichkeitsbaum ergibt.

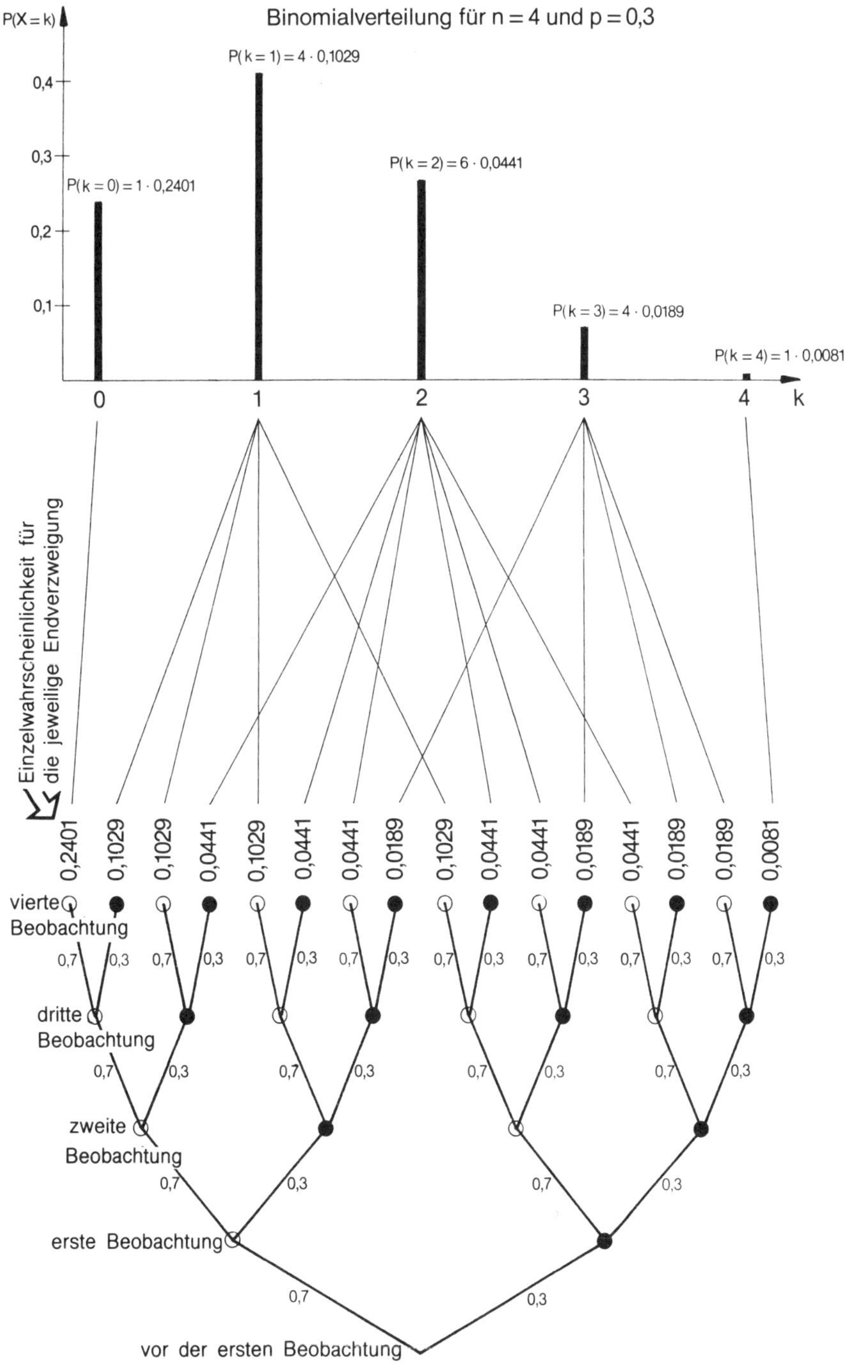

Binomialverteilung für n = 4 und p = 0,3
P(X = k)
0,4
0,3
0,2
0,1
P(k = 0) = 1 · 0,2401
P(k = 1) = 4 · 0,1029
P(k = 2) = 6 · 0,0441
P(k = 3) = 4 · 0,0189
P(k = 4) = 1 · 0,0081
0
1
2
3
4
k
Einzelwahrscheinlichkeit für die jeweilige Endverzweigung
0,2401
0,1029
0,1029
0,0441
0,1029
0,0441
0,0441
0,0189
0,1029
0,0441
0,0441
0,0189
0,0441
0,0189
0,0189
0,0081
vierte Beobachtung
dritte Beobachtung
zweite Beobachtung
erste Beobachtung
vor der ersten Beobachtung
0,7
0,3

Der Begriff „Binom“

Das Wort „Binomialverteilung“ leitet sich vom Wort „Binom“ ab. Ein Binom ist ein mathematischer Ausdruck von der Form $(a + b)^n$.

Bei einer Beobachtung gibt es zwei Möglichkeiten, die mit den Wahrscheinlichkeiten p und q eintreten: $p + q = 1$.

Bei zwei unabhängigen Beobachtungen gibt es vier mögliche Ereigniskonstellationen, für die die Wahrscheinlichkeiten p^2, pq, qp und q^2 gelten:

$$p^2 + pq + qp + q^2 = (p + q)^2 = 1$$

Wenn eine dritte unabhängige Beobachtung hinzutritt, wird jede der bisherigen vier Ereigniskonstellationen mit der Wahrscheinlichkeit p durch das Auftreten des dritten Ereignisses und mit der Wahrscheinlichkeit q durch das Ausbleiben des dritten Ereignisses ergänzt. Es entstehen also 8 Ereigniskonstellationen, deren Wahrscheinlichkeiten sich durch Ausmultiplizieren des Binoms

$$(p + q)^2 \cdot (p + q) = p^3 + p^2q + p^2q + pq^2 + p^2q + pq^2 + pq^2 + q^3$$

ergeben. Allgemein erhält man die Wahrscheinlichkeiten der Ereigniskonstellationen bei n Beobachtungen durch Ausmultiplizieren des Binoms $(p + q)^n$.

Die Binomialverteilung faßt mittels der Binomialkoeffizienten alle die Ereigniskonstellationen zusammen, die sich nur durch die Reihenfolge unterscheiden. So werden z.B. die $2^n = 16$ Ereigniskonstellationen bei 4 Beobachtungen zu den 5 Möglichkeiten zusammengefaßt, die darin bestehen, daß insgesamt $k = 0$ bis $k = 4$ Komplikationen registriert werden.

4.1.2 Eigenschaften von Binomialverteilungen

Die Binomialverteilung ist eine der wichtigsten Verteilungen in der Statistik und Wahrscheinlichkeitsrechnung. Sie gilt immer dann, wenn **mehrere unabhängige Wiederholungen eines Versuches oder Beobachtungen mit derselben Einzelwahrscheinlichkeit p vorliegen**.

Diese Voraussetzung ist sehr häufig erfüllt, beispielsweise

- wenn bei einem autosomal rezessiven Erbleiden jedes Kind mit der Wahrscheinlichkeit $p = 0,25$ homozygot erkrankt, gibt $\binom{n}{k} \cdot 0,25^k \cdot 0,75^{n-k}$ die Wahrscheinlichkeit für k kranke Kinder in einer Familie mit n Kindern an;
- wenn es um die Zahl der zu erwartenden Erfolge bei n Versuchstieren geht;

- bei der Auszählung des Differentialblutbildes.

Für alle Binomialverteilungen gilt:

1. Es sind diskrete Verteilungen, die theoretisch hergeleitet sind.

2. Der arithmetische Mittelwert oder Erwartungswert μ ergibt sich als $\mu = np$. Statt μ wird häufig das Symbol $E(X)$ verwendet.

   In unserem Beispiel ist $\mu = 4 \cdot 0,3 = 1,2$, d.h. im arithmetischen Mittel erwartet man 1,2 Komplikationen bei $n = 4$ Behandlungen. Weil es sich um eine diskrete Verteilung handelt, bei der nur eine ganzzahlige Zahl von Komplikationen auftreten kann, kommt der Erwartungswert μ selber nicht vor, und der Modalwert der Verteilung liegt bei $k = 1$.

3. Die Varianz σ^2 ergibt sich als $\sigma^2 = npq$. Häufig wird statt σ^2 auch das Symbol Var(X) verwendet.

   In unserem Beispiel gilt $\sigma^2 = 4 \cdot 0,3 \cdot 0,7 = 0,84$, was einer Standardabweichung σ von $\sigma = \sqrt{0,84} = 0,92$ entspricht (s.S. 29).

4. Die Binomialverteilung ist um so symmetrischer,

   - je näher p am Wert $p = 0,5$ liegt und
   - je größer n ist.

Das Beispiel mit dem Differentialblutbild weiter unten wird Gelegenheit geben, verschiedene Binomialverteilungen mit $n = 100$ und unterschiedlichem p zu vergleichen.

Je größer n ist, desto mehr nähert sich die Binomialverteilung der Normalverteilung (s.S. 97) an. Der prinzipielle Unterschied, der darin besteht, daß die Binomialverteilung eine diskrete und die Gaußverteilung eine stetige Verteilung ist, bleibt zwar grundsätzlich bestehen, verliert bei größerem n jedoch an Bedeutung, weil der relative Abstand zwischen den möglichen Werten von k bei größerem n geringer wird.

Die Binomialverteilung nähert sich auch dann der Normalverteilung an, wenn $p \neq 0,5$ ist, allerdings muß für eine gleich gute Annäherung n um so größer sein, je mehr p vom Wert 0,5 abweicht.

4.1.3 Binomialverteilung und Differentialblutbild

An dieser Stelle soll als Beispiel für die praktische Bedeutung der Binomialverteilung besprochen werden, in welcher Weise die Ergebnisse des Differentialblutbildes schwanken.

Vor der Auszählung des Differentialblutbildes wird ein kleiner Tropfen Blut auf einem Objektträger verstrichen. Das Blut trocknet an und wird zur besseren Differenzierung der Zellen gefärbt. Bei der Auszählung fährt man mit dem Mikroskop mäanderförmig über den Objektträger und identifiziert jeden Leukozyten, der in das Blickfeld gerät, bis insgesamt 100 weiße Blutkörperchen erfaßt sind. In einer Strichliste wird vermerkt, wie viele neutrophile, eosinophile und basophile Granulozyten bzw. Monozyten und Lymphozyten aufgetreten sind.

Bei diesem Vorgehen spielt der Zufall zweimal eine Rolle:

- Es ist zufallsabhängig, welche Zellen sich in dem Bluttropfen befinden, der auf dem Objekträger ausgestrichen wird.
- Es ist zufallsabhängig, welcher Teil des Objektträgers begutachtet wird. Insgesamt wird in der Regel nur ein geringer Teil der ausgestrichenen Zellen gezählt, bis die gewünschten 100 Zellen erfaßt sind.

Von statistischer Seite entscheidend ist hierbei, daß es sich bei der Identifizierung der einzelnen Zellen um voneinander unabhängige Beobachtungen handelt. Wenn in einem Blickfeld z.B. ein Monozyt und ein Lymphozyt angetroffen werden, läßt dies keine Rückschlüsse auf die Zellen im nächsten Blickfeld zu, denn die Zellen sind wahllos durchmischt und dasselbe Areal des Objektträgers wird wegen des mäanderförmigen Kurses nur einmal begutachtet.

So fanden sich im arithmetischen Mittel bei 1 000 Auszählungen desselben Blutes, d.h. bei 100 000 registrierten Zellen, 58,7% neutrophile Granulozyten. Die Wahrscheinlichkeit, in einer Auszählung von $n = 100$ Zellen genau $k = 59$ neutrophile Granulozyten zu finden, beträgt gemäß der Binomialverteilung:

$$P(k=59) = \binom{100}{59} 0,587^{59} \cdot 0,413^{41} = 10^{28,30355} \cdot 0,587^{59} \cdot 0,413^{41} = 0,0808$$

Tatsächlich ergaben 80 der 1 000 Auszählungen den Wert $k = 59$, der relative Anteil betrug also 0,08.

Lymphozyten und Monozyten

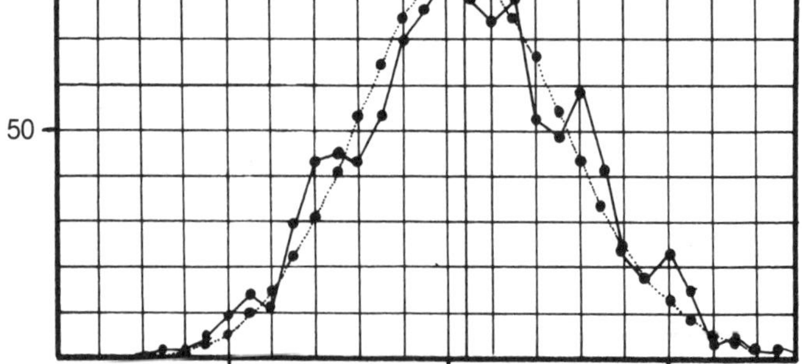

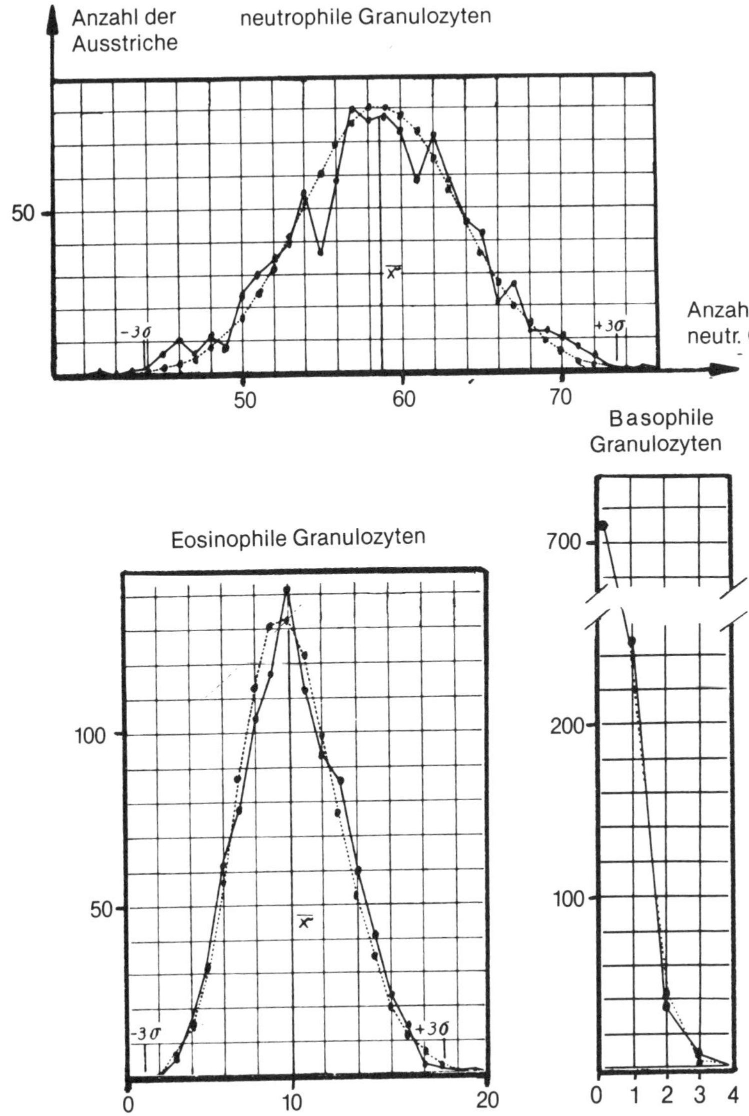

Abbildung 4.3: Ergebnisse bei tausendmaliger Auszählung desselben Blutbildes. Die durchgezogenen Linien geben die tatsächlich gefundenen Ergebnisse wieder, die gestrichelten Linien die aufgrund der Binomialverteilung zu erwartenden Werte. Die Abszisse stellt jeweils die Zahl der in einem Ausstrich gefundenen Blutzellen dar, und die Ordinate gibt an, wie viele von 1 000 Ausstrichen zum jeweiligen Ergebnis geführt haben. Alle Graphen zitiert nach Lehmann–Grube, Blut (1956).

Der Wert des Binomialkoeffizienten $\binom{100}{59}$ wurde den „Wissenschaftlichen Tabellen" von Ciba Geigy entnommen.

Die Abweichungen der gefundenen Werte von den erwarteten Werten sind darauf zurückzuführen, daß die Zählung „nur" 1 000mal wiederholt wurde. Hätte man die Zählung z.B. 5 000mal wiederholt, würde die gefundene Häufigkeitsverteilung der zugrundeliegenden Binomialverteilung noch genauer entsprechen.

Für den Arzt, der häufig aus dem Differentialblutbild therapeutische Konsequenzen ziehen muß, ist es bedeutsam zu wissen, wie groß die Streuung der Ergebnisse ist. Diese Streuung ist nicht Ausdruck einer fehlerhaften Untersuchungstechnik, sondern Folge statistischer Gesetzmäßigkeiten. Aus diesem Grunde ist es empfehlenswert, ein Blutbild mit extremen Werten ein zweites Mal auszuzählen.

4.1.4 Die Poissonverteilung

Die Poissonverteilung gilt **für sehr seltene Ereignisse, die unabhängig voneinander auftreten.** Wenn man sich mit sehr seltenen Ereignissen beschäftigt, ist die Gesamtzahl der Beobachtungen n in der Regel sehr groß, die Binomialkoeffizienten $\binom{n}{k}$ nehmen dann astronomische Ausmaße an. Die Poissonverteilung ist in diesem Fall rechentechnisch günstiger als die Binomialverteilung. Die Poissonverteilung dient als **Näherungslösung der Binomialverteilung für ein sehr kleines** p. Sie lautet:

$$P(X = k) = \frac{\lambda^k}{k!} e^{-\lambda}$$

Hierbei ist $\lambda = np$ gleich dem Erwartungswert μ und gleich der Varianz σ^2 (λ sprich: lambda). Dieses entspricht der Binomialverteilung, bei welcher $\mu = np$ und $\sigma^2 = npq$ sind, denn wenn p fast gleich Null ist, ist $q = 1 - p \approx 1$, so daß $npq \approx np$.

Beispiel: Unter den 100 000 Zellen, die bei den 1 000 Blutausstrichen identifiziert wurden, befanden sich 340 basophile Granulozyten. Dies entspricht einer Wahrscheinlichkeit p von $p = 340/100000 = 0,0034$. Bei einem Blutbild mit $n = 100$ Zellen ergibt sich ein Erwartungswert μ von $\mu = 100 \cdot 0,0034 = 0,34$.

Die Wahrscheinlichkeit $P(k = 1)$, genau einen basophilen Granulozyten zu finden, beträgt gemäß der Poissonverteilung:

$$P(k = 1) = \frac{0,34^1}{1!} e^{-0,34} = 0,34 \cdot 0,71177 = 0,2420$$

Die Binomialverteilung führt zu folgendem Ergebnis:

$$P(k = 1) = \binom{100}{1} \cdot 0,0034^1 \cdot 0,9966^{99} = 100 \cdot 0,0034 \cdot 0,71378 = 0,2427$$

In diesem Beispiel hat sich das Problem mit dem Binomialkoeffizienten nicht gestellt, weil $\binom{n}{1}$ stets gleich n ist.

4.2 Normalverteilung

4.2.1 Eigenschaften der Normalverteilung

Die Bedeutung der Normalverteilung

Die Gauß– oder Normalverteilung ist häufig anzuwenden, um die Lage und Streuung von Meßwerten zu beschreiben. Zu den Anwendungsgebieten der Gaußverteilung gehören insbesondere

- die Beschreibung von Meßfehlern, z.B. im physikalischen oder klinischen Labor;
- die Beschreibung der natürlichen Variabilität in Natur und Technik.

Unter der natürlichen Variabilität in Biologie und Technik versteht man z.B. die verschiedenen Gewichte von Äpfeln an einem Baum, die verschiedenen Höhen von Halmen auf einem Getreidefeld oder die unterschiedlichen Durchmesser von Schrauben derselben Produktionscharge.

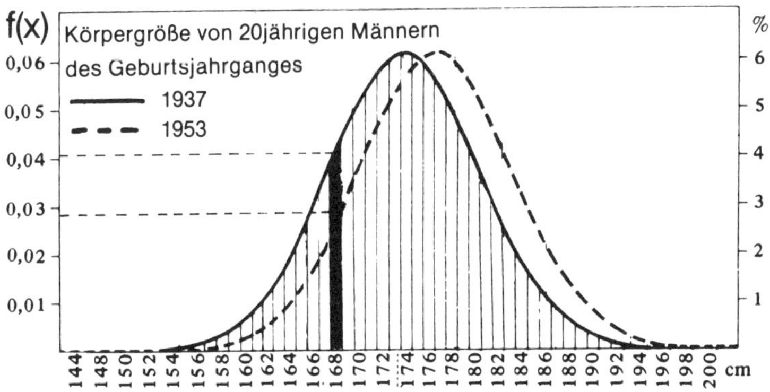

Abbildung 4.4: Körpergröße von 20jährigen Männern des Geburtsjahrgangs 1937 und 1953 als Beispiel, wie die natürliche Variabilität von komplexen biologischen Größen eine Normalverteilung entstehen läßt. Allerdings ist die dargestellte Kurve idealisiert, denn wenn die Körpergröße gemessen wird, ergibt sich ein Histogramm mit einer Klassenbreite von 1 cm, ähnlich wie in der Abbildung 4.10.

Entstehung der Normalverteilung

Die Gaußverteilung beschreibt die Streuung um den Mittelwert. Eine Gaußverteilung entsteht, wenn die Streuung dadurch bedingt ist, daß **sehr viele voneinander unabhängige Abweichungskomponenten additiv aufeinander einwirken**. Im obigen Beispiel der Körpergröße von Männern sind die Abweichungskomponenten die verschiedenen Gene sowie Umwelt– und Ernährungsfaktoren. Auch eine Binomialverteilung geht bei großem n in eine Normalverteilung über. Dies wurde in Abb. 4.3 auf Seite 95 anhand des Differentialblutbildes deutlich. Hierbei stellt beispielsweise jeder registrierte Granulozyt eine Abweichungskomponente dar.

Die Anpassung an die Normalverteilung ist um so besser, je größer die Zahl der Abweichungskomponenten ist.

Der **Zentrale Grenzwertsatz** besagt, daß die Summe unabhängiger Zufallsvariablen asymptotisch normalverteilt ist. Asymptotisch heißt, daß die Anpassung an die Normalverteilung um so besser ist, je größer die Zahl der Zufallsvariablen, d.h. in diesem Fall der Abweichungskomponenten, ist.

Eigenschaften aller Normalverteilungen

Es gibt nicht nur eine Normalverteilung, sondern unendlich viele, die sich durch ihren Mittel– oder Erwartungswert μ (sprich: my) und ihre Standardabweichung σ (sprich: sigma) unterscheiden.

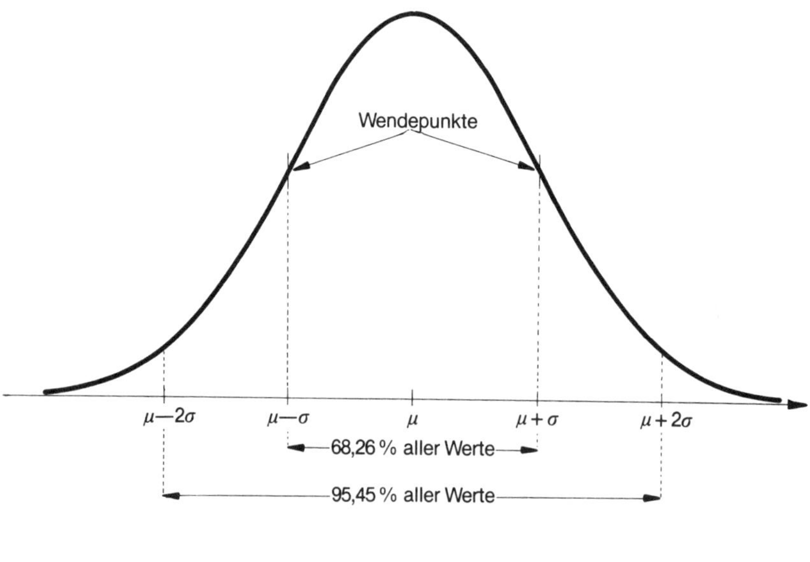

Abbildung 4.5: Die Gaußsche Glockenkurve nähert sich rechts und links asymptotisch der x–Achse. Die Wendepunkte befinden sich jeweils im Abstand einer Standardabweichung vom Erwartungswert μ.

Jede Gauß– oder Normalverteilung

- ist **eingipflig**,
- ist **symmetrisch**,
- **nähert sich asymptotisch der x–Achse**

und weist eine typische **Glockenform** auf. Die Form der Glockenkurve, insbesondere das Verhältnis von Höhe und Breite, ist abhängig von der Streuung der Werte und vom Maßstab der x– und $f(x)$–Achse. Bei einer großen Streuung ist die Glockenkurve flach ausgezogen. Eine geringe Streuung bedeutet eine schmale steile Kurve.

Die Wendepunkte der Kurve befinden sich stets im Abstand einer Standardabweichung σ vom Mittelwert μ.

Innerhalb der Entfernung von einer Standardabweichung σ nach rechts und nach links vom Mittelwert μ befinden sich 68,27% der Meßwerte, im Bereich $\mu \pm 2\sigma$ befinden sich 95,45% aller Werte, und im Intervall $\mu \pm 3$ liegen 99,73% aller x–Werte. Ähnliche Prozentzahlen lassen sich auch für Zwischenwerte angeben. Bei der Besprechung des Gaußschen Integrals auf Seite 101 gehen wir hierauf näher ein.

Das Vorliegen einer Normalverteilung bedeutet, daß die Streuung in bestimmter Weise gestaffelt ist. Die Staffelung stellt sich graphisch als Glockenkurve dar.

Wahrscheinlichkeitsdichte

Bei einer stetigen Verteilung hängt die Wahrscheinlichkeit für das Auftreten eines bestimmten x–Wertes, z.B. für den Wert $x = 1$, in erster Linie von der Genauigkeit ab, mit der die x–Werte verglichen werden: Ist z.B. der Wert $x = 1,03$ mit dem Wert $x = 1$ identisch oder nicht? Dieses Problem stellt sich nur bei einer stetigen Verteilung, denn bei einer diskreten Verteilung sind keine Zwischenwerte möglich. Wegen der eben geschilderten Problematik gibt man bei einer stetigen Verteilung nicht die Wahrscheinlichkeit für das Auftreten eines bestimmten x–Wertes, sondern die Wahrscheinlichkeitsdichte $f(x)$ an der Stelle x an.

In Abb. 4.6 wird die Bedeutung der Wahrscheinlichkeitsdichte $f(x)$ an einem fiktiven Beispiel erläutert: Auf der x–Achse ist jeder Meßwert x durch einen Strich markiert, und die Ordinate gibt die Wahrscheinlichkeitsdichte $f(x)$ an. Die dargestellte Kurve heißt **Dichtefunktion** der Zufallsvariablen X, weil die Höhe der Kurve angibt, wie groß die Wahrscheinlichkeitsdichte $f(x)$ an der

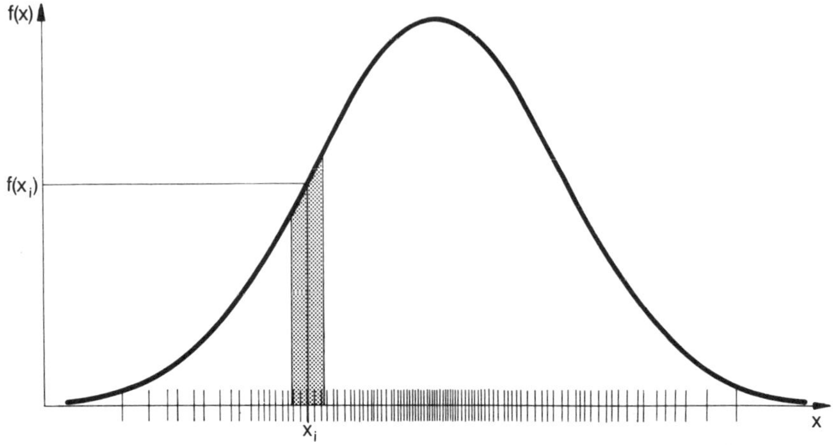

Abbildung 4.6: Diese Abbildung verdeutlicht den Zusammenhang zwischen Wahrscheinlichkeitsdichte $f(x)$ und der Häufigkeit von Meßwerten. Auf der x–Achse ist jeder Meßwert durch einen senkrechten Strich dargestellt. Die Dichte der Striche auf der x–Achse entspricht der Höhe des $f(x)$–Wertes, also der Höhe der Gaußschen Glockenkurve an der jeweiligen Stelle. Die Striche auf der x–Achse stellen nur eine kleine Stichprobe von Meßwerten dar, während die Gaußverteilung als theoretisch hergeleitete Verteilung von unendlich vielen Meßwerten ausgeht.

jeweiligen Stelle ist. Die Wahrscheinlichkeitsdichte $f(x)$ ist proportional der „Dichte" der Meßwerte, d.h. je höher der Wert von $f(x)$ ist, desto mehr Werte erwartet man in unmittelbarer Umgebung des Wertes x. Die gesamte Fläche unter der Kurve hat stets den Betrag $1 \widehat{=} 100\%$. Die Wahrscheinlichkeit, daß ein beliebiger x–Wert in ein bestimmtes Intervall fällt, ist gleich der Fläche unter der Kurve in diesem Intervall. Die Fläche ergibt sich als Produkt der Intervallänge und der durchschnittlichen Wahrscheinlichkeitsdichte $f(x)$. **Die Wahrscheinlichkeitsdichte $f(x_i)$ gibt deshalb die Wahrscheinlichkeit an, mit der ein x–Wert in ein Intervall von der Länge 1 fällt**, wenn die durchschnittliche Wahrscheinlichkeitsdichte in diesem Intervall gleich $f(x_i)$ ist.

4.2.2 Die Standardnormalverteilung

Die Gaußverteilung mit $\mu = 0$ und $\sigma = 1$ heißt Standardnormalverteilung. Die Standardnormalverteilung ist gewissermaßen das Standardmodell der Gaußverteilung. Wie wir weiter unten sehen werden, lassen sich alle Aussagen sehr leicht von der Standardnormalverteilung auf andere Gaußverteilungen übertragen.

Um die Unterscheidung zwischen der Standardnormalverteilung und einer anderen Gaußverteilung zu erleichtern, wird die Zufallsvariable bei der Standardnormalverteilung U und die Wahrscheinlichkeitsdichte $\varphi(u)$ genannt. Von einigen Autoren werden auch die Bezeichnungen Z und $\varphi(z)$ verwendet.

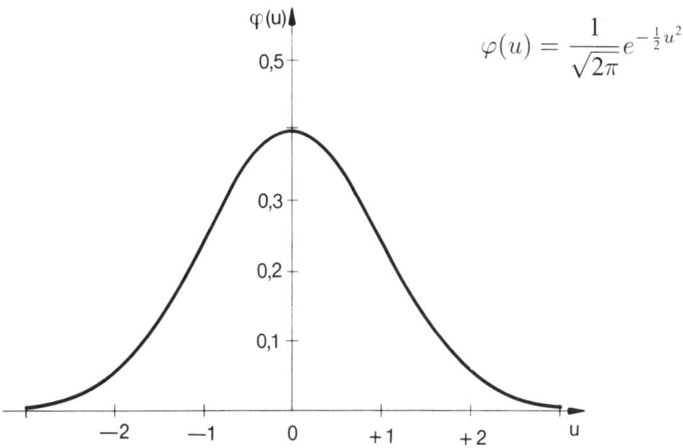

Abbildung 4.7: Die Standardnormalverteilung mit $\mu = 0$ und $\sigma = 1$ wird graphisch dargestellt.

Die Wahrscheinlichkeitsdichte $f(x)$ ist nur dann sinnvoll interpretierbar, wenn die Intervallänge berücksichtigt wird. Hierbei kommt es jedoch auf die *durchschnittliche* Wahrscheinlichkeitsdichte im Intervall an. Deshalb ist das Rechnen mit der Wahrscheinlichkeitsdichte umständlich.

Die Wahrscheinlichkeitsdichte wurde hauptsächlich aus didaktischen Gründen so ausführlich dargestellt. Bei der Lösung praktischer Probleme wird in der Regel mit dem Gaußschen Integral gerechnet.

4.2.3 Das Gaußsche Integral

Die Gaußsche Summenfunktion $\Phi(u_i)$ (Φ sprich: phi), auch Gaußsches Integral oder Gaußsches Fehlerintegral genannt, macht Aussagen darüber, **wieviel Prozent aller u–Werte kleiner oder gleich** u_i sind.

Das Gaußsche Integral entspricht damit der Verteilungsfunktion $F(x)$, während sich die Dichtefunktion $\varphi(u)$ analog zur Häufigkeitsfunktion $f(x)$ verhält (s.S. 20).

Die gepunktete Fläche unter der Gaußkurve in Abbildung 4.8 entspricht in ihrer Größe dem Wert $\Phi(u_1)$ und damit der Wahrscheinlichkeit, daß die Zufallsvariable U kleiner oder gleich u_1 ist.

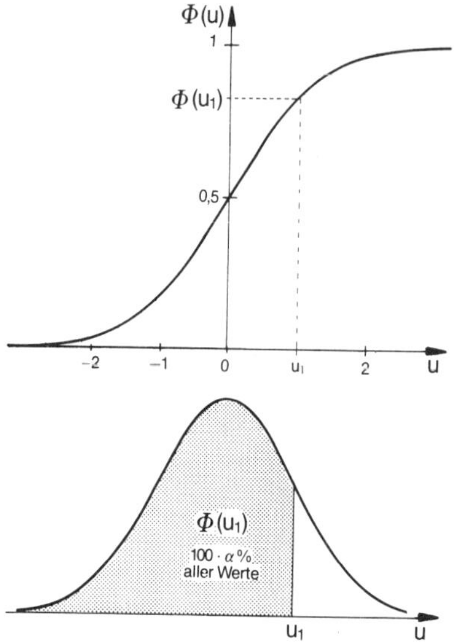

u	$\Phi(-u)$	$\Phi(+u)$
0,0	0,500000	0,500000
0,1	0,460172	0,539828
0,2	0,420740	0,579260
0,3	0,382089	0,617911
0,4	0,344578	0,655422
0,5	0,308538	0,691462
0,6	0,274253	0.725747
0,7	0,241964	0,758036
0,8	0,211855	0,788145
0,9	0,184060	0,815940
1,0	0,158655	**0,841345**
1,1	0,135666	0,864334
1,2	0,115070	0,884930
1,3	0,096800	0,903200
1,4	0,080757	0,919243
1,5	0,066807	0,933193
2,0	0,022750	0,977250
2,5	0,006210	0,993790
3,0	0,001350	0,998650

Ausführlichere Tabelle als Tab. II im Anhang

Abbildung 4.8: Das Gaußsche Integral wird in dreierlei Weise dargestellt: Das obere Diagramm zeigt die Funktion $\Phi(u)$, und im unteren Diagramm entspricht die gepunktete Fläche dem $\Phi(u)$–Wert. Die Tabelle führt in Spalte 1 die u–Werte und in den Spalten 2 und 3 die $\Phi(u)$–Werte auf.
Die Situation für $u_1 = +1$ ist in der oberen Abbildung durch eine gestrichelte Linie dargestellt, in der unteren Abbildung gilt ebenfalls $u_1 = 1$, und in der Tabelle ist der Wert $u = 1$ halbfett gesetzt.

Die Tabelle in Abbildung 4.8 gibt den Wert der Verteilungsfunktion $\Phi(u)$ für einige u–Werte an. Zum Beispiel bedeutet $\Phi(-1) = 0,1587$, daß 15,87% aller Meßwerte nicht größer als -1 sind. $\Phi(+1) = 0,8413$ sagt aus, daß 84,13% aller Werte nicht größer als +1 sind.

Perzentile

Die mit der Abbildung 4.8 aufgeführten u–Werte wurden so ausgewählt, daß die u–Werte „glatt“sind. Bei glatten $\Phi(u)$–Werten, z.B. $\Phi(u) = 0,1 \widehat{=} 10\%$ oder $\Phi(u) = 0,5 \widehat{=} 50\%$, spricht man auch von **Perzentilen** bzw. **Quantilen** und bei $\Phi(u) = 0,25$ bzw. $0,5$ oder $0,75$ von **Quartilen**.

Referenzbereich

Unter einem Referenzbereich versteht man den Bereich um den Mittelwert, in dem ein bestimmter Anteil der Meßwerte zu finden ist. Häufig spricht man auch von sog. **Normalbereichen**, die z.B. 90% oder 95% aller Meßwerte umfassen. Beispielsweise reicht der 90% Referenzbereich von $u_{0,05}$ bis $u_{0,95}$. Für $u_{0,05}$ gilt $\Phi(u_{0,05}) = 0,05$ und für $u_{0,95}$ gilt $\Phi(u_{0,95}) = 0,95$.

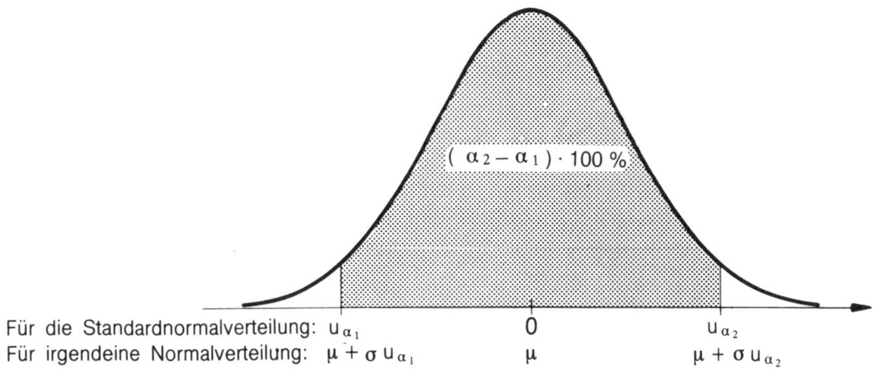

Abbildung 4.9: Graphische Darstellung des Referenzbereichs. Er reicht von u_{α_1} bis u_{α_2} und umfaßt $(\alpha_2 - \alpha_1)\cdot$ 100% aller Meßwerte. Ist α_1 z.B. 0,05 und $\alpha_2 =$ 0,95, gilt nach Interpolation der Werte von Tabelle II im Anhang $u_{0,05} =$ -1,645 und $u_{0,95} =$ +1,645. In diesem Bereich liegen bei der Standardnormalverteilung $(\alpha_2 - \alpha_1)\cdot$ 100% = (0,95 – 0,05) · 100% = 0,9 · 100% = 90% aller Meßwerte.

Der Prozentrang eines Wertes wird häufig als α bezeichnet. Nach dieser Nomenklatur reicht der 90%–Referenzbereich von u_{α_1} bis u_{α_2}, wobei $\alpha_1 = 0,05$ und $\alpha_2 = 0,95$.

Je nachdem, um welche Fragestellung es sich handelt, gibt es auch einseitige Referenzbereiche. Ein einseitiger Referenzbereich, der durch $\alpha = 0,9$ begrenzt ist, reicht von $-\infty$ bis $u_{0,9}$ und umfaßt 90% aller Werte. Die 10% der Werte, die nicht in diesen Referenzbereich fallen, sind größer als $u_{0,9}$.

Die Wendepunkte bei einer Standardnormalverteilung liegen bei $u_{0,1587} = -1$ und $u_{0,8413} = +1$. Dies bedeutet, daß $0,8413 - 0,1587 = 0,6826$, gerundet jedoch 0,6827 $\widehat{=}$ 68,27% aller Werte im Bereich einer Standardabweichung um den Erwartungswert $\mu = 0$ liegen.

Bei einer Stichprobe aus einer normalverteilten Grundgesamtheit ergeben sich im Rahmen der zufallsbedingten Streuung Abweichungen von den so errechneten Grenzen.

Wie eben gezeigt wurde, kann die Gaußsche Summenfunktion auch dazu dienen, die Grenzen eines Referenzbereiches zu definieren. Bei Referenzbereichen muß jedoch stets genau hinterfragt werden, anhand welcher Stichproben diese Bereiche bestimmt worden sind.

Praktische Anwendung

Als Beispiel für die praktische Anwendung der Gaußverteilung wollen wir eine Erhebung der Schwangerschaftsdauer an 7 968 Patientinnen der Göttinger Universitätsfrauenklinik besprechen, die nach einem regelmäßigen ca. 28tägigen Zyklus und nach unkompliziert verlaufender Schwangerschaft und normaler Geburt ein lebendes Kind geboren haben. Als Schwangerschaftsdauer wurde die Zeitspanne zwischen dem ersten Tag der letzten Regel und der Geburt errechnet. Frauen, die das Datum ihrer letzten Periode nicht sicher erinnern konnten, wurden in der Erhebung nicht berücksichtigt. Es ergibt sich folgendes Histogramm (zit. nach H. Hosemann):

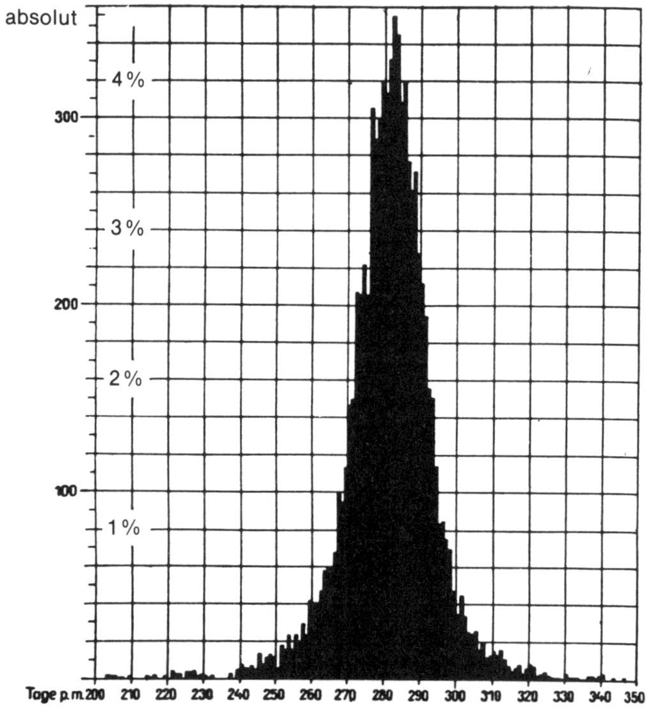

Abbildung 4.10: Histogramm der Schwangerschaftsdauer bei 7 968 Patientinnen der Göttinger Universitätsklinik. Auf der Abszisse ist die Dauer der Schwangerschaft in Tagen post menstruationem angegeben, auf der Ordinate die Zahl der betreffenden Frauen, einmal als absolute und einmal als relative Häufigkeit.

Die durchschnittliche Schwangerschaftsdauer $\bar{x}$ beträgt $\bar{x} = 281,5$ Tage, und die empirische Standardabweichung s hat einen Wert von $s = 12,7$ Tagen.

Die Zacken im Histogramm machen deutlich, daß trotz der großen Zahl untersuchter Frauen von Tag zu Tag Zufallsschwankungen auftreten. Modalwert ist der 282. Tag, an welchem ca. 4,4% aller Frauen entbunden haben. Das Histogramm erscheint symmetrisch und glockenförmig. Das Vorliegen einer Normalverteilung wäre grundsätzlich möglich, ist jedoch damit noch nicht bewiesen. Zur Prüfung, ob eine gegebene Häufigkeitsverteilung normalverteilt ist, bieten sich zwei Wege an:

1. Der Vergleich der zugrundeliegenden Häufigkeitsverteilung mit einer eingezeichneten Gaußverteilung. Weil es verschiedene Normalverteilungen (je nach σ– und μ–Wert) gibt, bedeutet dieser Weg ein „Ausprobieren“ und ist sehr zeitaufwendig. Der optische Vergleich ist ungenau und subjektiv.
2. Das Eintragen der Summenhäufigkeitsfunktion $F(x)$ (vgl. S. 20) in das Wahrscheinlichkeitspapier.

Das Wahrscheinlichkeitspapier

Die Verteilungsfunktion $F(x)$ ist bei der Gaußverteilung s–förmig gekrümmt, wie in Abbildung 4.9 für $\Phi(u)$ am Beispiel der Standardnormalverteilung gezeigt wurde. **Beim Wahrscheinlichkeitspapier ist die $F(x)$– oder $\Phi(u)$–Achse so verzerrt, daß die s–förmige Kurve der Summenhäufigkeitsfunktion in eine Gerade übergeht**.

Die Prüfung auf Normalverteilung besteht darin, die Summenhäufigkeitsfunktion in das Wahrscheinlichkeitspapier zu übertragen und zu prüfen, ob sich hierbei eine Gerade ergibt. In unserem Beispiel erhalten wir die auf der nächsten Seite dargestellte Kurve.

Jeder Punkt stellte den $F(x)$–Wert dcs jeweiligen Tages x dar, d.h. jeder Punkt gibt an, wieviel Prozent der Frauen bis zum Ende des x–ten Tages entbunden haben. Der mittlere Teil der Kurve von etwa $F(269) = 0,1$ bis etwa $F(294) = 0,9$ repräsentiert ca. 80% der Frauen und ist linear. Der lineare Teil der Kurve ist durch eine Gerade in beide Richtungen verlängert, um anzugeben, welche Geburtstermine für die restlichen 20% der Frauen zu erwarten wären, wenn bei diesen Frauen dieselben Streuungskomponenten den Termin bestimmt hätten wie bei den 80% aus dem linearen Kurventeil. Wir können vermuten, daß bei vielen (nicht bei allen) Entbindungen, die vor dem 269. Tag oder nach dem 294. Tag stattfanden, neben den üblichen Streuungskomponenten weitere Faktoren hinzukamen, die terminbestimmend waren, z.B. krankhafte Veränderungen oder bewußt falsche Angaben über den Beginn der letzten Regel wegen Vaterschaftsprozessen. Bei vielen dieser Frauen handelt es sich im statistischen Sinn um Ausreißer (s.S. 23) bezogen auf die Normalverteilung.

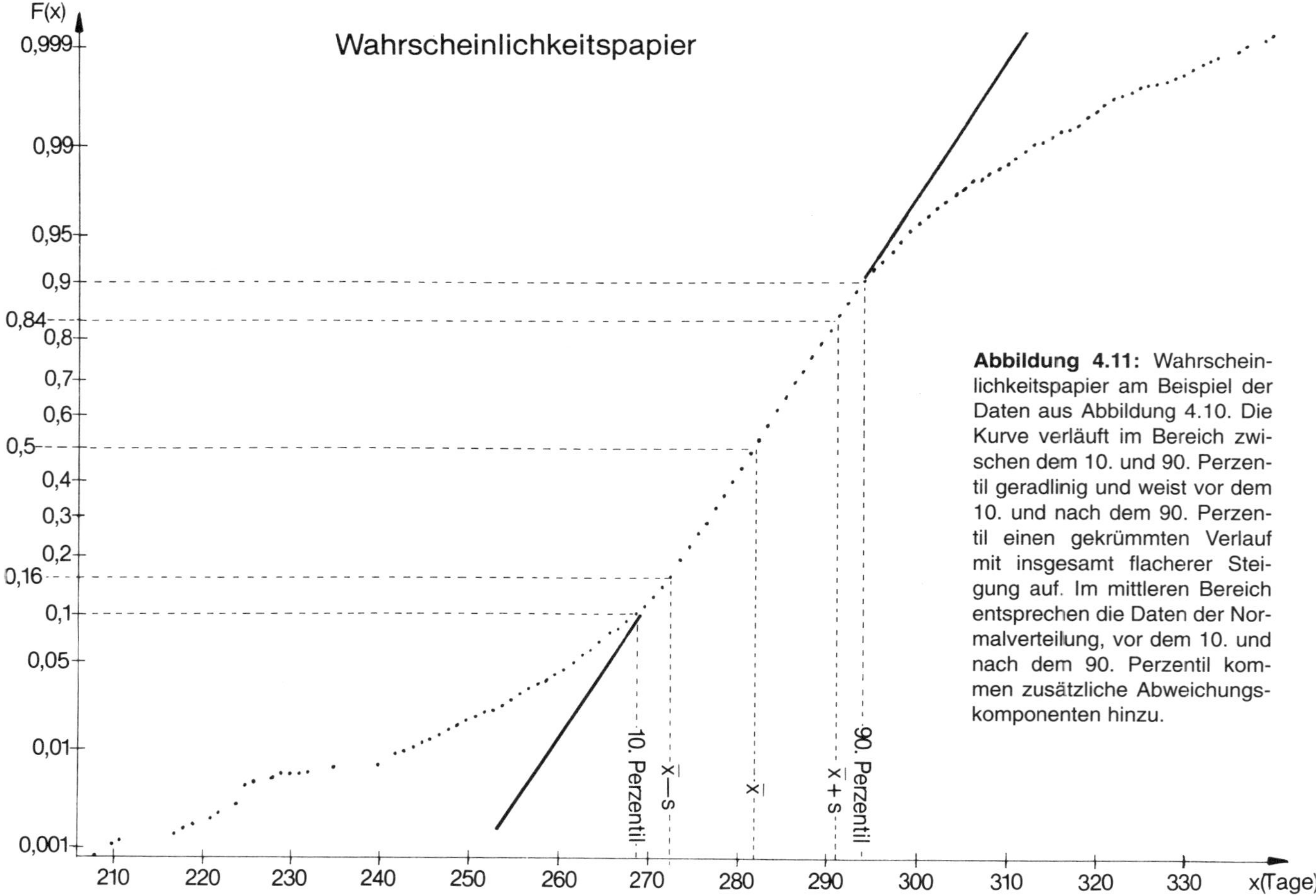

Abbildung 4.11: Wahrscheinlichkeitspapier am Beispiel der Daten aus Abbildung 4.10. Die Kurve verläuft im Bereich zwischen dem 10. und 90. Perzentil geradlinig und weist vor dem 10. und nach dem 90. Perzentil einen gekrümmten Verlauf mit insgesamt flacherer Steigung auf. Im mittleren Bereich entsprechen die Daten der Normalverteilung, vor dem 10. und nach dem 90. Perzentil kommen zusätzliche Abweichungskomponenten hinzu.

Die gegebene Häufigkeitsverteilung ist eine Überlagerung aus drei verschiedenen Verteilungen: einer Normalverteilung, die den Hauptteil der Patientinnen umfaßt, einer Verteilung mit ungewöhnlich kurzer und einer Verteilung mit ungewöhnlich langer Schwangerschaft.

Wie wir am Wahrscheinlichkeitspapier ablesen können, nimmt die Verteilungsfunktion am 272. Tag den Wert $F(272) = 0,16$ und am 291. Tag den Wert $F(291) = 0,84$ an. Dieser Bereich mit 68% aller Frauen umfaßt bei der Gaußverteilung zwei Standardabweichungen ($\mu \pm \sigma$), so daß wir eine Standardabweichung s von 9,5 Tagen erhalten, die den mittleren Teil der Häufigkeitskurve sehr genau beschreibt.

Im Wahrscheinlichkeitspapier kann man graphisch alle **Werte der Verteilungsfunktion** $F(x)$, also alle **Perzentile oder Quantile** ablesen. Falls die Kurve eine Gerade ist, handelt es sich um eine Normalverteilung, so daß der Median in etwa mit dem Mittelwert $\bar{x}$ identisch ist. Zusätzlich läßt sich die Standardabweichung s ablesen.

4.2.4 Überführung einer Normalverteilung in eine Standardnormalverteilung

Normalverteilung – Standardnormalverteilung

Bei einer Gaußverteilung besteht folgende Abhängigkeit der Wahrscheinlichkeitsdichte $f(x)$ von der Stelle x:

$$f(x) = \frac{1}{\sigma\sqrt{2\pi}} \cdot e^{-\frac{1}{2}\left(\frac{x-\mu}{\sigma}\right)^2}$$

Das Ausrechnen dieser Formel ist auch mit einem Taschenrechner nicht einfach. Die Berechnung kann umgangen werden, indem der x–Wert der jeweils interessierenden Gaußverteilung in den u–Wert der Standardnormalverteilung umgerechnet wird.

Daraufhin kann man die Tabelle der Dichtefunktion $\varphi(u)$ der Standardnormalverteilung (siehe Tabelle I im Anhang) benutzen, um den zum u–Wert gehörenden $\varphi(u)$–Wert abzulesen. Der $\varphi(u)$–Wert läßt sich leicht in den $f(x)$–Wert umrechnen:

$$\begin{aligned} u &= \frac{x-\mu}{\sigma} \\ f(x) &= \frac{\varphi(u)}{\sigma} \end{aligned}$$

Wenn man bei bekanntem u–Wert den zugehörigen x–Wert sucht, benutzt man folgende Umrechnungsformel:

$$x = \mu + u \cdot \sigma$$

Erläuterung zur Umrechnungsformel: Durch Subtraktion des Mittelwertes μ wird die Gaußverteilung auf der x–Achse parallel verschoben, so daß sie ebenso wie die Standardnormalverteilung symmetrisch zu y–Achse liegt.

Die Teilung durch die Standardabweichung σ bewirkt eine „Stauchung“ der x–Achse, so daß die resultierende Kurve um den Faktor σ schmaler ist als die ursprüngliche Kurve. Die Wendepunkte liegen dadurch ebenso wie bei der Standardnormalverteilung im Abstand einer Standardabweichung σ vom Mittelwert. Außerdem gilt: $\varphi(u) = f(x) \cdot \sigma$, so daß die $\varphi(u)$–Achse und damit auch die Höhe der Kurve um den Faktor σ gestreckt wird. Das bedeutet, daß die ursprüngliche Gaußkurve bei der Transformation in das $\varphi(u)$–Koordinatensystem um denselben Faktor höher wird, um den sie schmaler wird, so daß die Fläche unter der Kurve vor und nach der Transformation denselben Flächeninhalt, nämlich 1, aufweist.

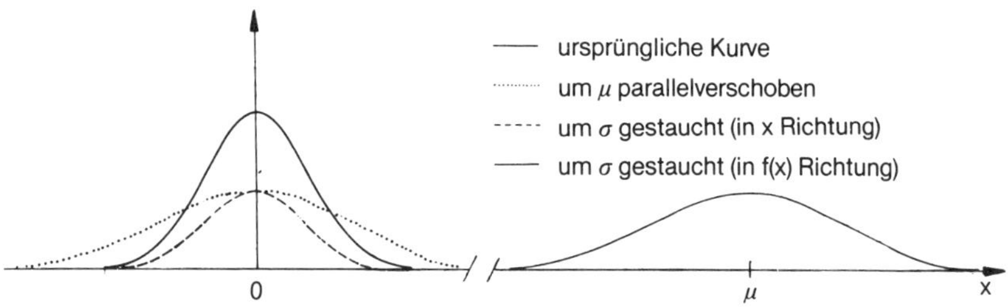

Abbildung 4.12: Überführung einer Normalverteilung mit dem Erwartungswert μ und der Standardabweichung σ in eine Standardnormalverteilung. Die rechte Abbildung zeigt die ursprüngliche Kurve, die gepunktete Kurve ist um μ parallelverschoben, bei der gestrichelten Kurve sind die x–Werte um σ gestaucht (durch σ geteilt), und die durchgezogene Linie zeigt die endgültige Verteilung an, die mit der Standardnormalverteilung identisch ist. Beim Übergang von der gestrichelten Kurve zur Standardnormalverteilung werden die $f(x)$–Werte mit σ multipliziert, damit der Flächeninhalt unter der Kurve nach der Transformation den Wert 1 hat.

Beispiel für die Umrechnung eines x–Wertes in einen u–Wert:

Um die Wahrscheinlichkeit zu errechnen, mit der eine Geburt bis zum x–ten, z.B. 288. Tag stattfindet, wird zunächst der x– in den u–Wert umgerechnet: $u = (288 - 281{,}5)/9{,}5 = 0{,}68$.

Für einen u–Wert von 0,68 interpolieren wir aus den Werten in Tabelle II im Anhang einen $\Phi(u)$–Wert von 0,7517 ab. Dies bedeutet, daß bis zum 288. Tag 75,2% aller Geburten stattgefunden haben. Dieselbe Information liefert auch das Wahrscheinlichkeitspapier.

In gleicher Weise, wie wir es für den 288. Tag getan haben, kann man für jeden anderen Tag mit Hilfe der Umrechnungsformel $u = (x - \mu)/\sigma$ und der tabellierten Verteilungsfunktion $\Phi(u)$ die Wahrscheinlichkeit einer Geburt bis zum jeweiligen Tag errechnen. Wenn man an der Wahrscheinlichkeit einer Geburt in einem bestimmten Intervall, z.B. am 288. Tag interessiert ist, bestimmt man zusätzlich den $\Phi(u)$–Wert am Ende dieses Intervalls und bildet die Differenz. Demnach ergibt sich die Wahrscheinlichkeit einer Geburt am 288. Tag als $\Phi(289) - \Phi(288)$.

4.2.5 Die logarithmische Normalverteilung

Einige Meßreihen ergeben auf dem Wahrscheinlichkeitspapier nur dann eine Gerade, wenn die x–Achse logarithmisch unterteilt ist. Wir sprechen in diesem Fall von einer Lognormalverteilung. Bei der Lognormalverteilung sind die Logarithmen der Zufallsvariablen normalverteilt.

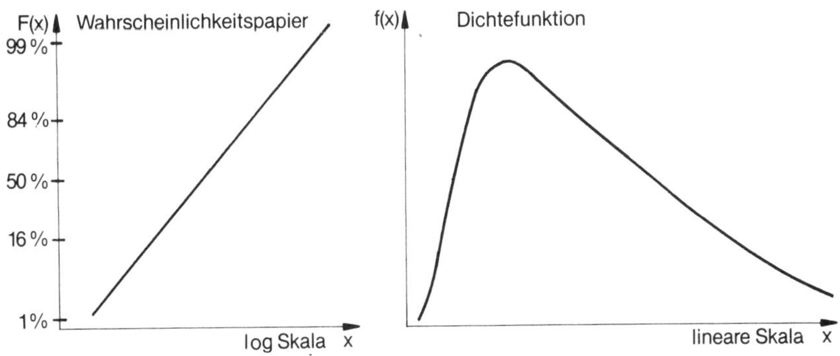

Abbildung 4.13: Darstellung einer logarithmischen Normalverteilung, links als Summenhäufigkeitsfunktion auf Wahrscheinlichkeitspapier mit logarithmisch unterteilter Abszisse, rechts als Dichtefunktion mit linear unterteilter Abszisse. Bei einer logarithmisch unterteilten Abszisse würde sich rechts die bekannte Gaußsche Glockenkurve ergeben.

Ein Beispiel für die Lognormalverteilung sind Blutserumwerte, wie zum Beispiel GOT, GPT oder alkalische Phosphatase. Die Entstehung einer Lognormalverteilung wird darauf zurückgeführt, daß die einzelnen Komponenten nicht additiv, sondern multiplikativ aufeinander wirken.

Wenn man die lognormalverteilte Variable X logarithmiert, kann man mit der so entstandenen Variablen $Z = \log X$ ebenso rechnen, wie mit einer normalverteilten Variablen.

4.3 Meßfehler

4.3.1 Entstehung von Meßfehlern

Jede Beobachtung oder Messung ist Fehlermöglichkeiten ausgesetzt. Hierbei unterscheidet man zwischen systematischen und zufälligen Fehlern:

Systematische Fehler

Ein systematischer Fehler, auch **Bias** genannt, kann durch falsche Handhabung oder Eichung des Meßinstruments, Verwendung falscher oder überalterter Reagenzien oder die Verwendung einer falschen Meßmethode entstehen. Ein Beispiel für eine falsche Meßmethode wäre die Messung der Körpergröße, ohne daß der Patient die Schuhe auszieht. Der systematische Fehler verfälscht alle Meßwerte in dieselbe Richtung und kann mit statistischen Methoden weder erfaßt noch korrigiert werden.

Grober Fehler

Ein systematischer Fehler wird systematisch gemacht und betrifft deshalb einen beträchtlichen Anteil der Messungen, z.B. alle Messungen an einem bestimmten Gerät. Bei einem groben Fehler handelt es sich um ein mehr oder weniger einmaliges Ereignis, z.B. wenn zwei Flaschen mit Reagenzien kurzfristig vertauscht werden. Häufig sind die groben Fehler derartig auffällig, daß man die Methoden der Fehlerrechnung nicht bemühen muß, um diese Fehler aufzudecken.

Zufällige Fehler

Der zufällige Fehler beruht auf Ungenauigkeiten in der Handhabung, Funktionsweise und Ablesung des Meßinstruments, in Schwankungen der Zusammensetzung der verwendeten Reagenzien usw. Der zufällige Fehler kann sowohl zu einer Vergrößerung als auch zu einer Verminderung führen.

Auch die natürliche Variabilität biologischer Objekte oder Vorgänge wie z.B. die natürliche Streuung der Schwangerschaftsdauer fällt aus statistischer Sicht unter den Begriff des zufälligen Fehlers, obwohl es sich hierbei nicht um einen Fehler im Sinne von „falsch" handelt. Der zufällige Fehler ist die Ursache dafür, daß eine Wiederholung derselben Messung oder Beobachtung häufig zu einem etwas abweichenden Ergebnis führt.

Der mittlere Fehler des Mittelwertes (Standardfehler)

Der zufällige Fehler läßt sich vermindern, indem dieselbe Messung einmal oder mehrfach wiederholt und der Mittelwert aller Messungen gebildet wird. Zur Veranschaulichung des Problems betrachten wir eine normalverteilte Zufallsvariable X mit dem wahren Wert bzw. Erwartungswert μ und der Standardabweichung σ:

Jeder einzelne x–Wert kann als Schätzwert für den Erwartungswert μ benutzt werden. Eine Schätzung von μ durch einen einzigen x–Wert ist wegen des zufälligen Fehlers ungenau. Im folgenden Beispiel werden deshalb Meßreihen von jeweils vier x–Werten gebildet und der Mittelwert $\bar{x}$ für jede Meßreihe errechnet:

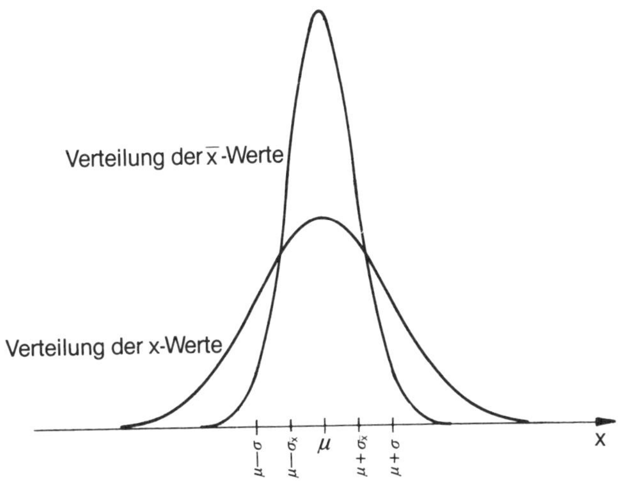

Abbildung 4.14: Gegenüberstellung der Verteilung der x–Werte mit der Verteilung der $\bar{x}$–Werte. Jeder $\bar{x}$–Wert wird aus einer Stichprobe von n x–Werten gebildet. Beide Verteilungen haben denselben Erwartungswert μ, aber die Standardabweichung der $\bar{x}$–Werte ist um den Faktor $\sqrt{n}$ kleiner. Deshalb läßt sich μ besser aus den $\bar{x}$–Werten schätzen als aus den x–Werten.

In der Regel führen verschiedene Meßreihen zu unterschiedlichen $\bar{x}$–Werten, d.h. die Durchschnittswerte $\bar{x}$ stellen ebenso wie die ursprünglichen x–Werte eine Zufallsvariable dar. **Die Mittelwerte $\bar{x}$ sind ebenfalls normalverteilt, haben jedoch eine geringere Streuung als die ursprünglichen x–Werte.** Die Standardabweichung der $\bar{x}$–Werte heißt **Standardfehler $\sigma_{\bar{x}}$ oder mittlerer Fehler des Mittelwertes** und ergibt sich als

$$\text{Standardfehler} \quad \sigma_{\bar{x}} = \frac{\sigma}{\sqrt{n}}$$

wobei s die Standardabweichung der x–Werte und n die Anzahl der x–Werte ist, aus denen der $\bar{x}$–Wert gebildet wird. In unserem oben graphisch dargestellten Beispiel werden die Mittelwerte $\bar{x}$ aus jeweils $n = 4$ x–Werten gebildet, so daß $\sigma_{\bar{x}} = \sigma/\sqrt{4} = \sigma/2 = 0,5\sigma$, was auch in der Zeichnung graphisch zum Ausdruck kommt.

Der Standardfehler $\sigma_{\bar{x}}$ gibt an, wie weit der Mittelwert $\bar{x}$ um den Erwartungswert μ streut. Der Mittelwert $\bar{x}$ einer Meßreihe liegt in 68% der Fälle weniger als $\sigma_{\bar{x}}$ und in 95,5% aller Meßreihen weniger als 2 Standardfehler $\sigma_{\bar{x}}$ entfernt vom Erwartungswert μ.

Auf das Problem, aus den Werten einer Stichprobe den Erwartungswert μ bzw. $E(X)$ zu *schätzen*, kommen wir im Abschnitt 7.1 zurück.

4.3.2 Qualitätskontrolle im Labor

Bisher haben wir besprochen, wie man durch mehrfache Wiederholung einer Messung und Bildung des Mittelwertes $\bar{x}$ den Erwartungswert μ, also den wahren Wert, beliebig genau schätzen kann.

Im klinischen Routinelabor ist die Problematik eine andere: Es muß täglich eine große Anzahl verschiedener Bestimmungen durchgeführt werden, so daß die Wiederholung jeder Messung zur Erhöhung der Genauigkeit arbeitsmäßig nicht bewältigt werden kann. Die Qualitätskontrolle hat folgende Aufgaben:

1. **Angabe der üblichen Streuung** bzw. Standardabweichung. Dies ist wichtig, um zu beurteilen, ob ein Anstieg eines Wertes z.B. von 100 auf 110 als echter Anstieg zu werten ist oder Ausdruck der Streuung der Meßmethode sein könnte.

2. **Kontrolle**, ob eine bestimmte Meßreihe mit einem **ungewöhnlich großen Fehler** behaftet ist. Falls ja, muß die gesamte Meßreihe verworfen und wiederholt werden. (Einzelheiten s.u.)

3. **Ausschluß eines systematischen Fehlers** durch Ringversuche. Hierbei wird dasselbe Untersuchungsmaterial, z.B. Blutserum, gleichzeitig in vielen verschiedenen Labors untersucht. Die Ergebnisse werden zentral ausgewertet und den einzelnen Labors wieder zur Verfügung gestellt. Ringversuche sollen verhindern, daß ein Labor möglicherweise zwar sehr genau

und präzise, d.h. mit geringer Streuung, arbeitet, aber dennoch auf Grund eines systematischen Fehlers nur falsche Ergebnisse liefert.

Durchführung der Qualitätskontrolle

Die Qualitätskontrolle wird normalerweise in folgender Weise durchgeführt:

1. Ein käufliches Kontrollserum, das die zu untersuchenden Serumbestandteile enthält, wird an 20 verschiedenen Tagen routinemäßig mitbestimmt, d.h. genauso behandelt, als wenn es das Serum eines Patienten wäre. Aus den so erhaltenen 20 Werten x_1 bis x_{20} wird die Standardabweichung s errechnet als Maß für die im Labor übliche Streuung.

2. Es kommt darauf an, zu erkennen bei welcher Meßreihe die Streuung das übliche Maß wesentlich übersteigt. Dies ist eine Indikation, alle Werte der Meßreihe zu verwerfen.

   Eine das übliche Maß übersteigende Streuung liegt vereinbarungsgemäß vor, wenn der Wert des Kontrollserums *mehr als die dreifache Standardabweichung vom Durchschnittswert $\bar{x}$ des Kontrollserums* entfernt liegt. Bei normalverteilten Meßwerten liegen 99,73% aller Werte innerhalb von drei Standardabweichungen zu beiden Seiten des Mittelwertes. Wenn im Laufe der Zeit die Varianz der Messungen konstant bleibt und sich keine neuen Störfaktoren einschleichen, müßten nach dieser Vorschrift ca. 0,27% aller Meßreihen verworfen werden, sofern die Streuung einer Normalverteilung folgt.

   Die Werte, die sich an den jeweiligen Tagen für das Kontrollserum ergeben, werden in einer Kontrollkarte festgehalten. Wenn die Werte des Kontrollserums etwa beständig ansteigen oder abfallen, kann dieses auf einen Blick erkannt und nach der Ursache gefahndet werden. Die Ursache kann z.B. im undichten Schraubverschluß einer Flasche mit Reagenzien liegen oder darin, daß ein Reagenz, das im Kühlschrank aufbewahrt werden muß, zu warm steht usw.

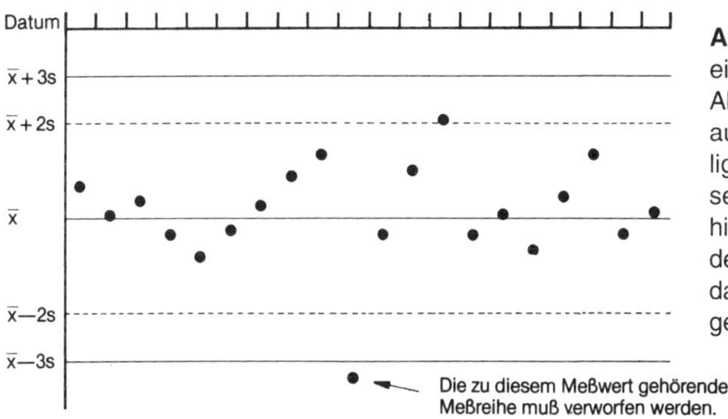

Abbildung 4.15: Beispiel einer Kontrollkarte. Auf der Abszisse ist das Datum, auf der Ordinate der jeweilige Meßwert des Kontrollserums abgetragen. Weiterhin sind der Mittelwert $\bar{x}$ und der Bereich 2 bzw. 3 Standardabweichungen s angegeben.

4.4 Übungsaufgaben

4.1 Die Binomialverteilung

1. Die Wahrscheinlichkeit, daß eine bestimmte Behandlung erfolgreich ist, sei 0,8. Dann ist die Wahrscheinlichkeit, daß von

1 5 Behandlungen alle erfolgreich sind: $(0,8)^5$

2 2 Behandlungen nur eine erfolgreich ist: $2 \cdot 0,8 \cdot 0,2$

3 2 Behandlungen nur eine nicht erfolgreich ist: $2 \cdot 0,2$

4 5 Behandlungen nur eine erfolgreich ist: $5 \cdot 0,8 \cdot (0,2)^4$

A nur 1 und 4 sind richtig

B nur 2 und 3 sind richtig

C nur 1, 2 und 4 sind richtig

D nur 1, 3 und 4 sind richtig

E 1 bis 4 = alle sind richtig

2. Bei einem rezessiven Erbleiden, bei dem beide Eltern die Anlage im heterozygoten Zustand besitzen, sei x die Anzahl der homozygot gesunden, y die Anzahl der homozygot erbkranken und $(n - x - y)$ die Anzahl der heterozygoten Kinder. Welche Aussage trifft für die Zufallsvariablen X und Y **nicht** zu?

A Beide Zufallsvariablen folgen einer Binomialverteilung.

B Der Erwartungswert von X beträgt $\frac{n}{2}$.

C Die Varianzen beider Zufallsvariablen sind gleich.

D Die Erwartungswerte beider Zufallsvariablen sind gleich.

E Die Varianz von X beträgt $\frac{1}{4} \cdot \frac{3}{4} \cdot n$.

3. Eine bestimmte Erbkrankheit tritt nur im rezessiven Fall auf. Sind beide Eltern bezüglich des Merkmals heterozygot, dann folgt die Anzahl der erbkranken Kinder einer

A Poissonverteilung mit dem Parameter $p = 1/4$

B Binomialverteilung mit dem Parameter $p = 1/4$

C F–Verteilung

D Normalverteilung

E Gleichverteilung

4.2 Eigenschaften der Normalverteilung

4. Welche Aussage trifft **nicht** zu? Für die Dichte der Normalverteilung $N(\mu, \sigma^2)$ gilt:

A Sie ist symmetrisch zu μ.

B Sie ist symmetrisch zu σ^2.

C Sie ist eindeutig bestimmt durch die Parameter μ und σ^2.

D Der Median der Verteilung ist μ.

E Etwa 95% der Werte liegen zwischen $\mu - 2\sigma$ und $\mu + 2\sigma$.

5. Bei der Normalverteilung $N(\mu, \sigma^2)$

A liegen alle Werte zwischen $\mu - 3\sigma$ und $\mu + 3\sigma$

B ist immer $\mu = 0$ und $\sigma^2 = 1$

C ist der Median gleich dem Erwartungswert

D ist die Varianz immer größer als μ

E ist die Spannweite gleich der Varianz

1C **1** ergibt sich nach dem Multiplikationssatz.

2 ist richtig, weil für den Erfolg nur der ersten Behandlung $0,8 \cdot 0,2$ und für den Erfolg nur der zweiten Behandlung $0,2 \cdot 0,8$ gilt.

3 ist falsch, weil für den Mißerfolg nur der ersten Behandlung gilt $0,2 \cdot 0,8$ und für den Mißerfolg nur der zweiten Behandlung $0,8 \cdot 0,2$. **3** lautet also richtig $2 \cdot 0,2 \cdot 0,8$. Wenn von 2 Behandlungen nur eine erfolgreich ist, so bedeutet dies, daß nur eine nicht erfolgreich ist. Deshalb führen **2** und **3** zum selben Ergebnis.

4 ist richtig, weil für den Erfolg nur der ersten Behandlung gilt $0,8 \cdot 0,2 \cdot 0,2 \cdot 0,2 \cdot 0,2$, für den Erfolg nur der zweiten $0,2 \cdot 0,8 \cdot 0,2 \cdot 0,2 \cdot 0,2$ usw. Die Addition führt zu $5 \cdot 0,8 \cdot (0,2)^4$.

2B Der Erbgang verläuft nach dem nebenstehenden Schema: Jedes 4. Kind ist homozygot gesund und jedes 4. Kind ist homozygot krank. Die Zufallsvariable X, die die Anzahl der homozygot gesunden Kinder angibt, hat den Erwartungswert $n/4$, wobei n die Gesamtzahl der Kinder von zwei heterozygoten Eltern angibt. Beispielsweise erwartet man in einer Familie mit $n = 8$ Kindern $n/4 = 2$ homozygot gesunde Kinder.

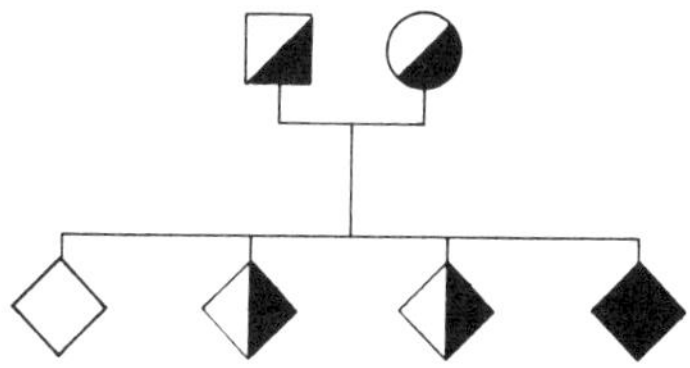

Dieser Erwartungswert stellt sich natürlich nicht in jeder Familie mit 8 Kindern ein, sondern nur als arithmetischer Mittelwert sehr vieler Familien mit 8 Kindern. Die Binomialverteilung gibt an, mit welcher Wahrscheinlichkeit $P(X = k) = \binom{n}{k} p^k \cdot q^{n-k}$ in einer Familie mit n Kindern k Kinder homozygot gesund sind. Die Binomialverteilung ist anwendbar, weil es sich bei der Vererbung an die verschiedenen Kinder um voneinander unabhängige Ereignisse mit gleicher Einzelwahrscheinlichkeit p handelt. Die Varianz um den Erwartungswert beträgt nach den Gesetzen der Binomialverteilung $pqn = 0,25 \cdot 0,75 \cdot n$.

Der Erwartungswert für die Zufallsvariable Y für homozygot kranke Kinder beträgt 0,25, die Varianz beträgt ebenfalls $0,25 \cdot 0,75 \cdot n$.

3B Siehe Erläuterungen zur Aufgabe 2.

4B Die Varianz σ^2 ist kein Lage–, sondern ein Streuungsmaß. Schon deshalb fällt es schwer, sich vorzustellen, wozu die Normalverteilung symmetrisch sein soll. Nur wenn der Zahlenwert von σ^2 zufälligerweise mit dem Zahlenwert von μ übereinstimmt, ist **B** zutreffend.

5C Bei einer Normalverteilung fallen Median, Modalwert und Erwartungswert zusammen.

6. Die Dichtefunktion der Normalverteilung

1 ist symmetrisch
2 ist eingipflig
3 nähert sich asymptotisch der x–Achse
4 ist glockenförmig

A nur 1 ist richtig
B nur 2 ist richtig
C nur 4 ist richtig
D nur 1, 2 und 4 sind richtig
E 1 bis 4 = alle sind richtig

7. Ob die Glockenkurve der Dichtefunktion einer Normalverteilung flach verläuft oder nicht, hängt (abgesehen vom Maßstab) ab

A von der Varianz
B von der Kovarianz
C vom Mittelwert
D vom Modus
E vom Median

8. Wieviel Prozent der Beobachtungen liegen bei der Normalverteilung etwa im Bereich $(\mu - 2\sigma, \mu + 2\sigma)$?

A 68% **B** 74% **C** 95% **D** 99% **E** 99,9%

9. Für die Konstruktion eines Normbereiches eines normal verteilten Merkmals mit dem Erwartungswert μ und der Varianz σ^2 gilt folgende Aussage: Von den Merkmalswerten liegen etwa

A 2,5% unterhalb des Punktes $\mu - 2\sigma$
B 5% oberhalb des Punktes $\mu + 2\sigma$
C 99% innerhalb der Grenzen $\mu - 2\sigma$ und $\mu + 2\sigma$
D 90% innerhalb $\mu - \sigma$ und $\mu + \sigma$
E 3% oberhalb von $\mu + 3\sigma$

4.3 Die Standardnormalverteilung

10. Welche Aussage trifft **nicht** zu? Für die Standardnormalverteilung $N(0; 1)$ gilt:

A der Median ist 0
B der Erwartungswert ist 0
C die Standardabweichung ist 1
D die Varianz ist 1
E die Spannweite ist 2

11. Wodurch ist eine standardisierte Normalverteilung gekennzeichnet?

Antwort	μ	σ^2
A	1	0
B	1	1
C	0	0,5
D	0	1
E	beliebig	beliebig

6E Alle Aussagen sind richtig. Bei der Gauß– oder Normalverteilung handelt es sich um eine theoretisch hergeleitete Wahrscheinlichkeitsverteilung einer stetigen Zufallsvariablen. Weil es sich um eine stetige Zufallsvariable handelt, gibt die Ordinate (y–Achse) anstelle der relativen Häufigkeit $f(x)$ die Wahrscheinlichkeitsdichte $f(x)$ an. Deshalb spricht man von Dichtefunktion (s.S. 99).

7A Die Form der Glockenkurve ist, abgesehen vom Maßstab, nur von der Varianz σ^2 bzw. von der Standardabweichung σ abhängig. Arithmetischer Mittelwert, Modus und Median fallen bei der Normalverteilung auf denselben Wert und bestimmen die Lage der Glockenkurve auf der x–Achse.

8C Der Bereich $\bar{x} \pm c_\alpha \sigma$ um den Mittelwert $\bar{x}$, in den ein bestimmter Prozentsatz aller x–Werte fällt, heißt Referenzbereich. Bei der Normalverteilung reicht der Referenzbereich für $\alpha = 68,27\%$ von $\mu - \sigma$ bis $\mu + \sigma$, für $\alpha = 95,45\%$ von $\mu - 2\sigma$ bis $\mu + 2\sigma$ und für $\alpha = 99,73\%$ von $\mu - 3\sigma$ bis $\mu + 3\sigma$.

9A Der Bereich $\mu \pm 2\sigma$ umfaßt bei der Normalverteilung ca. 95% aller Werte. Deshalb liegen ca. 2,5% aller Werte unterhalb des Punktes $\mu - 2\sigma$.

10E Die Spannweite ist die Differenz zwischen dem kleinsten und größten Wert einer Verteilung. Bei jeder empirischen Verteilung, etwa den Werten einer Stichprobe, läßt sich die Spannweite angeben, wobei es eventuell Interpretationsprobleme geben kann, ob die Extremwerte als sog. Ausreißer überhaupt zur Stichprobe gehören oder ob es sich um einen Erhebungs–, Meß–, Schreib– oder Rechenfehler handelt.

Bei einer theoretischen Verteilung wie der Gaußverteilung läßt sich keine Spannweite angeben, weil man nicht sagen kann, wie groß der kleinste bzw. größte noch zur Verteilung gehörende Wert ist. Die Gaußverteilung nähert sich asymptotisch der x–Achse; dies bedeutet, daß die x–Achse an keiner Stelle erreicht wird und das Auftreten eines Wertes an keiner Stelle unmöglich ist. Allerdings nähert sich die Gaußkurve im Abstand weniger Standardabweichungen vom Erwartungswert so stark der x–Achse an, daß die Wahrscheinlichkeit für das Auftreten von Meßwerten fast unendlich klein und „praktisch Null" ist.

11D Die standardisierte Normalverteilung oder Standardnormalverteilung hat den Erwartungswert $\mu = 0$ und liegt damit symmetrisch zur y–Achse im Koordinatensystem. Die Standardabweichung σ bzw. Varianz σ^2 beträgt $\sigma = \sigma^2 = 1$.

4.4 Das Gaußsche Integral

12. Mit Hilfe des sog. Wahrscheinlichkeitspapiers wird geprüft, ob eine empirische Verteilung in etwa der Normalverteilung entspricht. Dabei

1 ist die y–Achse so „geeicht", daß beim Eintragen der Werte der Verteilungsfunktion einer Normalverteilung eine Gerade entstehen muß

2 muß eine Tabelle der Normalverteilung zur Prüfung mit herangezogen werden

3 ist der Mittelwert der empirischen Verteilung ungefähr identisch mit dem Wert auf der x–Achse, der dem Schnittpunkt der eingepaßten Geraden mit der 50%–Linie entspricht.

A nur 1 ist richtig
B nur 3 ist richtig
C nur 1 und 2 sind richtig
D nur 1 und 3 sind richtig
E 1 bis 3 = alle sind richtig

13. Nach Auftragen der Häufigkeitssummen als Punkte im Wahrscheinlichkeitspapier kann aus der Steigung der besten durch die Punkte gelegten Geraden geschätzt werden:

A der Erwartungswert
B der Median
C der Regressionskoeffizient
D die Standardabweichung
E die Korrelation

14. Mit dem Wahrscheinlichkeitspapier läßt sich

1 der Schätzwert für μ ermitteln

2 der Schätzwert für σ ermitteln

3 die empirische Verteilung auf Normalität prüfen

A nur 1 ist richtig
B nur 1 und 3 sind richtig
C nur 2 und 3 sind richtig
D alle Aussagen sind falsch
E alle Aussagen sind richtig

4.5 Überführung einer Normalverteilung in eine Standardnormalverteilung

15. Durch welche Umrechnung können die Werte einer normalverteilten Zufallsvariablen in Werte einer standardnormalverteilten Zufallsvariablen überführt werden?

A eine solche Transformation ist nicht möglich
B durch Division durch 100
C durch Subtraktion des Wertes μ und Division der resultierenden Differenz durch σ
D durch Multiplikation mit σ und Division des resultierenden Produktes durch μ
E durch Multiplikation mit μ und Division durch σ

16. $u = \frac{x-\mu}{\sigma}$ ist die Formel für

A den gepaarten t–Test
B die Ableitung von χ^2
C die Varianz der Normalverteilung (μ, σ^2)
D die Spannweite
E die Überführung von Werten einer normalverteilten Variablen in Werte einer standardnormalverteilten Variablen.

12D Die Aussagen **1** und **3** sind richtig. In das Wahrscheinlichkeitspapier wird die Summenhäufigkeit $F(x)$ für jeden in der empirischen Verteilung aufgetretenen x–Wert eingezeichnet. Man erhält auf diese Weise eine Treppenkurve, wie dies z.B. auf S. 106 für die Schwangerschaftsdauer demonstriert wurde. Der Schnittpunkt dieser Treppenkurve mit der 50%–Linie gibt exakt den Median der empirischen Verteilung an. Die eingepaßte Gerade im Wahrscheinlichkeitspapier schneidet die 50%–Linie möglicherweise an einem geringfügig anderen x–Wert als die Treppenkurve. Deshalb entspricht der Schnittpunkt nur ungefähr dem Median.

Bei der Gaußverteilung haben Median und Mittelwert denselben Wert, bei einer Stichprobe einer normalverteilten Zufallsvariablen kann jedoch eine Differenz zwischen Median und Mittelwert bestehen. Dies ist der zweite Grund, weshalb der Schnittpunkt der eingepaßten Geraden mit der 50%–Linie nur ungefähr dem arithmetischen Mittelwert entspricht.

13D Aus der in das Wahrscheinlichkeitspapier eingezeichneten Geraden kann man den Erwartungswert, den Median und die Standardabweichung schätzen, sofern die Werte annähernd normalverteilt sind, was aber auch darin zum Ausdruck kommt, daß die Punkte annähernd auf einer Geraden liegen.

Aus der *Steigung* der Geraden läßt sich jedoch nur die Standardabweichung ablesen: Der Schätzwert s für die Standardabweichung σ ergibt sich als Differenz zwischen dem x–Wert x_1, der dem 16. Perzentil entspricht $(F(x_1) = 0,16)$, und dem Wert x_2, der dem 50. Perzentil entspricht: $(F(x_2) = 0,5)$. Der Wert x_2 ist – wie zu Aufgabe 12 erläutert – in der Regel mit dem Mittelwert $\bar{x}$ fast identisch. Dieselbe Differenz, die zwischen x_1 und x_2 besteht, besteht zwischen x_2 und x_3: $x_2 - x_1 = x_3 - x_2$. Der Wert x_3 entspricht dem 84. Perzentil $(F(x_3) = 0,84)$.

Eine Normalverteilung mit gleicher Standardabweichung s, aber anderem Mittelwert $\bar{x}$, erscheint im Wahrscheinlichkeitspapier als parallelverschobene Gerade (2). Gerade (3) stellt eine Normalverteilung mit geringerer Streuung (Standardabweichung) dar.

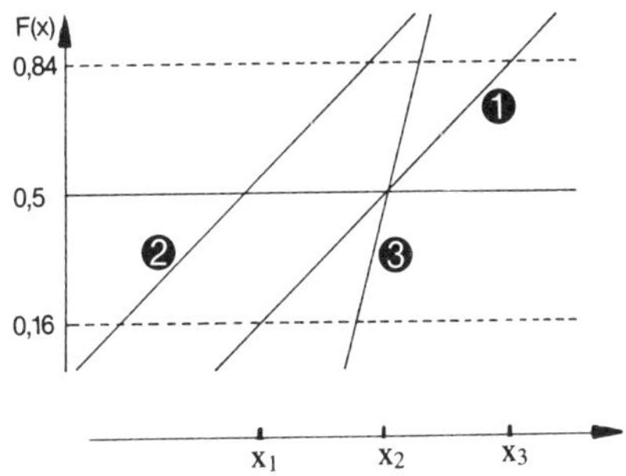

14E Siehe Erläuterungen zu Aufgabe 12 und 13.

15C Eine ausführliche Erläuterung zu dieser Umrechnung findet sich auf Seite 107. An dieser Stelle sei ein Beispiel durchgerechnet:

$$\begin{aligned}
\mu &= 1000 \\
\sigma &= 100 \\
x_1 &= 800 & u_1 &= (800-1000)/100 &= -200/100 &= -2 \\
x_2 &= 900 & u_2 &= (900-1000)/100 &= -100/100 &= -1 \\
x_3 &= 1000 & u_3 &= (1000-1000)/100 &= 0/100 &= 0 \\
x_4 &= 1100 & u_4 &= (1100-1000)/100 &= 100/100 &= 1 \\
x_5 &= 1200 & u_5 &= (1200-1000)/100 &= 200/100 &= 2
\end{aligned}$$

16E Erläuterung siehe Aufgabe 15.

17. Welche der folgenden Zufallsvariablen folgt **keiner** Normalverteilung, wenn X selbst normalverteilt und a eine reelle positive Zahl ist (σ = Standardabweichung)?

A $a \cdot X$

B $\frac{X}{\sigma}$

C $X - a$

D X^2

E $\frac{X-a}{\sigma}$

18. In einer Bevölkerung sei die Höhe systolischen Blutdrucks normalverteilt mit Mittelwert $\mu = 125$ mmHg und Standardabweichung $\sigma = 10$ mmHg.

Bei wieviel Prozent der Bevölkerung hat der Blutdruck einen Wert, der niedriger als 105 oder höher als 135 mmHg ist? (Bei der Standardnormalverteilung ist $F(1) = 0,84$ und $F(2) = 0,98$.)

A 9%

B 18%

C 33%

D 50%

E 82%

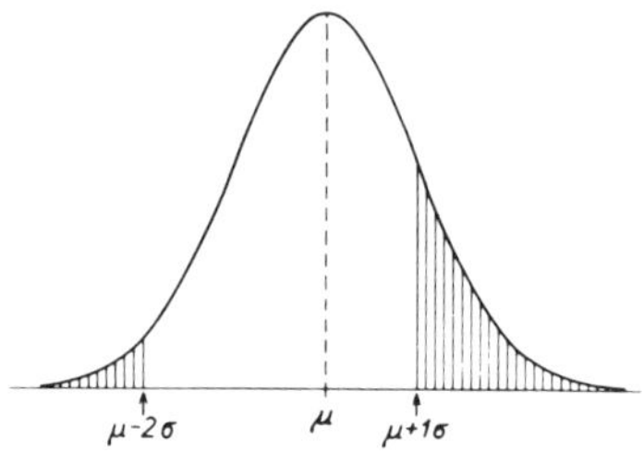

19. Die Anzahl der Impulse, die von der Strahlung einer radioaktiven Substanz ausgehen und gemessen werden, habe den Erwartungswert E und die Varianz E. Ihre Verteilung kann, wenn E groß ist, durch eine Normalverteilung approximiert werden ($u_\alpha = \alpha$–Quantil der Standardnormalverteilung). Das bedeutet, daß man mit einer Wahrscheinlichkeit von 5% einen Wert beobachten wird, der größer ist als

A $E + u_{0,975}E$

B $E + u_{0,95}E$

C $E + u_{0,95}\sqrt{E}$

D $E + u_{0,975}\sqrt{E}$

E $E + u_{0,05}\sqrt{E}$

4.6 Lognormalverteilung

20. Die Daten einer Stichprobe können nach logarithmischer Transformation gut durch eine Normalverteilung beschrieben werden.

Dann ist die Häufigkeitsverteilung der ursprünglichen Daten

A annähernd eine Normalverteilung

B symmetrisch mit Ausreißern in beiden Richtungen

C rechtsschief (arithmetisches Mittel größer als Median)

D linksschief (arithmetisches Mittel kleiner als Median)

E u–förmig

17D Bei **A** wird die Normalverteilung um den Faktor a gestreckt, bei **B** erfolgt die Streckung um den Faktor $1/\sigma$. Es handelt sich hierbei im Grunde nur um eine Maßstabsveränderung. Bei **C** erfolgt eine Parallelverschiebung um a, und bei **E** werden Parallelverschiebung und Stauchung kombiniert. Alle Meßwerte, die zur Normalverteilung gehören, werden diesen Operationen in gleicher Weise unterzogen, so daß z.B. die typische Form der Gaußkurve erhalten bleibt.

Bei **D** hingegen werden große Meßwerte wesentlich stärker auf der Zahlengeraden gestreckt als kleine, dadurch geht die typische Form der Gaußschen Glockenkurve verloren. Negative x–Werte sind nach der Quadrierung sogar positiv.

18B Diese Aufgabe besteht aus zwei Fragen:

1. Welcher Anteil der Werte ist kleiner als 105?
2. Welcher Anteil der Werte ist größer als 135?

zu 1: Der systolische Blutdruck 105 entspricht einem u–Wert von $(105-\mu)/\sigma = (105-125)/10 = -2$. Die Frage lautet jetzt: Welcher Anteil aller Werte der Standardnormalverteilung ist kleiner als $u = -2$? Es wird der $\Phi(-2)$–Wert gesucht. In der Aufgabenstellung ist vermerkt, daß der $F(2)$-Wert für die Standardnormalverteilung, der ja mit dem $\Phi(2)$-Wert übereinstimmt, den Wert 0,98 habe. Dies bedeutet, daß 2% aller u–Werte größer als 2 sind. Wegen der Symmetrie der Normalverteilung sind umgekehrt 2% aller u–Werte kleiner als -2. Hiermit ist die Frage 1 beantwortet.

zu 2: Der systolische Blutdruck 135 entspricht einem u–Wert von $(135 - 125)/10 = 10/10 = 1$. Da $F(1) = 0,84$, wissen wir, daß 16% aller u–Werte größer als 1 sind. Hiermit ist die Frage 2 beantwortet.

Insgesamt erfüllen also 2% + 16% = 18% aller Werte die genannten Bedingungen.

19C In dieser Aufgabe liegt die vielleicht etwas verwirrende Situation vor, daß der Erwartungswert μ und die Varianz σ^2 denselben Zahlenwert $E = \mu = \sigma^2$ besitzen. Dies liegt daran, daß es sich hierbei um eine Poissonverteilung (s.S. 96) handelt.

Das α–Quantil ist der u–Wert, der nur von $1-\alpha$ aller Werte überschritten wird. Wenn 5% der Werte größer sein sollen, muß α den Wert $\alpha = 0,95$ besitzen.

Wenn man bedenkt, daß $E = \mu$ und daß $\sigma = \sqrt{E}$ ist, gilt $E + u_{0,95}\sqrt{E} = \mu + u_{0,95} \cdot \sigma$.

20C Würde man die Werte der Verteilung in ein Koordinatensystem mit einer logarithmisch unterteilten x–Achse eintragen, würde sich das typische Bild der Gaußschen Glockenkurve ergeben. Bei einer linear unterteilten x–Achse ist der rechte Teil der Glockenkurve gestreckt, der linke Teil hingegen gestaucht.

4.7 Entstehung von Meßfehlern

21. Im allgemeinen setzt sich der Versuchsfehler aus einem systematischen Fehler und einem zufälligen Fehler zusammen.
Die interindividuelle Variabilität beeinflußt stets

1 den zufälligen Fehler
2 den systematischen Fehler
3 die Hypothesen
4 den Versuchsfehler

A nur 2 ist richtig
B nur 1 und 3 sind richtig
C nur 1 und 4 sind richtig
D nur 1, 2 und 3 sind richtig
E nur 2, 3 und 4 sind richtig

4.8 Standardfehler

22. Der arithmetische Mittelwert von n unabhängigen Zufallsvariablen, die alle normalverteilt sind mit denselben Parametern μ und σ^2, folgt einer

A Normalverteilung mit denselben Parametern μ und σ^2
B Normalverteilung mit den Parametern 0 und 1
C Normalverteilung mit den Parametern μ und σ^2/n
D t–Verteilung mit n Freiheitsgraden
E t–Verteilung mit $n - 1$ Freiheitsgraden.

23. In der erwachsenen Bevölkerung habe der Cholesteringehalt des Serums eine Verteilung mit einem Erwartungswert von 180 mg/100 ml und einer Standardabweichung von 20.
Wie ist dann das arithmetische Mittel von vier zufällig ausgewählten Personen verteilt?

A t–verteilt mit dem Erwartungswert 180
B χ^2–verteilt mit 3 Freiheitsgraden
C ungefähr normalverteilt mit unbekannter Varianz
D verteilt mit dem Erwartungswert 180 und einer Standardabweichung von 10
E verteilt mit einem Erwartungswert von 180 und einer Standardabweichung von 5

24. Um eine Standardabweichung des Mittelwertes von n Beobachtungen zu erhalten, die der gleichen Verteilung folgen, muß die Standardabweichung σ der ursprünglichen Verteilung multipliziert werden mit

A n
B $\sqrt{n}$
C $\frac{1}{\sqrt{n}}$
D $\frac{1}{n}$
E $\frac{1}{n^2}$

25. Es ist bekannt, daß ein Laborverfahren zur Messung der Konzentration einer bestimmten Substanz im Serum eine Varianz von 10 hat. Zur Reduktion der Varianz des Meßfehlers wird das gleiche Serum mehrmals analysiert und der Mittelwert berechnet. Um die vom Meßverfahren bedingte Varianz des Mittelwerts auf einen Wert von höchstens 3 zu senken, muß die Messung mindestens wiederholt werden:

A zweimal
B dreimal
C viermal
D neunmal
E Die Varianz des Mittelwertes hängt nicht von der Anzahl der Wiederholungen ab.

21C Die interindividuelle Variabilität ist Teilursache des zufälligen Versuchsfehlers und damit auch Teilursache des (gesamten) Versuchsfehlers.

22C Es handelt sich hierbei um die typische Situation, daß eine Messung mehrfach wiederholt und der Mittelwert gebildet wird. Sofern kein systematischer Meßfehler vorliegt, haben alle Meßwerte den Erwartungswert μ und die Varianz σ^2. Der arithmetische Mittelwert weist eine Varianz von σ^2/n auf und ist deshalb ein besserer Schätzwert für μ als die einzelnen Meßwerte.

Wenn σ^2 unbekannt ist und durch s^2 geschätzt wird, folgt $\bar{x}$ einer Student–t–Verteilung mit $n - 1$ Freiheitsgraden.

23D Der Erwartungswert bleibt unverändert bei 180, die Standardabweichung verringert sich um den Faktor $\sqrt{4} = 2$.

24C Um beispielsweise die Streuung (Standardabweichung) einer Messung zu halbieren, muß die Messung viermal wiederholt werden, und der Mittelwert $\bar{x}$ aller Messungen muß gebildet werden.

25C Bei viermaliger Wiederholung reduziert sich die Varianz um den Faktor 4, also von 10 auf $10/4 = 2,5$. Die Standardabweichung sinkt dadurch von $\sqrt{10} = 3,16$ auf $\sqrt{2,5} = 1,58$.

26. In einer zufälligen Stichprobe von 100 gesunden einjährigen Jungen wurde deren Körpergröße in cm gemessen. Man erhielt die folgenden Maßzahlen: $\bar{x} = 80$, $s^2 = 16$.

Wie groß ist die empirische Standardabweichung des Mittelwerts (mittlerer Fehler des Mittelwerts $= s_{\bar{x}}$)?

- **A** $\frac{4}{80} \cdot 100\%$
- **B** $\frac{4}{100}$
- **C** 4
- **D** 4%
- **E** 0,4

4.9 Qualitätskontrolle im klinischen Labor

Ordnen Sie bitte den in der klinischen Chemie verwendeten Begriffen der Liste 1 die richtige Bedeutung (Liste 2) zu.

Liste 1

27. Präzision einer Methode

28. Richtigkeit einer Methode

Liste 2

- **A** ausschließliche Erfassung der zu bestimmenden Substanz
- **B** Feststellung einer bestimmten Erkrankung mit der angewandten Bestimmungsmethode
- **C** Plausibilität eines Wertes
- **D** Übereinstimmung zwischen wahrem Wert und Meßwert
- **E** Streuung von Wiederholungsanalysen

29. Die Erkennung systematischer Fehler soll im Rahmen der statistischen Qualitätskontrolle erfolgen durch

- **A** Präzisionskontrolle
- **B** Richtigkeitskontrolle
- **C** externe Qualitätskontrolle
- **D** Doppelbestimmungen
- **E** Doppelbestimmungen mit verschiedenen Analysegeräten

26E Bei 100 Messungen ergab sich eine Standardabweichung von $s = \sqrt{16} = 4$. Die Standardabweichung des Mittelwertes $s_{\bar{x}}$ beträgt $s_{\bar{x}} = s/\sqrt{n} = 4/\sqrt{100} = 4/10 = 0,4$.

27E Eine präzise Messung muß nicht notwendigerweise eine richtige Messung sein. Auch eine Messung, die immer wieder mit demselben systematischen Fehler behaftet zum selben falschen Ergebnis führt, wird in der Nomenklatur der Fehlerrechnung als präzise bezeichnet.

28D A bezeichnet die Spezifität und **B** die Sensitivität einer Methode.

29B Die Erkennung systematischer Fehler erfolgt durch die Richtigkeitskontrolle. Die Richtigkeitskontrolle erfolgt einerseits durch die Bestimmung von Kontrollseren oder Standardproben, deren Zusammensetzung bekannt ist, und andererseits durch externe Qualitätskontrolle, z.B. Teilnahme an Ringversuchen.

Kapitel 5

Korrelation und Regression

Dieses Kapitel beschäftigt sich mit der **gleichzeitigen Beobachtung zweier Merkmale**, mit sog. **bivariaten Verteilungen**. Dies ist ein wichtiges Teilgebiet der Statistik, weil die Beziehung zwischen zwei Größen sichtbar gemacht und quantifiziert wird.

Bivariate Verteilungen sind nicht ungewöhnlich, denn immer, wenn Daten in ein zweidimensionales Koordinatensystem eingetragen werden, handelt es sich um eine bivariate Verteilung. Erschwerend kommt jedoch das Problem der zufallsbedingten Streuung hinzu, weil die Streuung der Meßwerte einen Zusammenhang vortäuschen kann, der nicht existiert, oder einen vorhandenen Zusammenhang überdecken kann.

Der **Korrelationskoeffizient** macht Aussagen darüber, wie eng der lineare statistische Zusammenhang zwischen zwei Größen ist.

Die **Regressionsanalyse** dient dazu, Schlüsse von einer Größe auf die andere zu ziehen, d.h. bei einem gegebenen x–Wert den y–Wert zu errechnen.

Als Beispiel für dieses Kapitel dient eine Aufstellung der Körpergröße und des Körpergewichts von 10 Personen, z.B. von 10 Teilnehmern des Biomathematikkurses:

Urliste

Teilnehmer Nr.	1	2	3	4	5	6	7	8	9	10
Körpergröße x	187	170	180	184	178	180	172	176	186	177
Gewicht y	72	60	73	74	72	70	62	70	80	67

Tabelle 5.1: Urliste der Kursteilnehmer.

5.1 Graphische und tabellarische Darstellung

Die graphische Darstellung der bivariaten Verteilung von Körpergröße und Gewicht erfolgt als **Streuungs–** oder **Scatterdiagramm (Punktwolke)**. Jedes Paar von Meßwerten wird durch einen Punkt symbolisiert. Das Diagramm enthält dieselbe Information, die in der Urliste enthalten ist.

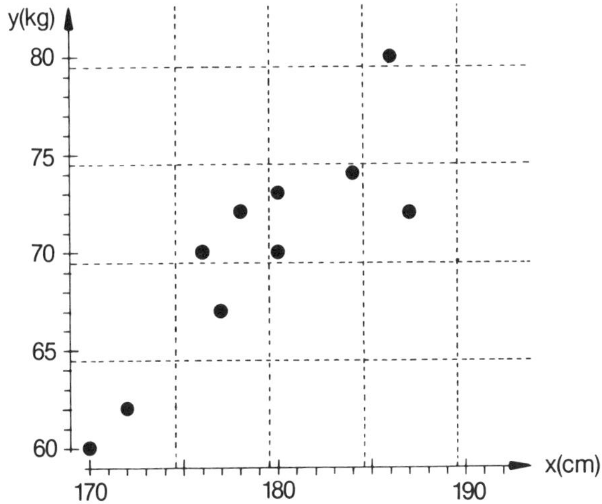

Abbildung 5.1: Punktwolke oder Scatterdiagramm der Daten aus Tabelle 5.1.

Die gestrichelten Linien deuten eine Klassierung der Daten in 5–cm– und 5–kg–Intervalle an. Die tabellarische Erfassung der klassierten Daten führt zur **Kontingenztafel**. Sie dient der tabellarischen Darstellung der Daten des Streuungsdiagrammes. Bis auf den Informationsverlust, der durch die Klassierung der Daten entsteht, enthält die Kontingenztafel dieselbe Information wie das Streuungsdiagramm.

Kontingenztafel

Gewicht	Körpergröße 170—174	175—179	180—184	185—189	Zeilen summe
80—84				1	1
75—79					0
70—74		2	3	1	6
65—69		1			1
60—64	2				2
Spaltensumme	2	3	3	2	10

Tabelle 5.2: Kontingenztafel mit den Daten aus Tabelle bzw. Abbildung 5.1. Das Körpergewicht ist in Klassen von 5 kg Breite unterteilt, das Merkmal Körpergröße in Intervalle von 5 cm Breite.

5.2 Korrelation

Anhand der Punktwolke und der Kontingenztafel wird deutlich, daß die Kursteilnehmer im allgemeinen um so schwerer sind, je größer sie sind: Die Werte deuten auf eine statistische Beziehung zwischen Körpergewicht und Körpergröße, nach der das Gewicht mit zunehmender Größe steigt.

Vergleicht man aber beispielsweise die Kursteilnehmer 1 und 4 oder 5 und 6 oder 8 und 10, zeigt sich, daß es von dieser allgemeinen Beziehung zwischen Größe und Gewicht Ausnahmen gibt. Die Ausnahmen sind auf eine individuelle Streuung zurückzuführen, die beispielsweise in der genetischen Disposition oder in unterschiedlichen Eßgewohnheiten begründet ist.

Weil die vermutete Beziehung zwischen Körpergewicht und –größe durch die individuelle Streuung überlagert wird, entsteht eine unübersichtliche Situation, so daß es schwierig ist, lediglich aufgrund der Betrachtung der Punktwolke eine Aussage zu treffen.

Um zu beurteilen, wie stark der Zusammenhang zwischen den Größen einer Punktwolke ist, errechnet man den Korrelationskoeffizienten, der Werte zwischen $+1$ und -1 annehmen kann. Ein positives Vorzeichen bedeutet, daß – wie in unserem Beispiel – bei Zunahme der x–Werte auch die y–Werte steigen, bei einem negativen Vorzeichen ergeben steigende x–Werte fallende y–Werte.

Der Betrag des Korrelationskoeffizienten gibt an, wie eng die Beziehung zwischen x und y ist. Wenn der Korrelationskoeffizient den Wert $+1$ oder -1 hat, läßt sich y aus x errechnen, ohne daß die zufallsbedingten Abweichungen eine Rolle spielen. Bei Werten um Null spielt die postulierte Abhängigkeit zwischen x und y keine Rolle, d.h. es ist nicht möglich, aus dem x–Wert den y–Wert zu errechnen oder umgekehrt.

5.2.1 Spearmanscher Rangkorrelationskoeffizient

Wenn man von „Korrelationskoeffizient" spricht, ist meistens der **Produktmoment–Korrelationskoeffizient nach Pearson** gemeint, der oft auch als **Maßkorrelationskoeffizient** bezeichnet wird. Bei der Berechnung dieses Korrelationskoeffizienten muß jedoch vorausgesetzt werden, daß

- die Daten intervallskaliert (s.S. 18) sind,
- beide Variablen aus normalverteilten Grundgesamtheiten stammen und
- die Variablen in einer linearen Abhängigkeit zueinander stehen.

Außerdem wird das Ergebnis von eventuellen Ausreißern stark beeinflußt (siehe Abb. H auf S. 133).

Wenn die eben genannten Voraussetzungen nicht erfüllt oder nicht bekannt sind, kann man den Spearmanschen Rangkorrelationskoeffizienten r_s berechnen. Falls die Voraussetzungen für den Maßkorrelationskoeffizenten r erfüllt wären, ergeben r und r_s fast identische Werte, wie die Abbildungen A, B, C, D, und E auf Seite 133 zeigen.

Bei nichtlinearem monotonem Zusammenhang bietet der Rangkorrelationskoeffizient deutliche Vorteile, wie die Abb. I und J auf Seite 133 zeigen. Der Spearmansche Rangkorrelationskoeffizient r_s errechnet sich als

$$r_s = 1 - \frac{6 \sum {D_i}^2}{n^3 - n}$$

wobei n die Anzahl der Wertpaare und D_i die Rangdifferenz des einzelnen Wertepaares ist. Fallen zwei oder mehrere Werte auf denselben Rangplatz, werden mittlere Ränge zugeordnet.

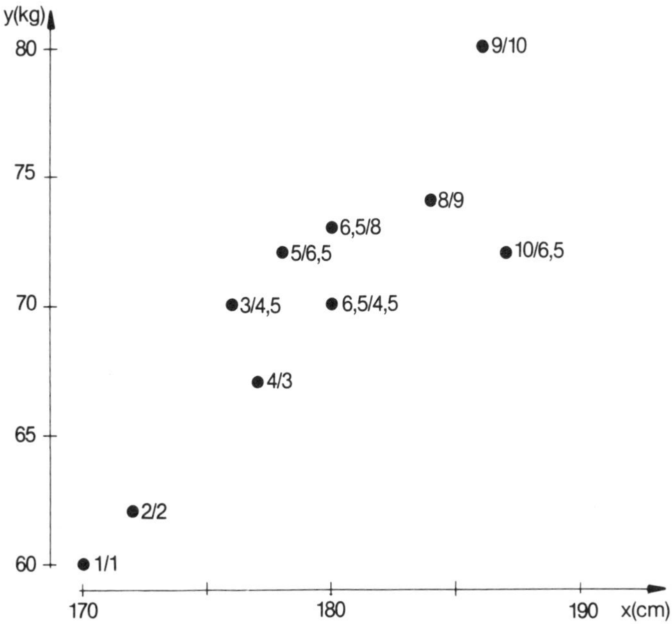

Abbildung 5.2: Daten der Tabelle bzw. Abbildung 5.1, wobei jedem Wertepaar die x– und y–Rangplätze zugeordnet sind, als Grundlage zur Berechnung der Abweichungsquadrate D_i^2.

Wie das umseitige Beispiel zeigt, ist es sehr einfach, den Werten einer kleinen Punktwolke ihre Rangplätze zuzuordnen. Vor dem Schrägstrich ist der x–Rangplatz, nach dem Schrägstrich der y–Rangplatz angegeben. Die Summe der Abweichungsquadrate D_i^2 ergibt sich als:

$$\begin{aligned}\sum D_i^2 &= (4-3)^2+(3-4,5)^2+(6,5-4,5)^2+(5-6,5)^2+ \\ &\quad (6,5-8)^2+(8-9)^2+(10-6,5)^2+(9-10)^2 \\ &= 1+2,25+4+2,25+2,25+1+12,25+1 \\ &= 26\end{aligned}$$

$$r_s = 1-\frac{6\cdot 26}{1000-10} = 1-0,1576 = 0,8424$$

Bindungen (engl. Ties)

Eine Bindung liegt vor, wenn zwei oder mehrere Werte denselben Rangplatz einnehmen. Wenn die x– bzw. y–Werte gehäuft (in mehr als ca. 20%) denselben Rangplatz einnehmen, wie dies für die beiden Werte $x = 180$ cm mit den gemittelten Rangplätzen 6,5 und für die Werte $y = 70$ kg mit den Rangplätzen 4,5 und $y = 72$ kg mit den Rangplätzen 6,5 der Fall ist, wird der Nenner der oben genannten Formel als $(n^3-n)-(T_x+T_y)$ berechnet. Hierbei ist $T_x = 1/2\sum(t_x^3-t_x)$ und $T_y = 1/2\sum(t_y^3-t_y)$. t_x bzw. t_y geben an, wie viele x– bzw. y–Werte denselben Rangplatz einnehmen.

Für unser Beispiel gibt es einen x–Wert (180 cm), für den $t_x = 2$, und zwei y–Werte (70 und 72 kg), für die jeweils $t_y = 2$ gilt. Wir erhalten $T_x = 0,5\cdot(2^3-2) = 3$ und $T_y = 0,5\cdot((2^3-2)+(2^3-2)) = 6$. Für den Nenner erhalten wir $(n^3-n)-(T_x+T_y) = 900-9 = 981$. Hieraus ergibt sich ein $r_s = 0,841$.

5.2.2 Produktmoment–Korrelationskoeffizient nach Pearson

Der Produktmoment–Korrelationskoeffizient r ist nur dann interpretierbar, wenn die auf Seite 128 genannten Voraussetzungen erfüllt sind. Er errechnet sich als Quotient aus der Summe der Abweichungsprodukte SAP und der Wurzel aus dem Produkt der Summe der Abweichungsquadrate SAQ_x und SAQ_y:

$$SAQ_y = \frac{SAP}{\sqrt{SAQ_xSAQ_y}}$$

Das folgende Rechenschema verdeutlicht, wie die Summe der Abweichungsprodukte SAP und die beiden Summen der Abweichungsquadrate SAQ_x und SAQ_y berechnet werden.

Nr.	x	y	$x-\bar{x}$	$y-\bar{y}$	$(x-\bar{x})\cdot(y-\bar{y})$	$(x-\bar{x})^2$	$(y-\bar{y})^2$
1	187	72	8	2	16	64	4
2	170	60	-9	-10	90	81	100
3	180	73	1	3	3	1	9
4	184	74	5	4	20	25	16
5	178	72	-1	2	-2	1	4
6	180	70	1	0	0	1	0
7	172	62	-7	-8	56	49	64
8	176	70	-3	0	0	9	0
9	186	80	7	10	70	49	100
10	177	67	-2	-3	6	4	9
	$\bar{x}=$ 179	$\bar{y}=$ 70			SAP $=259$	SAQ_x $=284$	SAQ_y $=306$

Tabelle 5.3: Rechenschema für SAP, SAQ_x und SAQ_y.

Bei der Besprechung der Varianz auf Seite 29 war eine rechentechnisch einfachere Formel vorgestellt worden, um die Summe der Abweichungsquadrate zu bestimmen: $SAP = \sum xy - (\sum x \sum y)/n$. Diese Formel kann auch bei der Berechnung des Korrelationskoeffizienten eingesetzt werden. Analog gilt für $SAQ = \sum xx - (\sum x \sum x)/n$.

Demnach ergibt sich in unserem Beispiel für den Produktmoment–Korrelationskoeffizienten r nach Pearson:

$$r = \frac{259}{\sqrt{284 \cdot 306}} = 0,88$$

Die Abweichung vom Rangkorrelationskoeffizienten $r_s = 0,842$ oder 0,841 unter Berücksichtigung der Bindungen ist nur minimal. Ob die Voraussetzungen zur Berechnung bzw. Interpretation des Produktmoment–Korrelationskoeffizienten r gegeben sind oder nicht, läßt sich wegen der geringen Größe unserer Stichprobe nicht mit Sicherheit sagen.

Bestimmtheitsmaß

Wenn man den Korrelationskoeffizienten quadriert, erhält man das Bestimmtheitsmaß, das Werte zwischen Null und Eins annehmen kann. Das Bestimmtheitsmaß sagt aus, **welcher Anteil der Varianz einer Größe durch die Korrelation**

mit einer anderen Größe bestimmt wird. Bei $r = +0,9$ hat das Bestimmtheitsmaß einen Wert von $0,81 \widehat{=} 81\%$, so daß 81% der Varianz durch die Abhängigkeit zu einer anderen Größe erklärt wird. Bei $r = 0,1$ beträgt das Bestimmtheitsmaß jedoch nur $0,01 \widehat{=} 1\%$.

5.2.3 Fehlermöglichkeiten bei der Interpretation des Korrelationskoeffizienten

Die Bedeutung des Korrelationskoeffizienten wird häufig überschätzt. Der Korrelationskoeffizient sagt lediglich aus, wie groß der stochastische, d.h. statistische Zusammenhang ist, der sich unter der Hypothese einer Abhängigkeit zwischen x und y findet. Man muß prüfen, worauf der gefundene stochastische Zusammenhang zurückzuführen ist.

Eine Korrelation kann **rein rechnerisch oder formal** entstehen: Ein Vergleich der relativen Häufigkeiten der Grippeerkrankungen mit z.B. chronischen Herz– und Kreislauferkrankungen weist eine negative Korrelation auf. Während einer Grippeepidemie nimmt die Gesamtzahl der Erkrankungen stark zu, wodurch die *relative* Häufigkeit der chronischen Herz– und Kreislauferkrankungen abnimmt.

Ähnlich gelagert ist die Entstehung einer Scheinkorrelation durch eine **einseitig selektierte Stichprobe:** Wenn man die Behandlungskosten für Brandverletzungen vergleicht, die beim praktischen Arzt, beim Facharzt, im Kreiskrankenhaus und in der Universitätsklinik entstehen, so wird zumindest ein Teil der beobachteten Unterschiede darauf zurückzuführen sein, daß sich die Schwere der Fälle unterscheidet.

Eine Korrelation zwischen zwei Größen x und y kann entstehen, indem **beide Größen zu einer dritten Größe z korreliert** sind. So hat man eine hohe Korrelation zwischen der Geburtenrate und der Anzahl der Storchennester gefunden. Der dahinterliegende gesetzmäßige Zusammenhang liegt in der zunehmenden Industrialisierung, die sowohl einen Geburtenrückgang als auch ein Aussterben der Störche bewirkt.

Die Berechnung des partiellen Korrelationskoeffizienten (s.u.) ermöglicht es, den Einfluß der dritten Größe z statistisch auszuschalten und zu errechnen, welcher Anteil der Korrelation nicht durch die Abhängigkeit zur dritten Größe z verursacht wird. In der Medizin sind viele Größen zum Lebensalter korreliert (z.B. Blutdruck). Eine zeitliche Korrelation heißt Trend.

Abbildung 5.3: Darstellung verschiedener Punktwolken mit Angabe des Produktmoment–Korrelationskoeffizienten r und des Spearmanschen Rangkorrelationskoeffizienten r_s.

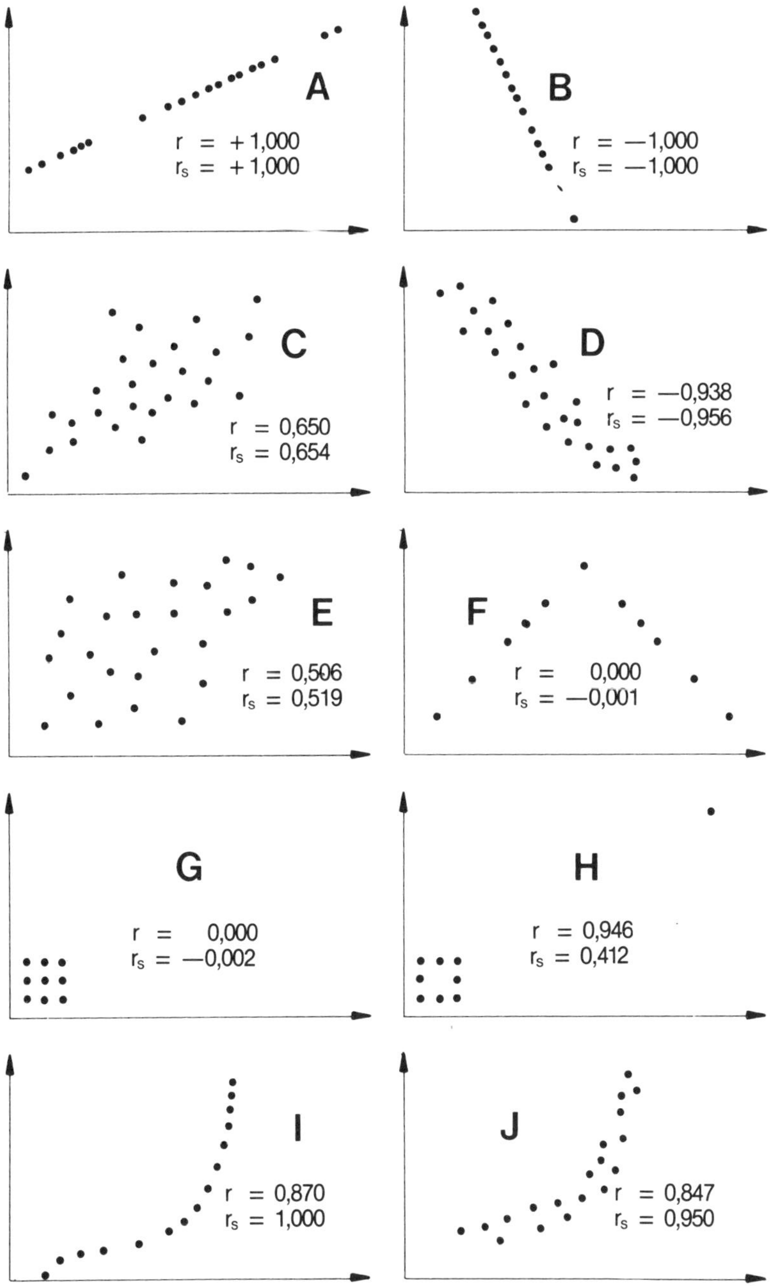
A
r = + 1,000
r_s = + 1,000
B
r = —1,000
r_s = —1,000
C
r = 0,650
r_s = 0,654
D
r = —0,938
r_s = —0,956
E
r = 0,506
r_s = 0,519
F
r = 0,000
r_s = —0,001
G
r = 0,000
r_s = —0,002
H
r = 0,946
r_s = 0,412
I
r = 0,870
r_s = 1,000
J
r = 0,847
r_s = 0,950

Wie ein Vergleich der Abbildungen G und H zeigt, kann eine Korrelation **durch Ausreißer bedingt** sein. Man spricht hierbei von einer **Inhomogenitätskorrelation**. Die Interpretation des Korrelationskoeffizienten setzt an sich voraus, daß beide Variablen x und y annähernd normalverteilt sind. Wenn dies, wie in Abbildung H, nicht der Fall ist, sollte der **Spearmansche Rangkorrelationskoeffizient** r_s bestimmt werden (s.u.).

Zufallsbedingte Korrelation

Eine Korrelation kann auch **rein zufallsbedingt** sein. Der in der Stichprobe berechnete Korrelationskoeffizient r dient als Schätzwert für den in der Grundgesamtheit tatsächlich vorhandenen Korrelationskoeffizienten ϱ (ϱ sprich: rho). Die Tabelle 5.4 gibt an, welchen Betrag r bzw. r_s in 5% der Fälle überschreitet, wenn ϱ bzw. ϱ_s tatsächlich gleich Null ist. Für den Maßkorrelationskoeffizienten r gilt hierbei als Voraussetzung, daß beide Variablen x und y aus normalverteilten Grundgesamtheiten stammen.

n	r	r_s
5	$\pm 0,878$	$\pm 1,000$
10	$\pm 0,632$	$\pm 0,648$
15	$\pm 0,514$	$\pm 0,521$
20	$\pm 0,444$	$\pm 0,445$
30	$\pm 0,361$	$\pm 0,362$
50	$\pm 0,279$	$\pm 0,279$
100	$\pm 0,197$	$\pm 0,197$
200	$\pm 0,139$	$\pm 0,139$
300	$\pm 0,113$	$\pm 0,113$
500	$\pm 0,088$	$\pm 0,088$
1000	$\pm 0,062$	$\pm 0,062$

Tabelle 5.4: Streuung von r und r_s bei $\varrho = 0$.

Tabelle 5.4 zeigt, daß zwischen dem in der Grundgesamtheit tatsächlich vorhandenen Korrelationskoeffizienten $\varrho = 0$ bzw. $\varrho_s = 0$ und den in der Stichprobe vom Umfang n berechneten Koeffizienten r bzw. r_s beträchtliche Unterschiede bestehen können, insbesondere bei kleineren Stichprobenumfängen n. Ein Korrelationskoeffizient von +0,3 kann bei einem Stichprobenumfang von $n = 30$ allein aufgrund der zufallsbedingten Streuung entstanden sein; bei einem Stichprobenumfang von $n = 50$ oder $n = 100$ ist mit großer Wahrscheinlichkeit zu vermuten, daß in der Grundgesamtheit tatsächlich eine positive Korrelation besteht, d.h. daß $\varrho > 0$ ist.

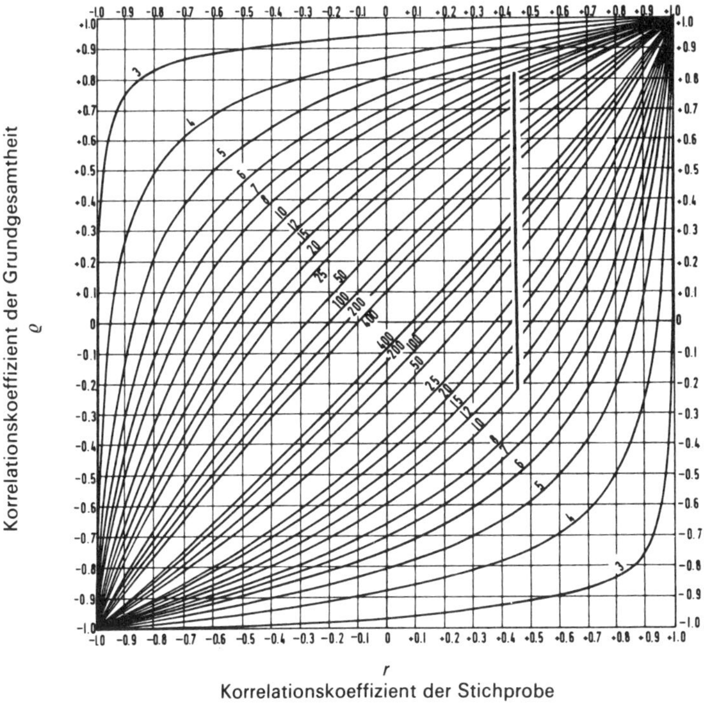

Abbildung 5.4: Konfidenzintervall (s.S. 188) des Maßkorrelationskoeffizienten r in Abhängigkeit vom Stichprobenumfang n.
Der senkrechte Strich deutet ein Beispiel an, bei dem in einer Stichprobe mit $n = 10$ ein r von +0.45 bestimmt worden ist. Das ϱ in der Grundgesamtheit liegt mit einer Wahrscheinlichkeit von 95% im Bereich von –0,22 bis +0,82.
Auch die Daten der Tabelle 5.4 lassen sich aus dem Diagramm ablesen: Tabelle 5.4 geht davon aus, daß das ϱ den Wert $\varrho = 0$ hat. Deshalb muß man in dem Diagramm die waagerechte Linie bei $\varrho = 0$ betrachten. Die beiden Kennlinien mit der Fallzahl $n = 100$ beispielweise schneiden die oben genannte Linie bei $r = -0{,}2$ und $r = +0{,}2$. Tabelle 5.4 gibt einen Wert von $r = \pm 0{,}197$ an.
(aus F.N. David: Tables of the Ordinates and Probability Integral of the Distribution of the Correlation Coefficient in Small Samples, The Biometrica Office, London 1938)

Statistische Hinweise für einen kausalen Zusammenhang zwischen den Variablen x und y sind nur dann gegeben, wenn sich alle oben genannten Möglichkeiten der Fehlerinterpretation des Korrelationskoeffizienten r bzw. r_s ausschließen lassen: formale Korrelation, Gemeinsamkeitskorrelation, Inhomogenitätskorrelation, zufallsbedingte Korrelation bzw. zu kleine Stichprobe, um den Zufall als Ursache der gefundenen Korrelation unwahrscheinlich erscheinen zu lassen.

5.2.4 Partielle Korrelation

Sind zwei Größen x und y mit einer dritten Größe z korreliert, so sind sie häufig (nicht notwendigerweise!) allein deshalb untereinander korrelliert. Es ist deshalb schwer zu beurteilen, wie weit die zwischen x und y gefundene Korrelation auf die gemeinsame Abhängigkeit zu z zurückgeführt werden muß oder Ausdruck einer speziellen kausalen Beziehung zwischen x und y ist. Zur Beantwortung dieser Frage dient der partielle Korrelationskoeffizient $r_{xy.z}$, der die Korrelation zwischen x und y unter Ausschluß des Einflusses von z angibt:

$$r_{xy.z} = \frac{r_{xy} - r_{xz} \cdot r_{yz}}{\sqrt{(1 - r_{xz}^2) \cdot (1 - r_{yz}^2)}}$$

Beispiel (nach Swanson et al., Journal for Gerontology **10** (1955), zitiert nach L. Sachs, Angewandte Statistik, 5. Auflage): In einer Zufallsstichprobe von 142 älteren Frauen fand sich eine Korrelation von $r_{BC} = 0,2495$ zwischen Blutdruck und Cholesterin. Gleichzeitig fand sich zwischen Alter und Blutdruck ein Korrelationskoeffizient von $r_{AB} = 0,3332$ und zwischen Alter und Cholesterin von $r_{AC} = 0,5029$.
Nach der oben genannten Formel ergibt sich für den partiellen Korrelationskoeffizienten $r_{BC.A} = 0,1005$. Wie die obige Tabelle zeigt, kann diese Korrelation in einer Stichprobe von 142 Personen auch bei einem tatsächlichem $\varrho = 0$ aufgrund des Zufalls entstanden sein. Diese Daten können also nicht als Hinweis auf eine Beziehung zwischen Cholesterinspiegel und Blutdruck gelten.

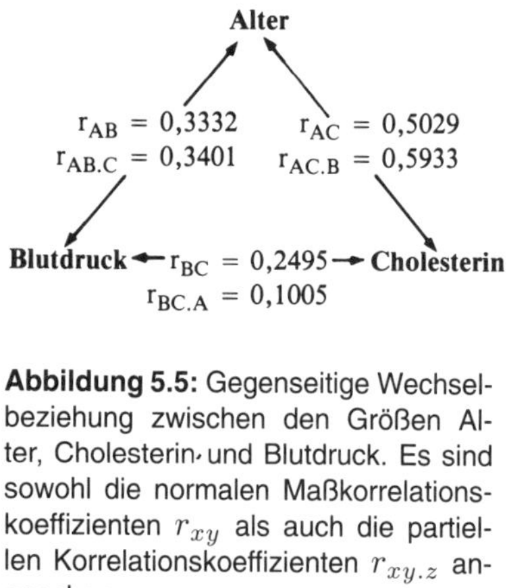

Abbildung 5.5: Gegenseitige Wechselbeziehung zwischen den Größen Alter, Cholesterin und Blutdruck. Es sind sowohl die normalen Maßkorrelationskoeffizienten r_{xy} als auch die partiellen Korrelationskoeffizienten $r_{xy.z}$ angegeben.

5.3 Regression

5.3.1 Regressionsgerade von y auf x

Die Punktwolke läßt vermuten, daß im Rahmen einer zufallsbedingten Streuung ein linearer Zusammenhang zwischen der Körpergröße x und dem Körpergewicht y besteht. Dieser Zusammenhang kann zur Schätzung des y–Wertes aus dem x–Wert benutzt werden.

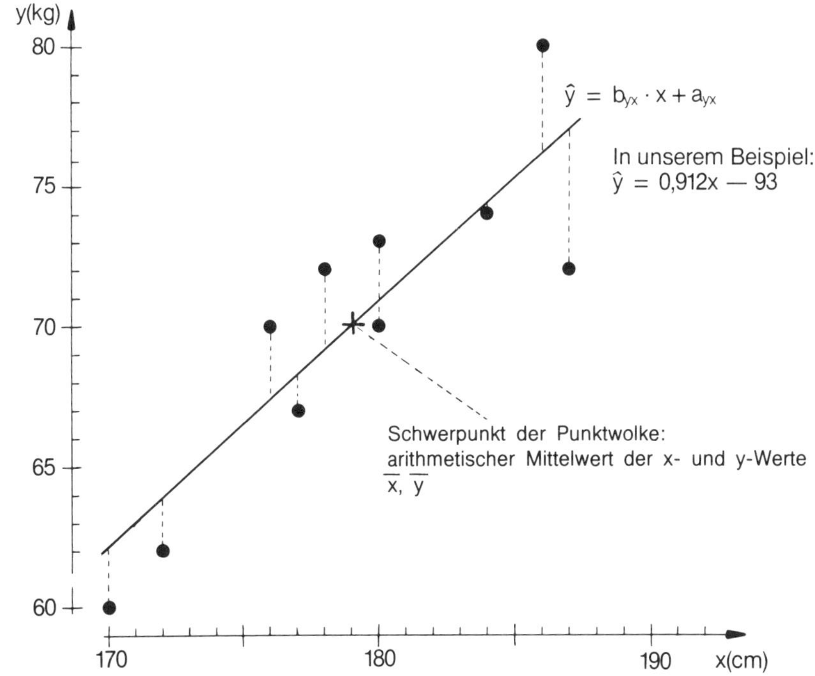

Abbildung 5.6: Regressionsgerade von y auf x. Die gestrichelten Linien deuten die Abweichungen $y_i - \widehat{y}_i$ der Wertepaare von der Regressionsgeraden an. Die Regressionsgerade liegt so, daß die Summe der Quadrate dieser Abweichungen minimal ist.

Für die Schätzung des y–Wertes sollte die Gerade so liegen, daß die Streuung in y– oder in vertikaler Richtung möglichst klein ist. Unter den vielen möglichen Geraden, die man durch die Punktwolke legen kann, gibt es eine Gerade, die bei der Schätzung der y–Werte aus den x–Werten besonders günstig ist: die **Regressionsgerade von y auf x**.

Es gibt aber noch eine zweite Regressionsgerade für die Schätzung der x–Werte aus den y–Werten: die **Regressionsgerade von x auf y**, bei der die Streuung in horizontaler Richtung möglichst klein ist.

Beide Regressionsgeraden schneiden sich im **Schwerpunkt der Punktwolke**. Die Koordinaten des Schwerpunktes ergeben sich aus den arithmetischen Mittelwerten aller x– und y–Werte: $\bar{x}$, $\bar{y}$.

Die Regressionsgerade von y auf x gibt das durchschnittliche Körpergewicht $\widehat{y}$ für die Körpergröße x an und hat die Form

$$\widehat{y} = b_{yx}x + a_{yx}$$

Die Steigung b_{yx} und der Achsenabschnitt a_{yx} werden so berechnet, daß die beobachteten Gewichte y möglichst wenig von den Werten $\widehat{y}_i$ abweichen, die von der Regressionsgeraden als Durchschnittsgewicht für die jeweilige Körpergröße x_i angegeben werden. Dies bedeutet, die Summe aller Abweichungsquadrate

$$\sum(y_i - \widehat{y}_i)^2 = \sum(y_i - (b_{yx}x_i + a_{yx}))^2$$

soll möglichst gering sein. Ebenso wie bei der Varianz wird auch hier mit dem Quadrat der Abweichungen und nicht mit den Absolutbeträgen gerechnet. Die in Abbildung 5.6 durch senkrechte Striche veranschaulichte Streuung soll möglichst klein gehalten werden.

Wie sich mit Hilfe der Differentialrechnung zeigen läßt, ergibt die Summe der Abweichungsquadrate ein Minimum, wenn für die Steigung b gilt:

$$b_{yx} = \frac{\sum(x_i - \bar{x})(y_i - \bar{y})}{\sum(x_i - \bar{x})^2} = \frac{\text{Summe der Abweichungsprodukte}}{\text{Summe der Abweichungsquadrate}} = \frac{SAP}{SAQ_x}$$

Eine alternative Schreibweise lautet:

$$b_{yx} = \frac{\text{Kovarianz}}{\text{Varianz der } x\text{–Werte}}$$

wobei man unter Kovarianz den Ausdruck $\frac{1}{n}\sum(x_i - \bar{x})(y_i - \bar{y})$ versteht.

Die Werte für SAP und SAQ_x können wir der Tabelle 5.3 entnehmen:

$$b_{yx} = \frac{SAP}{SAQ_x} = \frac{259 \text{ kg cm}}{284 \text{ cm}^2} = 0,912\frac{\text{kg}}{\text{cm}}$$

Die Steigung b_{yx} der Regressionsgeraden von y auf x beträgt 0,912 kg/cm, d.h. nach den Werten der Stichprobe zu urteilen ist eine Größenzunahme um 1 cm im Durchschnitt mit einer Gewichtszunahme von 0,912 kg verbunden.

Außerdem ist bekannt, daß die Regressionsgerade durch den Schwerpunkt $\bar{x}, \bar{y}$ verläuft. Hieraus läßt sich der Achsenabschnitt a_{yx} errechnen, indem die Werte für x und b_{yx} in die Formel eingesetzt werden. Wir setzen ein:

$$\bar{y} = b_{yx}\bar{x} + a_{yx}$$

Daraus folgt:

$$a_{yx} = \bar{y} - b_{yx}\bar{x}$$

Errechnung der Regressionsgerade in unserem Beispiel:

Schwerpunkt: $\bar{x} = 179$ cm, $\bar{y} = 70$ kg:

$$a_{yx} = 70 \text{ kg} - 0,912\frac{\text{kg}}{\text{cm}} \cdot 179 \text{ cm} = 70 \text{ kg} - 163,2 \text{ kg} = -93,2 \text{ kg}$$

Wir erhalten damit die Regressionsgerade von y auf x:

$$\widehat{y} = 0,912 \frac{\text{kg}}{\text{cm}} \cdot x - 93,2 \text{ kg}$$

Man sollte sich vom Rechenaufwand nicht abschrecken lassen, denn es gibt für ca. 50 DM Taschenrechner mit „statistischen Funktionen“ , die diese Rechnungen nach Eingabe der Wertepaare selbständig ausführen.

5.3.2 Regressionsgerade von x auf y

Die Regressionsgerade **von** x **auf** y dient der **Schätzung des** x**–Wertes aus dem** y**–Wert** (Gedächtnisstütze: auf $\widehat{=}$ aufgrund von). Sie liegt so, daß die Streuung der x–Werte minimal ist:

$$\sum_{i=1}^{n} (x_i - \bar{x})^2 = \text{Minimum}$$

Bei der Regressionsgeraden von x auf y ist mathematisch gesehen y die unabhängige (frei wählbare) Variable und x ist die (von y) abhängige Variable. Die unabhängige Variable wird auch als **Prädiktor** und die abhängige Variable als **Kriterium** bezeichnet. Bei der Regressionsgeraden von y auf x ist die Situation umgekehrt.

Es hängt von der Fragestellung ab, welche Variable als unabhängig und welche als abhängig zu betrachten ist. Demnach hängt es von der Fragestellung ab, ob die Regressionsgerade von x auf y (zur Schätzung des x–Wertes) oder von y auf x (zur Schätzung des y–Wertes) bestimmt wird. Wenn man generell am Zusammenhang zwischen x und y interessiert ist, sollte man beide Regressionsgeraden bestimmen.

Wir errechnen den Regressionskoeffizienten von x auf y nach der bekannten Formel:

$$b_{xy} = \frac{259 \text{ kg cm}}{306 \text{ kg}^2} = 0,846 \frac{\text{cm}}{\text{kg}}$$

$$\widehat{x} = b_{xy} y + a_{xy}$$

Nach Einsetzen der Werte für b_{xy}, $\bar{x}$ und $\bar{y}$ erhalten wir:

$$a_{xy} = 179 \text{ cm} - 0,846 \frac{\text{cm}}{\text{kg}} \cdot 70 \text{ kg} = 179 \text{ cm} - 59,2 \text{ cm} = 119,8 \text{ cm}$$

In die übliche Schreibweise umgeformt ergibt sich:

$$
\begin{aligned}
0,846 \frac{\text{cm}}{\text{kg}} \cdot y &= \widehat{x} - 119,8 \text{ cm} \\
y &= 1,18 \frac{\text{kg}}{\text{cm}} \cdot \widehat{x} - 141,5 \text{ kg}
\end{aligned}
$$

Wir erkennen, daß die Steigung der Regressionsgeraden von x auf y durch den Kehrwert des Regressionskoeffizienten b_{xy} angeben wird. Dies hängt damit zusammen, daß die Regressionsgerade von x auf y die Form $x = b_{xy}y + a_{xy}$ hat, daß also gegenüber der üblichen Schreibweise $y = kx + c$ die x– und y–Werte vertauscht sind.

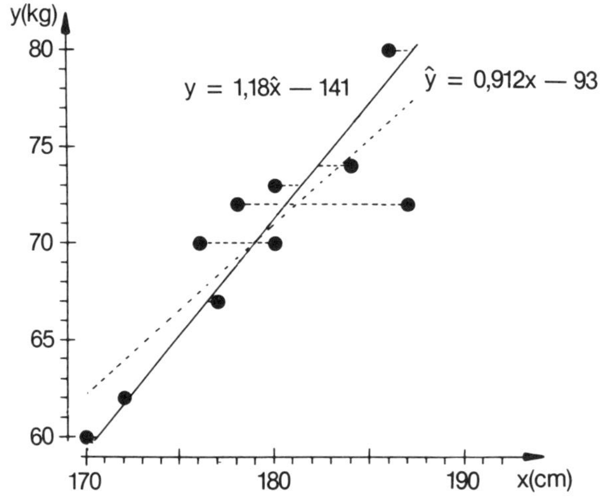

Abbildung 5.7: Regressionsgerade von x auf y. Diese Gerade liegt so, daß die Abweichungen $x_i - \widehat{x}_i$ eine möglichst kleine Quadratsumme ergeben. Gestrichelt ist die Regressionsgerade von y auf x eingezeichnet. Beide Regressionsgeraden schneiden sich im Schwerpunkt $\bar{x}, \bar{y}$ der Punktwolke.

Die Bedeutung der Regressionsgeraden

Die gefundenen Regressionsgeraden von y auf x und von x auf y gelten zunächst nur für die untersuchte Stichprobe.

Sofern die Stichprobe repräsentativ aus einer Grundgesamtheit gezogen ist, gelten die Regressionsgeraden auch für die Grundgesamtheit, allerdings nur im Rahmen einer zufallsbedingten Ungenauigkeit.

Die Annahme, daß die Abhängigkeit zwischen den Variablen x und y linear ist, ist häufig nur hypothetisch. Deshalb ist es nicht zulässig, den Wertebereich von

x und y über den untersuchten Bereich hinaus auszudehnen (zu extrapolieren), etwa zu fragen, wie schwer ein Mensch von 50 cm Körpergröße ist oder wie groß ein Mensch mit dem Körpergewicht von 5 kg ist.

In unserem Beispiel würden sich folgende Schätzwerte ergeben:

für $x = 50$ cm:

$$\begin{aligned} y &= 0,912 \frac{\text{kg}}{\text{cm}} \cdot 50 \text{ cm} - 93,2 \text{ kg} \\ &= 45,6 \text{ kg} - 93,2 \text{ kg} \\ &= -47,4 \text{ kg} \end{aligned}$$

für $y = 5$ kg:

$$\begin{aligned} x &= 0,846 \frac{\text{cm}}{\text{kg}} \cdot 5 \text{ kg} + 119,8 \text{ cm} \\ &= 124,0 \text{ cm} \end{aligned}$$

Hierzu noch einige Überlegungen:

Die Gestalt eines großen Menschen entspricht ungefähr der Gestalt eines kleinen Menschen. Aus geometrischen Überlegungen ergibt sich, daß demnach das Körpergewicht mit der 3. Potenz der Körpergröße ansteigen sollte.

Die Werte unserer sehr kleinen Stichprobe lagen in einem relativ kleinen Bereich, so daß wir diese Beziehung nicht entdecken konnten.

Als Gulliver auf seinen Reisen, die er im Roman von Jonathan Swift 1726 unternahm, ins Land der Liliputaner kam, billigte ihm die dortige Regierung täglich 1728 normale Tagesrationen Verpflegung zu. Man hatte festgestellt, daß er zwölfmal so groß wie ein Liliputaner war. Hieraus hatten die liliputanischen Mathematiker den Schluß gezogen, daß er das $12^3 = 1728$fache Körpergewicht eines Liliputaners besaß und demnach auch die 1728fache Verpflegung eines Durchschnitts–Liliputaners benötigte. Heute weiß man, daß der Grundumsatz und damit auch der Kalorienbedarf eines Tieres in etwa proportional zur Körperoberfläche steigt. Die Körperoberfläche verhält sich proportional zur 2. Potenz der Größe. Demnach hätte Gulliver mit der 144fachen Ration eines Liliputaners auskommen müssen.

5.4 Die Beziehung zwischen Tabakkonsum und Lungenkrebs

Das folgende Anwendungsbeispiel mag nicht besonders glücklich gewählt erscheinen, weil es gar nicht möglich sein wird, den Korrelationskoeffizienten und die Regressionsgeraden zu errechnen. Es ist jedoch ein medizinisch sehr relevantes Beispiel und vor allem zeigt es, daß man zunächst stets ermitteln muß, in welcher tatsächlichen Beziehung zwei Größen zueinander stehen und ob es von dem vorhandenen Vorwissen her überhaupt gerechtfertigt ist, den Korrelationskoeffizienten und die Regressionsgeraden zu bestimmen.

Problemstellung

Der Lungenkrebs ist in allen zivilisierten Ländern seit der Jahrhundertwende in einem Maß angestiegen wie keine andere Krebsart. So ist die Zahl der Lungenkrebstodesfälle in der Schweiz von 1900 bis 1952 auf das 32fache gestiegen. Die Zunahme der Lungenkarzinomfälle ist nicht durch eine verfeinerte Diagnostik zu erklären, die Gesamtzahl der Todesfälle an Krebs hat in dem oben genannten Zeitraum nur um das 1,9fache zugenommen.

Es fällt auf, daß von diesem Anstieg lediglich die kleinzelligen und undifferenzierten Karzinome und die Plattenepithelkarzinome betroffen sind, die Anzahl der Adenokarzinome ist ungefähr gleich geblieben.

Man hat beobachtet, daß es sich bei den Patienten mit Lungenkrebs meist um starke Raucher handelt; auch ist das weibliche Geschlecht, das ja erst in letzter Zeit verstärkt zur Zigarette greift, vom Lungenkrebs weit weniger betroffen als die männliche Bevölkerung.

Aus diesen Beobachtungen hat man den Verdacht abgeleitet, daß der Tabakkonsum zur Entstehung des Lungenkrebses beiträgt. Dieser Verdacht ist tierexperimentell schwer zu belegen, da man – zumindest in den fünfziger Jahren, als man sich mit der Frage beschäftigte – Tiere schwer zum Aktiv–Rauchen bewegen kann. Der beim Passiv–Rauchen inhalierte Qualm ist jedoch anders zusammengesetzt und vor allem wesentlich kühler als der beim Zug an der Zigarette eingeatmete Rauch. Ein nicht minder großes Problem besteht in der Latenzzeit: Beim Menschen tritt das Lungenkarzinom meist erst nach ca. 20jähriger Exposition auf. Tierexperimente dauern meist nur wenige Monate oder wenige Jahre.

Wenn die Tierexperimente auch schwierig waren, so standen doch die Daten aus einem riesigen internationalen menschlichen „Großversuch“ zur Verfügung: nämlich die Rauchgewohnheiten und Todesursachen von Millionen Menschen aus vielen zivilisierten Ländern. Das untenstehende Diagramm zeigt, daß sich im internationalen Vergleich eine deutliche Korrelation der 1953 beobachteten Zahl von Lungenkrebstodesfällen zur Zahl der 23 Jahre vorher pro Kopf konsumierten Zigaretten findet. Die beiden unteren Diagramme zeigen, daß die Häufigkeit der Lungenkarzinome in Deutschland und in der Schweiz in gleichem Maße angestiegen ist wie der Zigarettenkonsum.

Insgesamt zeigt sich eine deutliche Korrelation zwischen Zigarettenkonsum und Lungenkrebssterblichkeit. Wir verzichten jedoch auf die Ausrechnung des Korrelationskoeffizienten r, da wir wissen, daß der Tabakkonsum erst nach einer Latenzzeit von 20 Jahren zum Lungenkarzinom führt. Wenn wir also die pro Jahr beobachteten Lungenkarzinomfälle mit der Zahl der im selben Jahr gerauchten Zigaretten korrelieren würden, wäre dies medizinisch unsinnig. Wenn wir die Korrelation mit dem 20 Jahre vorher gerauchten Quantum Zigaretten herstellen würden, wäre dieses ebenfalls unsinnig, weil wir wissen, daß die in der Zwischenzeit konsumierten Zigaretten eine nicht unerhebliche Rolle bei der Krebsentwicklung spielen. Obwohl wir keinen sinnvollerweise errechneten Korrelationskoeffizienten r angeben können, müssen wir die Parallelität der Kurven doch als starkes Indiz der pathogenetischen Bedeutung des Zigarettenkonsums für das Lungenkarzinom gelten lassen.

Ist die gefundene Korrelation lediglich Indiz oder bereits Beweis? Als Beweis kann man sie keineswegs ansehen, da es viele Größen gibt, die im selben Zeitraum auf die gleiche Art und Weise angestiegen sind, vielleicht der Verbrauch an elektrischer Energie oder das Pro–Kopf–Einkommen oder . . .
Wir wären zumindest am Nachweis zweier Sachverhalte interessiert:

1. an einer individuellen Dosis–Wirkungskurve, aus der hervorgeht, daß die Wahrscheinlichkeit für den einzelnen, ein Lungenkarzinom zu bekommen, mit der von ihm konsumierten Zahl der Zigaretten steigt;
2. an dem Nachweis, daß die Wahrscheinlichkeit des Lungenkrebses abnimmt, nachdem der einzelne nicht länger dem schädigenden Agens ausgesetzt ist, also mit dem Rauchen aufgehört hat.

Untersuchung von Doll und Hill

Die unter 1. und 2. geforderten Sachverhalte sind 1956 von Doll und Hill an einer großangelegten Studie an 25 000 britischen Ärzten nachgewiesen worden. Doll und Hill haben am 1. November 1951 einen Fragebogen an alle 59 600 Ärztinnen und Ärzte des Vereinigten Königreichs geschickt. Die Ärzte sollten beantworten, ob sie zu dieser Zeit (1.11.1951) a) Tabakraucher waren, b) das Rauchen aufgegeben hatten oder c) niemals geraucht hatten (niemals eine Zigarette oder das entsprechende Pfeifen– oder Zigarrenäquivalent pro Tag mindestens ein Jahr lang). Die Raucher und Ex–Raucher wurden zusätzlich über Beginn, Menge und Art (Zigaretten, Zigarren, Pfeifen) des Rauchens befragt. Die Raucher sollten ihre am 1. November vorherrschenden Gewohnheiten angeben.

Daraufhin wurde sichergestellt, daß die Todesursache eines jeden ab diesem Zeitpunkt gestorbenen Mediziners in einem besonderem Formular festgehalten wurde, welches an eine zentrale Auswertungsstelle geschickt wurde. Bei Todesfällen aufgrund eines Lungenkarzinoms wurde der den Totenschein ausstellende Arzt, und wenn nötig das Krankenhaus, angeschrieben, um die Todesursache noch einmal zu bestätigen. Ungefähr die Hälfte der Lungenkarzinome wurden aufgrund einer Sektion mit oder ohne histologische Untersuchung gesichert, ungefähr eine weitere Hälfte aufgrund einer Operation, der Bronchoskopie oder Röntgenuntersuchung und weniger als 10% lediglich aufgrund des klinischen Bildes.

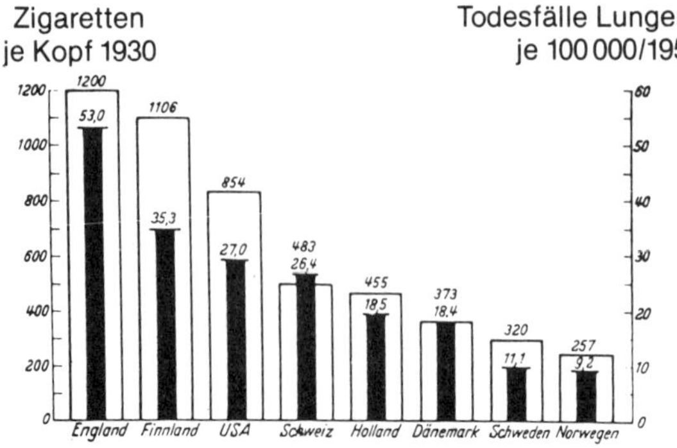

Abbildung 5.8: Internationaler Vergleich der im Jahre 1930 pro Kopf konsumierten Zigaretten mit den Todesfällen durch Lungenkrebs im Jahre 1953 (nach Lickint, 1955).

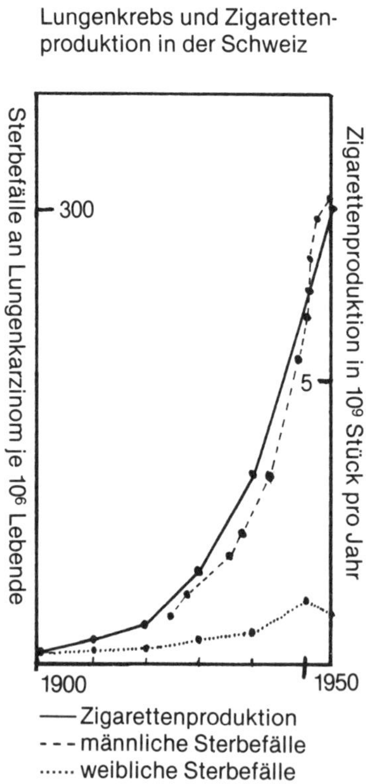

Abbildung 5.9: Zigarettenproduktion und Sterbefälle durch Lungenkrebs in der Schweiz von 1900 bis 1955 (nach O. Gsell, 1957).

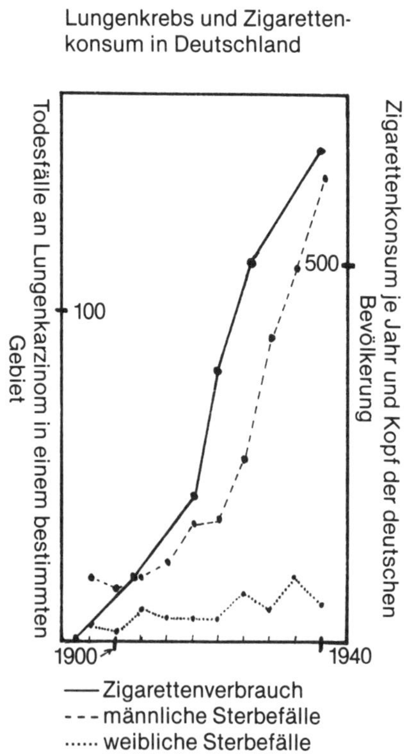

Abbildung 5.10: Zigarettenkonsum und Sterbefälle durch Lungenkrebs in Deutschland im Zeitraum von 1900 bis 1940.

Die Studie sollte untersuchen, welche Beziehung zwischen den Todesursachen und den Rauchgewohnheiten besteht, wie sie am 1.11.1951 angegeben wurden. Man hatte erwartet, daß die Häufigkeit der Lungenkarzinome mit der Menge des Tabakkonsums ansteigen würde, was sich nachher auch bestätigt hat. Nun kann man einwenden, daß diese Untersuchung von vornherein auf schwachen Füßen stand, da die von den Ärzten gegebene Einschätzung ihrer Rauchgewohnheiten in vielen Fällen sicherlich unkorrekt gewesen ist. Auch mögen viele, die am 1.11.1951 starke Raucher waren, ihren Tabakkonsum später eingeschränkt haben; es ist auch möglich, daß jemand, der bis zum Stichtag viel geraucht hat, am 1.11.1951 gerade das Rauchen reduziert hatte und von Doll und Hill als schwacher Raucher eingestuft wurde. Auf Grund dieser Fehlermöglichkeiten wurden schwache Raucher als starke und starke Raucher als schwache eingestuft. Auf diese Weise wurde der erwartete Mortalitätsunterschied zwischen Nichtrauchern, schwachen und starken Rauchern verwischt, das heißt, die ermittelten Ergebnisse sind als **Untertreibung** der wirklichen Verhältnisse zu betrachten.

Ergebnisse

Mediziner unter 35 Jahren und Frauen waren so selten am Lungenkarzinom gestorben, daß sich diese beiden Gruppen zur Durchführung der Untersuchung nicht eigneten. Die im folgenden diskutierten Ergebnisse wurden demnach an ca. 25 000 männlichen Medizinern über 35 Jahren gewonnen. Die Rauchgewohnheiten wurden zu folgenden Todesursachen in Beziehung gesetzt: Lungenkrebs, anderen Krankheiten des Atmungstraktes, anderen Karzinomen, Herzinfarkt, anderen Todesursachen. Die Ex–Raucher wurden nach den kurz vor Aufgabe des Rauchens bestehenden Rauchgewohnheiten eingestuft. Die Ärzte, die den Fragebogen zurückgesandt hatten, wurden demnach zunächst in vier Gruppen unterteilt: Nichtraucher, leichte Raucher, mittlere Raucher und starke Raucher. Danach wurde errechnet, wie viele Todesfälle aufgrund der oben aufgeführten Todesursachen in jeder der vier Gruppen nach den allgemeinen Todesursachen–Statistiken des Vereinigten Königreichs zu erwarten gewesen wären. Bei dieser Rechnung wurde die altersmäßige Zusammensetzung der vier Gruppen berücksichtigt. Die in den einzelnen Gruppen tatsächlich beobachteten Todesfälle wurden dann als Prozentsatz der zu erwartenden angegeben.

Daraufhin sollte untersucht werden, ob die Art des Rauchens in Beziehung zur Häufigkeit des Lungenkrebses steht. Hierzu wurden drei Gruppen gebildet: Reine Pfeifenraucher, gemischte Zigarren–, Zigaretten– und Pfeifenraucher, reine Zigarettenraucher. Wenn man einen Patienten dazu bringen möchte, das Rauchen aufzugeben, wird er danach fragen, ob denn nicht schon alles zu spät sei, nachdem er bereits seit langer Zeit viel geraucht hat. Reduziert die Aufgabe des Rauchens die Wahrscheinlichkeit, ein Lungenkarzinom zu bekommen? Diese Frage wurde untersucht, indem folgende drei Gruppen verglichen wurden: Ex–Raucher, die seit mindestens 10 Jahren nicht mehr geraucht hatten, Ex–Raucher, die das Rauchen seit weniger als 10 Jahren aufgegeben hatten, Leute, die am 1.11.1951 Raucher waren. (Ergebnisse siehe untenstehend.) Es läßt sich nach den Ergebnissen der Studie errechnen, daß ein 25jähriger Mann, der täglich mindestens 25 Zigaretten raucht, mit einer Wahrscheinlichkeit von 9% vor seinem 75. Lebensjahr am Lungenkarzinom stirbt.

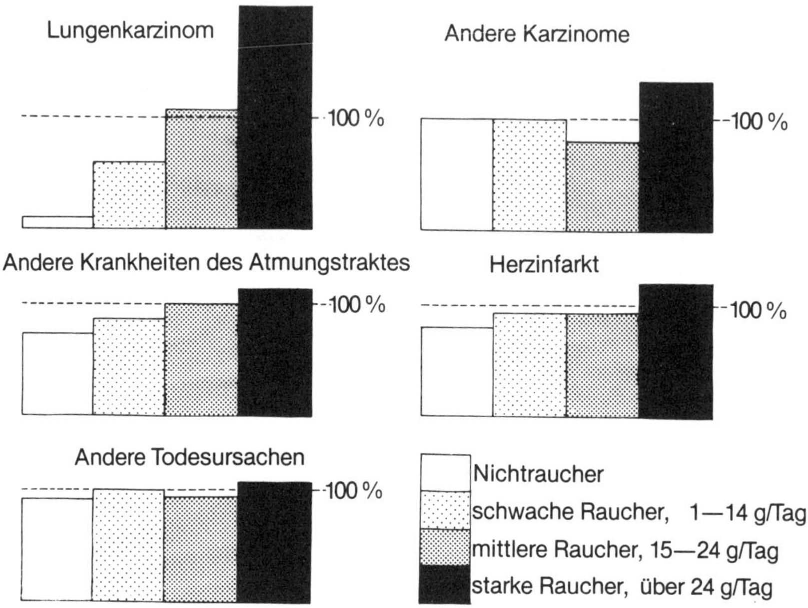

Abbildung 5.11: Ergebnisse der Untersuchung von Doll und Hill.

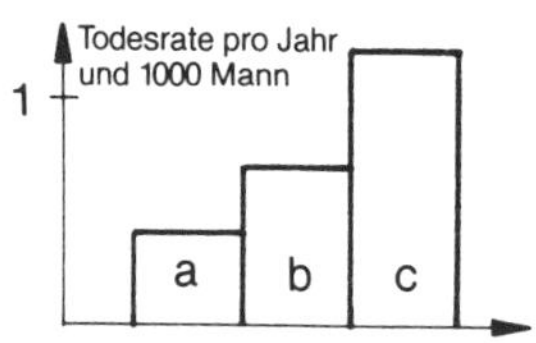

Abbildung 5.12: Mortalität in Abhängigkeit von der Art des Rauchens: a: reine Pfeifenraucher, b: gemischte Pfeifen–, Zigaretten– und Zigarrenraucher, c: reine Zigarettenraucher.

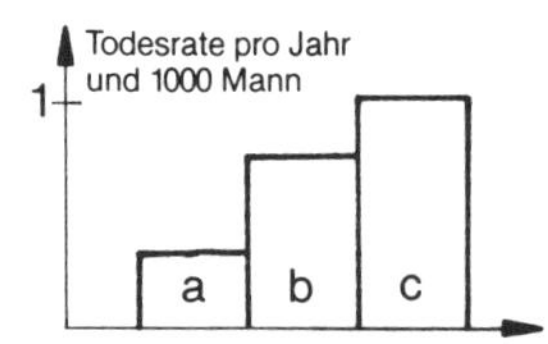

Abbildung 5.13: Mortalität in Abhängigkeit davon, wie lange der Tabakkonsum zurückliegt: a: Ex–Raucher, die das Rauchen seit mehr als 10 Jahren aufgegeben haben, b: Ex–Raucher, die das Rauchen seit weniger als 10 Jahren aufgegeben haben, c: aktive Raucher.

5.5 Übungsaufgaben

5.1 Graphische und tabellarische Darstellung

1. An den Probanden einer Stichprobe werden die Merkmale „Geschlecht“ und „Körpergröße“ beobachtet. Die Daten sollen in einer Kontingenztafel dargestellt werden.

Dazu muß man

A die Daten beider Merkmale klassieren

B für die Daten beider Merkmale eine Rangliste aufstellen

C die Daten des Merkmals „Körpergröße“ klassieren

D eine Punktwolke zeichnen

E für die Daten beider Merkmale ein Konfidenzintervall berechnen

2. Welche Aussage über Kontingenztafeln trifft nicht zu?

A In Kontingenztafeln werden Häufigkeiten eingetragen.

B Die Vierfeldertafel ist ein Spezialfall der Kontingenztafel.

C Beobachtungen von zwei qualitativen Merkmalen können in einer Kontingenztafel dargestellt werden.

D Zur Prüfung der Unabhängigkeit der Merkmale in einer Kontingenztafel benutzt man den χ^2–Test.

E Die Summe der Werte jeder Zeile ist stets gleich.

3. Es wurden folgende Blutdruckwerte bei 1 000 Personen beobachtet:

Diastol. Blutdruck	Systolischer Blutdruck ≤ 120	121–140	141–160	$161 \geq$	Summe
≤ 70	120	60	10	–	190
71–90	100	500	80	20	700
$91 \geq$	–	10	20	80	110
	220	570	110	100	1000

Hypertonie wurde durch systolischen Blutdruck über 140 mmHg oder diastolischen Druck über 90 mmHg definiert.

Wie viele Personen mit Hypertonie wurden beobachtet?

A 100

B 120

C 200

D 210

E 220

4. Gegeben sind folgende Werte x_{ij}. Wieviel beträgt dann $\sum_{j=1}^{3} x_{ij}$?

i \ j	1	2	3
1	2	9	4
2	3	5	6
3	1	8	7

A 6

B 9

C 14

D 15

E 45

5. Die graphische Darstellung, die man in der linearen Regressionsanalyse benutzt, um die Daten darzustellen, ist ein(e)

A Histogramm
B Punktwolke
C Polygonzug
D Netztafel
E Flußdiagramm

Lösung der Übungsaufgaben

1C Eine Kontingenztafel ist eine Tabelle mit Zeilen und Spalten, wobei jeweils eine Zeile oder Spalte einer Klasse entspricht. Die Körpergröße ist eine stetige Größe und muß zunächst klassiert werden, bevor sie einer Zeile bzw. Spalte der Kontingenztafel zugeordnet werden kann.

Beim Geschlecht gibt es nur zwei Ausprägungen, so daß die Klassierung bereits vorgegebeben ist.

2E Aussage E ist unsinnig, allenfalls könnte man folgende Aussage machen:

$$\text{Summe aller Zeilensummen} = \text{Summe aller Spaltensummen} = \text{Gesamtsumme}$$

3E 110 Personen haben einen systolischen Blutdruck zwischen 141 und 160 mmHg. Hinzu kommen 100 Personen mit einem systolischen Blutdruck über 160 mmHg sowie 10 Personen, die zwar einen systolischen Blutdruck unter 140 mmHg, aber einen diastolischen Wert von über 90 mmHg aufweisen.

4E Es sollen alle x_{ij}–Werte von $j = 1$ bis $j = 3$ aufaddiert werden, unabhängig vom i–Wert. Die drei Werte mit $j = 1$ ergeben als Summe den Wert 6. Für $j = 2$ ergibt sich analog eine Summe von 22 und für $j = 3$ ist die Summe 17. Insgesamt ergibt sich als Summe über alle j von 1 bis 3 der Wert 45.

5B Ein Histogramm oder Polygonzug dient zur Darstellung relativer oder absoluter Häufigkeiten.

Eine Netztafel ist die graphische Darstellung der Beziehung zwischen drei Variablen. Ein Beispiel ist die Abbildung 5.4, die die Beziehung zwischen dem Korrelationskoeffizienten in der Stichprobe, dem Korrelationskoeffizienten in der Grundgesamtheit und dem Stichprobenumfang n darstellt.

Ein Flußdiagramm veranschaulicht das Ablaufschema eines EDV–Programms. Die einzelnen Programmschritte mit ihren Verzweigungen werden dargestellt.

5.2 Der Korrelationskoeffizient

6. Welche Aussage über die Punktwolken **1** bis **3** trifft zu?

1 **2** **3**

Die Korrelation beträgt	**1.**	**2.**	**3.**
A	$-0,7$	-1	$+1$
B	$+0,1$	-1	0
C	$-0,7$	0	$+1$
D	$-0,7$	-1	0
E	$-0,1$	$+1$	$+1$

7. Der Korrelationskoeffizient ist ein Maß für

A die Lokalisation
B die Variabilität
C die Kovarianz
D den nichtlinearen Zusammenhang
E den linearen Zusammenhang

8. Ist der aus einer Stichprobe berechnete empirische Korrelationskoeffizient r größer als 0, dann ist der aus derselben Stichprobe berechnete Regressionskoeffizient b

A größer als 0
B nur dann größer als 0, wenn b signifikant von 0 abweicht
C nur dann größer als 0, wenn r größer als 0,5 ist
D kleiner als 0
E Das Vorzeichen von b läßt sich aus dem Vorzeichen von r nicht bestimmen.

9. Wenn der empirische Korrelationskoeffizient zweier Merkmale X und Y den Wert 1 hat, dann

A hat auch der Regressionskoeffizient b_{yx} den Wert 1
B fallen beide Regressionsgeraden zusammen
C stehen beide Regressionsgeraden senkrecht aufeinander
D verläuft die Regressionsgerade von Y auf X parallel zur y–Achse
E verlaufen die beiden Regressionsgeraden zueinander parallel mit positivem Abstand

10. Für die Punktwolke

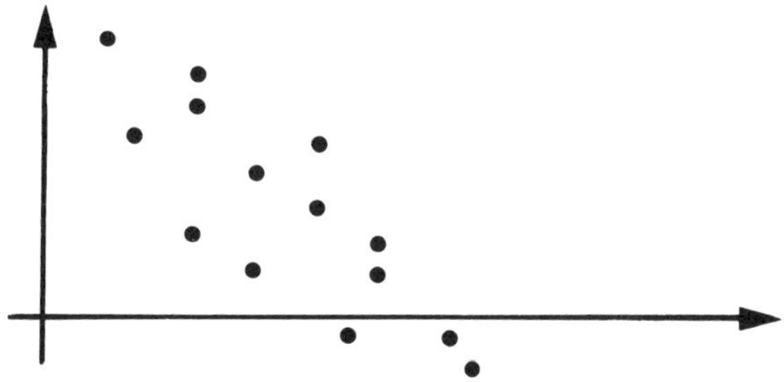

ist der empirische Korrelationskoeffizient negativ,
weil
in der abgebildeten Punktwolke negative y–Werte auftreten.

Antwort	Aussage 1	Aussage 2	Verknüpfung
A	richtig	richtig	richtig
B	richtig	richtig	falsch
C	richtig	falsch	–
D	falsch	richtig	–
E	falsch	falsch	–

Lösung der Übungsaufgaben

6D In Abbildung **3** ist zwar ein Zusammenhang zwischen den Größen X und Y anzunehmen, jedoch kein linearer, weshalb $r = 0$. r ist nur deshalb genau Null, weil die Punkte genau symmetrisch liegen.

7E In dieser Aufgabe ist der Punktmoment–Korrelationskoeffizient r gemeint. Der Spearmansche Rangkorrelationskoeffizient r_s kann auch als Maß für einen nichtlinearen Zusammenhang dienen.

8A Die Vorzeichen der Regressionskoeffizienten b_{xy}, b_{yx} und des Korrelationskoeffizienten r stimmen überein.

9B Der Korrelationskoeffizient r ist ein Maß für die Streuung der Punkte um die Regressionsgeraden. Bei einem Wert von $r = 1$ oder $r = -1$ ist die Streuung Null. Deshalb kann dieselbe Regressionsgerade zur Schätzung der y–Werte aus den x–Werten wie zur Schätzung der x–Werte aus den y–Werten verwendet werden, und beide Regressionsgeraden sind identisch.

10C Die erste Aussage ist richtig, die zweite ist falsch. Der Korrelationskoeffizient ist dann negativ, wenn mit steigenden x–Werten fallende y–Werte zu erwarten sind, d.h. wenn die Regressionsgeraden eine negative Steigung aufweisen.

11. In der abgebildeten Punktwolke

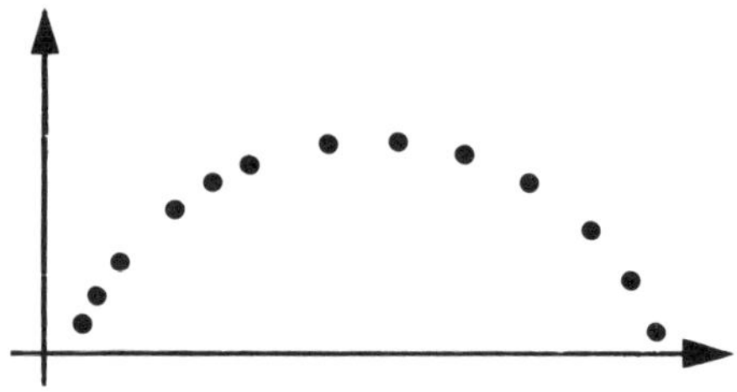

ist der empirische Korrelationskoeffizient gleich 0,

weil

in der abgebildeten Punktwolke kein Zusammenhang zwischen den Merkmalen X und Y besteht.

5.3 Berechnung der Regressionsgeraden

12. In der Regressionsgleichung $y = a + bx$, die aufgrund von Beobachtungspaaren der Zufallsvariablen X und Y aufgestellt wurde, bedeutet ein positiver Regressionskoeffizient, daß

A Y und X kausal abhängen

B Y und X voneinander stochastisch abhängen

C die bedingten Mittelwerte von Y mit wachsendem x ansteigen

D a positiv ist

E die Regressionsgerade oberhalb des gemeinsamen Mittelwertes $(\bar{x}, \bar{y})$ verläuft

13. Welches der folgenden Intervalle umfaßt alle Zahlenwerte, die der Regressionskoeffizient b annehmen kann?

A $[-\infty, \infty]$

B $[0, \infty]$

C $[0, 1]$

D $[-1, 1]$

E $[1, \infty]$

14. Wann stimmt die Regressionsgerade von x auf y mit der Regressionsgeraden von y auf x überein?

A wenn der Korrelationskoeffizient 1 ist

B wenn der Korrelationskoeffizient zwischen 0 und 1 liegt

C wenn die Regressionsgerade durch den Nullpunkt geht

D wenn der Nullpunkt und der Schwerpunkt zusammentreffen

E wenn die Varianz gleich ist

15. Es sind zwei quantitative Merkmale X und Y gegeben. Die Regressionsgerade von Y auf X stimmt mit der Regressionsgeraden von X auf Y überein, wenn

A die Merkmale X und Y unkorreliert sind

B die Varianz von X gleich der Varianz von Y ist

C der Korrelationskoeffizient $r_{xy} = 1$ ist

D die Kovarianz der beiden Merkmale 1 ist

E die Kovarianz gleich der Varianz von Y ist

16. Für den Korrelationskoeffizienten r bzw. den Regressionskoeffizienten b gilt stets:

A Die Regressionsgerade läuft parallel zur x–Achse, wenn $r^2 = 1$.

B b ist der Sinus des Winkels zwischen der Regressionsgeraden und der x–Achse.

C r ist der Tangens des Winkels zwischen den beiden Regressionsgeraden.

D $b = 1$ bedeutet, alle Punkte liegen auf einer Geraden.

E r und b haben das gleiche Vorzeichen.

17. In einem Korrelationsdiagramm (Punktwolke) mit linearer Regression gibt es zwei Regressionsgeraden.

Wie unterscheiden sie sich?

Abszissenbezeichnung: X

Ordinatenbezeichnung: Y

1 Die flachere bedeutet die Schätzung der zu vorgegebenen x–Werten durchschnittlich gehörenden y–Werte.

2 Die steilere bedeutet die Schätzung der zu vorgegebenen y–Werten durchschnittlich gehörenden x–Werte.

3 Die steilere erhält man aus der flacheren, indem man deren Gleichung nach x auflöst.

4 Die flachere hat als Richtungskoeffizienten den Regressionskoeffizienten, die steilere den Korrelationskoeffizienten.

A nur 1 ist richtig

B nur 3 ist richtig

C nur 1 und 2 sind richtig

D nur 1 und 4 sind richtig

E nur 3 und 4 sind richtig

Lösung der Übungsaufgaben

11C Die erste Aussage ist richtig, die zweite ist falsch. Der Korrelationskoeffizient ist Null, weil kein linearer Zusammenhang zwischen X und Y besteht. Es ist jedoch durchaus ein enger Zusammenhang zwischen X und Y anzunehmen, denn die Werte liegen ohne Streuung genau auf einem Kreisradius.

12C Ein positiver Regressionskoeffizient bedeutet, daß die Gerade ansteigt. Beide Regressionsgeraden verlaufen stets durch den gemeinsamen Mittelpunkt (Schwerpunkt) $(x, \bar{y})$.

13A Der Regressionskoeffizient kann grundsätzlich alle Werte zwischen $-\infty$ und $+\infty$ annehmen. Allerdings bedeutet ein Wert von $+\infty$, 0 oder $-\infty$, daß die x– und y–Werte unabhängig voneinander sind, d.h. daß eine Voraussage des x–Wertes aus dem y–Wert oder umgekehrt nicht möglich ist.

14A Der Winkel zwischen beiden Regressionsgeraden ist um so kleiner, je stärker die Größen X und Y korreliert sind, d.h. je höher der Betrag des Korrelationskoeffizienten r ist. Wenn $r = +1$ oder wenn $r = -1$ ist, fallen beide Regressionsgeraden zusammen.

15C Beide Regressionsgeraden würden auch dann übereinstimmen, wenn $r_{xy} = -1$ wäre.

16E Ein positiver Korrelationskoeffizient r bedeutet eine Zunahme der durchschnittlichen y–Werte bei wachsendem x, d.h. eine ansteigende Regressionsgerade.

Die umgekehrte Überlegung gilt für ein negatives r.

17C Ohne Kenntnis des x–Wertes bzw. der Regressionsgeraden würde man den y–Wert stets als $\bar{y}$ schätzen. Die Kenntnis des x–Wertes bzw. der Regressionsgeraden von y auf x führt in der Regel zu einer etwas anderen Schätzung als $\bar{y}$. Deshalb verläuft die Regressionsgerade zur Schätzung von y relativ flach, damit sich die Schätzwerte bei einem gegebenen x–Wert nicht zu weit von $\bar{y}$ entfernen müssen. Diese Argumentation wird besonders deutlich, wenn die x– und y–Werte fast unabhängig voneinander sind.

Ähnliche Überlegungen gelten für die Regressionsgerade von x auf y zur Schätzung des x–Wertes. Diese Regressionsgerade verläuft deshalb relativ steil.

Kapitel 6

Versuchsplanung und –durchführung

Die Versuchsplanung und –durchführung hat die Gewinnung von statistisch auswertbaren Daten zum Ziel, um eine vorgegebene Fragestellung zu beantworten.

In der Regel besteht eine große Diskrepanz zwischen den erhobenen Daten und den Daten, die für die Auswertung notwendig wären. Häufig ist der größte Teil der tatsächlich vorhandenen Daten statistisch nicht auswertbar, etwa wegen Unvollständigkeit oder wegen Irrelevanz in bezug auf die Fragestellung. Hingegen sind viele Daten, die für eine Auswertung dringend erforderlich wären, wegen mangelnder Voraussicht oft nicht erhoben worden.

Die Planung und Methodik eines Versuchs stellt neben der zu prüfenden Hypothese das zentrale Element einer erfolgreichen wissenschaftlichen Tätigkeit dar. Viele Doktorarbeiten, die im Stadium der Versuchsdurchführung mit Schwung und Elan begonnen werden, geraten im Stadium der Auswertung ins Stocken, weil bei der Versuchsplanung Fehler begangen wurden.

Man sollte sich deshalb im Stadium der Planung Zeit lassen, alle Eventualitäten durchdenken und nach Möglichkeit einen Statistiker beratend hinzuziehen. Häufig empfiehlt sich die Durchführung einer Vorstudie, um die spezifischen Probleme kennenzulernen. Die speziellen Probleme, die mit der Durchführung einer medizinischen Dissertation verbunden sind, werden im 10. Kapitel ausführlich besprochen werden.

6.1 Grundbegriffe der Versuchsplanung

Im Mittelpunkt der Versuchsplanung steht stets die Fragestellung:

- Was will man wissen? (Hauptfragestellung und eventuell weitere Nebenfragestellungen)
- Welches sind die Ziel-, Einfluß- und Störgrößen? (s.u.)
- Auf welches Kollektiv bezieht sich die Fragestellung? (z.B. Grundgesamtheit aller Patienten mit der Krankheit XYZ)

- Kann man von der untersuchten Stichprobe auf die interessierende Grundgesamtheit schließen? Zum Beispiel werden in die Universitätsklinik in der Regel hauptsächlich Patienten mit einer besonders schweren Verlaufsform eingewiesen.

- Rechtfertigt das zu erwartende Ergebnis die Studie? Insbesondere bei Therapiestudien ergeben sich häufig ethische Probleme.

Ziel–, Einfluß– und Störgrößen

Unter der **Zielgröße** versteht man die Variable, die als Ergebnis einer Untersuchung interessiert, beispielsweise die Wachstumsgeschwindigkeit einer Bakterienkultur.

Einflußgrößen sind Variable, die in funktionalem Zusammenhang zur Zielgröße stehen, beispielsweise die Zusammensetzung des Nährmediums und die Temperatur. Anstelle von Einflußgrößen spricht man häufig auch von **Faktoren**. Verschiedene Ausprägungen einer Einflußgröße heißen dann Stufen des Faktors oder **Faktorstufen**. Beispiel: Faktor Temperatur mit den drei Stufen 10°C, 20°C, 30°C.

Störgrößen beeinflussen ebenfalls die Zielgröße, sind jedoch nicht quantifizierbar wie z.B. die unterschiedliche Geschicklichkeit von MTAs im Umgang mit Bakterienkulturen. Störgrößen sind für die zufallsabhängige Streuung der Versuchsergebnisse verantwortlich.

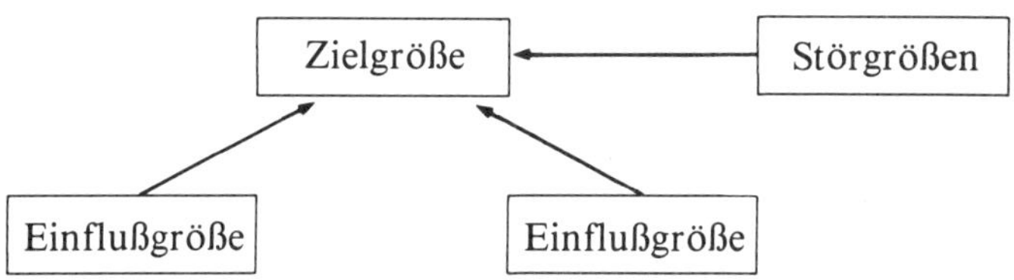

Abbildung 6.1: Beziehung zwischen Ziel–, Einfluß– und Störgröße.

Um den Einfluß einer Einflußgröße auf die Zielgröße zu untersuchen, muß durch eine geeignete Versuchsplanung versucht werden, alle übrigen Einfluß– und alle Störgrößen konstant zu halten.

Sofern die Konstanthaltung der übrigen Einfluß– und Störgrößen nicht möglich ist, müssen die Einfluß– und Störgrößen zumindest sorgfältig erfaßt werden. Die Auswertung kann sich in diesem Fall jedoch als sehr schwierig, ggf. als unmöglich erweisen. Je nachdem, wie die nicht ausgeschalteten Einfluß– und Störgrößen auf die Zielgröße einwirken, bewirken sie einen systematischen, d.h. immer in eine Richtung weisenden, oder einen zufälligen Meßfehler.

Möglicherweise können Wechselwirkungen zwischen den verschiedenen Einflußgrößen bestehen, d.h. der Effekt verschiedener Einflußgrößen kann sich eventuell gegenseitig „potenzieren“ (Alkohol und Psychopharmaka).

Vergleich zweier oder mehrerer Gruppen

Beim geplanten Vergleich verschiedener Gruppen ist die Struktur–, Behandlungs– und Beobachtungsgleichheit der Gruppen zu beachten.

Strukturgleichheit bedeutet, daß die Zusammensetzung der Gruppen bezüglich aller wesentlichen Merkmale (Einfluß– und Störgrößen) identisch ist, abgesehen von dem Merkmal, in dem sich die Gruppen unterscheiden (z.B. Therapie).

Behandlungsgleichheit bedeutet, daß die zu vergleichenden Gruppen in gleicher Weise behandelt werden, abgesehen von dem Merkmal, in dem sich die Gruppen unterscheiden, wie z. B der Therapie. Bei Therapiestudien muß beispielsweise die begleitende Therapie in den zu vergleichenden Gruppen gleich sein.

Beobachtungsgleichheit bedeutet, daß beide Gruppen in derselben Art und Weise untersucht bzw. beobachtet werden.

Die Mißachtung der Struktur–, Behandlungs– und Beobachtungsgleichheit der Gruppen bewirkt einen systematischen Fehler und entwertet die gefundenen Ergebnisse.

Das Ziehen einer Stichprobe

Die Grundgesamtheiten, die untersucht werden sollen, sind häufig so umfangreich, daß nicht jede einzelne Beobachtungseinheit untersucht weden kann. Beispiele sind das Kollektiv aller Patienten, die an einer bestimmten Krankheit leiden, oder alle wahlberechtigten Bundesbürger.

Man behilft sich in diesen Fällen mit einer **repräsentativen Stichprobe**, die man aus der Grundgesamtheit zieht. Repräsentativ heißt, daß **in der Stichprobe alle Ausprägungen der Ziel– und Einflußgrößen in vergleichbarem Verhältnis enthalten sind wie in der Grundgesamtheit**.

Eine **selektive Stichprobe** liegt vor, wenn die verschiedenen Einflußgrößen in der Stichprobe in einem anderen Verhältnis enthalten sind als in der Grundgesamtheit.

Beispielsweise ist das Krankengut einer Universitätsklinik nicht repräsentativ für alle stationär behandelten Patienten, weil in die Universität besonders die diagnostisch und therapeutisch schwierigen Fälle eingewiesen werden.

Wenn die aus einer Stichprobe gewonnenen Ergebnisse ohne Einschränkung auf die Grundgesamtheit übertragen werden sollen, ist es unbedingt erforderlich, daß die untersuchte Stichprobe repräsentativ für die Grundgesamtheit ist.

Eine repräsentative Stichprobe ergibt sich in der Regel, wenn jedes Element der Grundgesamtheit die gleiche Chance erhält, in die Stichprobe zu gelangen. Man spricht in diesem Zusammenhang von einer zufälligen Stichprobe oder Zufallsstichprobe.

Bei überschaubaren Grundgesamtheiten kann man so vorgehen, daß man alle Elemente der Grundgesamtheit durchnumeriert und dann aus einer Zufallszahlentabelle, einer Tabelle mit zufällig angeordneten Ziffern, so lange Zahlen zieht, bis die Stichprobe voll ist.

Man kann auch jedes soundsovielte, beispielsweise jedes 10., 100. oder 280. Element der Grundgesamtheit in die Stichprobe einreihen oder jedem Element der Grundgesamtheit ein Los zuordnen und Lose ziehen.

Es muß bedacht werden, daß auch eine zufällig gewonnene Stichprobe nicht unbedingt völlig repräsentativ für die Grundgesamtheit sein muß, weil – besonders bei kleinen Stichprobenumfängen – zufallsbedingte Abweichungen eine Rolle spielen. Wie bereits erwähnt ist das Ziehen einer zufälligen Stichprobe erforderlich, wenn die geplante Auswertung die Beschreibung der Grundgesamtheit zum Ziel hat.

Wenn der Vergleich zweier Gruppen beabsichtigt ist, ist es notwendig, durch eine Zufallszuteilung der Versuchseinheiten (Patienten oder Versuchstiere) die Strukturgleichheit der Gruppen anzustreben.

Bildung von Blöcken und Schichten

Oft unterscheiden sich die Versuchs– oder Beobachtungseinheiten (Versuchstiere, Patienten) in bezug auf viele wichtige Einfluß– und Störgrößen wie z.B. Alter, Vor– und Begleiterkrankungen, erbliche Konstitution usw.

Deshalb läßt sich beispielsweise nur sagen, daß eine bestimmte Dosis eines Giftes 50% aller Versuchstiere tötet. Ob dieselbe Dosis bei einem anderen, bisher noch nicht behandelten Versuchstier eine tödliche Wirkung hat, läßt sich nicht voraussagen. *In biologischen Experimenten bewirkt die Heterogenität der Versuchseinheiten einen oft erheblichen Zufallsfehler, denn die Zielgröße wird oft mehr durch die unbekannten Störgrößen beeinflußt als von der untersuchten Einflußgröße.*

Beim Vergleich verschiedener Gruppen kann sich ein Fehler einstellen, indem die verglichenen Gruppen unterschiedlich zusammengesetzt sind, indem sich z.B. die schwerer erkrankten Patienten hauptsächlich in Gruppe A befinden.

Dieser Zufallsfehler läßt sich reduzieren, wenn bei der Versuchsplanung berücksichtigt wird, daß bestimmte Untergruppen, sog. Blöcke der Versuchseinheiten, homogener sind als die Gesamtheit der Versucheinheiten. Solche Blöcke sind beispielsweise eineiige Zwillinge, die rechte und linke Niere (Ohr, Vorderpfote etc.) desselben Tieres, alle Tiere desselben Wurfes, Impfstoff derselben Produktionscharge usw.

Bei Experimenten mit Vergleichsgruppen (z.B. Therapie A und Therapie B) läßt sich eine optimale *Strukturgleichheit der Vergleichsgruppen* erreichen, indem jeder Block gleichmäßig auf die Vergleichsgruppen aufgeteilt wird. Bei einem Zweierblock (Paar) aus zwei eineiigen Zwillingen sollte ein Zwilling Therapie A erhalten, und der andere Zwilling sollte in die Vergleichsgruppe mit Therapie B eingeteilt werden.

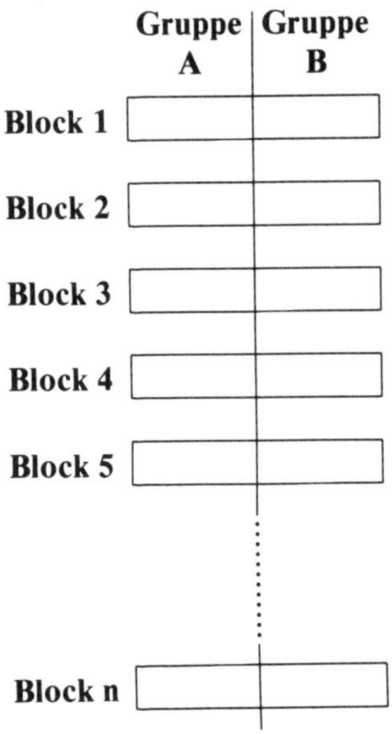

6.2: Schema der Blockbildung bei einem Versuch mit zwei Gruppen (A und B).

Beispielsweise sollen zwei Substanzen A und B in bezug auf ihre Kanzerogenität verglichen werden, indem die Ohren von Versuchstieren damit eingepinselt werden. Es ist empfehlenswert, von jedem Tier jeweils ein Ohr mit A und das andere Ohr mit B zu behandeln. Wenn es einige Tiere gibt, bei denen sich auf Grund ihrer Konstitution besonders leicht Krebs auslösen läßt, wird der Vergleich hierdurch nicht beeinträchtigt. Wenn aber bei der Hälfte der Tiere beide Ohren mit A und bei der anderen Hälfte beide Ohren mit B behandelt würden, könnte durch eine zufälligerweise ungleiche Verteilung der krebsempfindlichen Tiere auf die A– und die B–Gruppe ein Zufallsfehler entstehen.

Die bisher besprochenen Blöcke sind natürlicherweise vorhandene Blöcke. Es ist auch möglich, die Versuchseinheiten nach einer besonders wichtigen Einflußgröße „künstlich" in Blöcken zusammenzufassen. Beispielsweise soll eine Schulklasse in zwei Gruppen aufgeteilt werden, in denen vergleichend zwei verschiedene Unterrichtsmethoden erprobt werden sollen. Zu diesem Zweck könnte man die Schüler nach der Einflußgröße „Leistung" in drei Blöcke aufteilen: gute, mittelmäßige und schlechte Schüler. Nach einem *Zufallsverfahren* (z.B. Lose oder Zufallszahlen) würde dann jeder Block gleichmäßig auf beide Unterrichtsgruppen verteilt werden. Die Blockbildung hat hier auch noch den Vorteil, daß beide Unterrichtsgruppen übersichtlich strukturiert werden. Hierbei könnte sich möglicherweise ergeben, daß eine Unterrichtsmethode für die guten Schüler und daß die andere Methode für den Block der schlechten Schüler besser ist. Vergleiche zwischen den verschiedenen Blöcken leiden häufig an der geringen Fallzahl innerhalb der einzelnen Blöcke.

Statt Blockbildung spricht man häufig von **Bildung von Schichten** oder von der **Stratifikation**. Im allgemeinen Sprachgebrauch sind Blöcke homogener und kleiner als Schichten, d.h. die rechte und linke Niere bilden einen Block, bei den Schülern würde man eher von Schichten sprechen, aber zum Teil werden die Begriffe Block und Schicht auch synonym verwendet.

Eine spezielle Form der Blockbildung ist die **Matched–Pairs–Technik** und die **Fall–Kontroll–Studie** (s.S. 162). Auch hier wird die Strukturgleichheit der Vergleichsgruppen angestrebt.

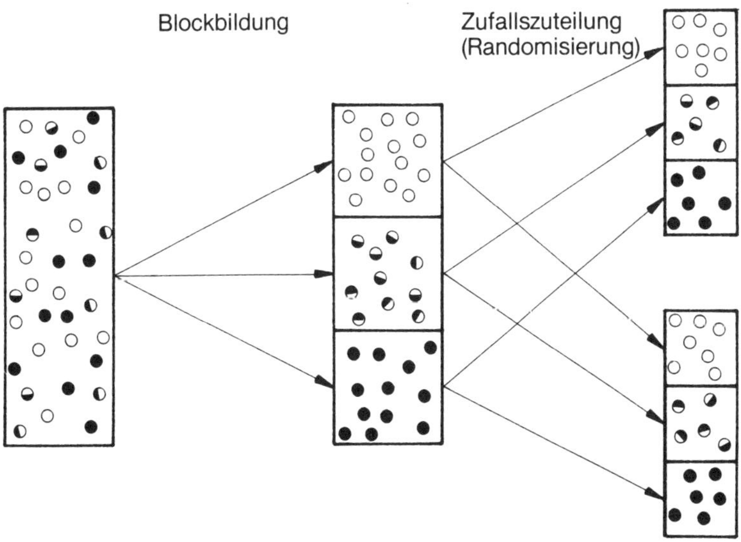

Abbildung 6.3: Blockbildung als Vorbereitung der Randomisierung. Bei kleinen Stichproben und einem sehr heterogen zusammengesetzten Untersuchungsgut kann die Zufallszuteilung dazu führen, daß wichtige Einfluß– und Störgrößen in den Vergleichsgruppen stark unterschiedlich verteilt sind. Eine vorherige Blockbildung und eine anschließende nach Blöcken getrennte Randomisierung kann diesen zufälligen Selektionsfehler stark vermindern.

Verbundene Stichproben

Besonders interessant sind die Untersuchungen an Zweierblöcken, zum Beispiel an der rechten und linken Niere desselben Tieres oder Blutdruckwerte desselben Patienten vor und nach einer Therapie: Wenn man beispielsweise die Wirkung eines Blutdruckmittels an 20 Patienten untersuchen will, ist es günstiger, bei jedem einzelnen Patienten dic Werte vor und nach der Behandlung zu vergleichen, als das gesamte Kollektiv vor und nach der Behandlung. Man spricht von verbundenen Stichproben. Es gibt spezielle Testverfahren für verbundene Stichproben, bei denen sich im Falle eines wirklich vorhandenen Unterschieds eher ein signifikantes Ergebnis ergibt, als wenn die Stichproben als unverbunden behandelt würden. Näheres wird im nächsten Kapitel besprochen.

6.2 Unterschiedliche Typen von Studien

Je nachdem, welche Fragestellung bearbeitet wird und wie sich das Untersuchungsgut zusammensetzt, ergeben sich unterschiedliche Studientypen mit jeweils spezifischen Problemen bei der Planung, Durchführung und Auswertung.

6.2.1 Erhebungen

Eine Erhebung beschränkt sich auf das Erfassen der Daten, ohne daß der Untersucher modifizierend in das untersuchte Geschehen eingreift.

Erhebungen lassen sich nach verschiedenen Kriterien unterteilen, einerseits als prospektive oder retrospektive Erhebungen, andererseits als Längs– oder Querschnittsuntersuchungen.

Längs– und Querschnittserhebung

Bei einer **Längsschnittserhebung** wird dieselbe Beobachtungseinheit, z.B. der Patient, über einen längeren Zeitraum mehrfach hintereinander untersucht. Dadurch wird der Krankheitsverlauf bei einem Patienten in den verschiedenen Stadien festgehalten.

Bei einer **Querschnittsuntersuchung** wird jede Beobachtungseinheit nur einmal erfaßt. Unter der Annahme, daß sich die verschiedenen Patienten zum Zeitpunkt der Untersuchung in verschiedenen Krankheitsstadien befinden, läßt sich auch bei der Querschnittsstudie die Krankheit in ihren verschiedenen Stadien erfassen.

Unter einer **Follow–up–Untersuchung** versteht man eine systematische und gründliche Nachuntersuchung. Hierzu wird der Patient nach einer Operation oder Krankheit, über deren Spätfolgen man sich informieren will, in regelmäßigen Abständen in die Klinik bestellt.

Prospektiv – retrospektiv

Eine **retrospektive Erhebung** ist eine **rückblickende** Untersuchung. Sehr viele medizinische Dissertationen beschäftigen sich mit der nachträglichen Auswertung von Krankengeschichten und stellen ein gutes Beispiel für eine retrospektive Untersuchung dar. Dem Vorteil eines geringen zeitlichen und finanziellen Aufwandes steht häufig der Nachteil einer mangelhaften Datenqualität gegenüber, weil viele interessierende Einflußgrößen nicht oder nur unzureichend erhoben wurden.

Eine **prospektive Studie** ist eine **vorausschauende** Untersuchung, bei der mit der Datenerhebung begonnen wird, bevor die interessierenden Ereignisse eingetreten sind. Die Untersuchung von Doll und Hill über den Zusammenhang zwischen Rauchen und Lungenkrebs (s.S. 142) ist ein Beispiel für eine prospektive Erhebung, weil die Ärzte zu einem Zeitpunkt über ihre Rauchgewohnheiten befragt wurden, zu dem diese noch nicht erkrankt waren. Der Vorteil einer hohen Datenqualität (keine Erinnerungslücken) muß in der Regel mit einem hohen finanziellen und organisatorischen Aufwand und mit einer langen Dauer der Untersuchung erkauft werden.

6.2.2 Epidemiologische Studien

Epidemiologische Studien beschäftigen sich damit, die Wirkung von Risikofaktoren zu ermitteln. Es handelt sich dabei um Ursachen von Krankheiten, die nicht in jedem Einzelfall zwangsläufig zur Erkrankung führen, sondern nur mit einer gewissen (häufig sehr geringen) Wahrscheinlichkeit die manifeste Erkrankung zur Folge haben. Oft spielen das Zusammenwirken verschiedener Risikofaktoren und der zeitliche Ablauf eine wichtige Rolle, so daß die Bewertung einzelner Risikofaktoren sehr kompliziert sein kann.

Kohortenstudie

Dieser Begriff bezeichnet eine **epidemiologische prospektive Studie**, bei der eine **Gruppe** oder mehrere größere Gruppen **von gesunden Personen**, die **einem bestimmten Risiko** ausgesetzt sind, über einen längeren Zeitraum beobachtet werden. Das Wort Kohorte stammt aus dem Lateinischen und bezeichnet dort den 10. Teil einer Legion oder allgemein eine größere Menschengruppe. Die eben zitierte Studie von Doll und Hill kann als Beispiel für eine Kohortenstudie dienen. Es ist Auffassungssache, ob vier Kohorten (Nicht–, leichte, mittlere, starke Raucher) beobachtet wurden oder ob eine Kohorte (männliche Ärzte) erfaßt wurde, die sich in die eben genannten vier Untergruppen oder „Schichten“ unterteilen läßt.

Kohortenstudien gehen von gesunden Personen aus, die zwar alle einem bestimmten Risiko ausgesetzt sind (Beispiel: Chemiearbeiter), aber trotzdem nur zu einem kleinen Teil erkranken. Deshalb wird eine sehr umfangreiche Personengruppe benötigt, damit sich eine ausreichend große Zahl von Erkrankungsfällen ergibt, die eine statistische Analyse erlaubt.

Die notwendige Beobachtungsdauer beträgt in der Regel Jahre, häufig Jahrzehnte. Deshalb spielt das **drop–out–Problem** eine große Rolle. Es handelt sich hierbei um Personen, die sich der weiteren Beobachtung entziehen. Wenn von beispielsweise 10 000 untersuchten Personen 150 erkrankt sind und 400 nicht mehr auffindbar (z.B. unbekannt verzogen) sind, ergibt sich der Verdacht, daß unter den 400 drop–outs zusätzlich eine größere Anzahl erkrankter Personen sein könnte. Möglicherweise sind viele Personen deshalb nicht mehr auffindbar, weil sie aufgrund ihrer Erkrankung in ihre Heimat (z.B. bei Gastarbeitern) verzogen sind. Allgemein muß bei prospektiven Studien stets damit gerechnet werden, daß durch die drop–outs eine systematische Verzerrung der Ergebnisse eintritt.

Fall–Kontroll–Studie

Hierbei handelt es sich um eine **retrospektive Studie mit Kontrollgruppe**, die in der Regel der Klärung **ätiologischer Faktoren** dienen soll. Die Kontrollgruppe wird so zusammengestellt, daß es für jeden Probanden aus der Fallgruppe einen Probanden in der Kontrollgruppe gibt, der in bezug auf möglichst viele Einflußfaktoren vergleichbar ist. Es werden also passende Paare gebildet, wobei eine Hälfte des Paares zur Kontroll– und die andere zur Fallgruppe gehört.

Beispielsweise würde in der Abbildung 6.1 jeder Block ein solches Paar darstellen, nur mit dem Unterschied, daß bei Experimenten die Blöcke mehr oder weniger natürlicherweise vorgegeben und relativ homogen sind, während man sie bei Fall–Kontroll–Studien künstlich zusammenstellen muß. Man erreicht innerhalb der Paare meist nur eine gewisse Ähnlichkeit und keine wirkliche Homogenität. Man spricht hierbei auch von der **Matched–Pairs–Technik**.

6.2.3 Experimente

Bei Experimenten ist der Untersucher häufig in der glücklichen Lage, die Versuchsanordnung so zu planen, daß die Störgrößen weitgehend ausgeschaltet werden. Bei biologischen Experimenten kann die natürliche Variabilität der Versuchsobjekte oft ein Problem darstellen:

- Wenn es darum geht, eine funktionale Beziehung zu ermitteln, z.B. die pharmakologische Wirkung einer neuen Substanz, kann es günstig sein, diese Beziehung an genetisch weitgehend einheitlichen Versuchstieren zu untersuchen, z.B. an einer speziell gezüchteten Mäuserasse. Dadurch werden in diesem Zusammenhang nicht interessierende Störgrößen ausgeschaltet. Allerdings muß dann in einer zweiten Untersuchung geprüft werden, ob die gefundene funktionale Beziehung auch auf andere Tiere übertragbar ist.

- Wenn es darum geht, einen Gruppenvergleich durchzuführen, indem z.B. eine Gruppe mit einem neuen Therapieverfahren behandelt wird und eine andere Gruppe mit dem herkömmlichen Verfahren, müssen die Versuchstiere nach einem Zufallsverfahren auf die Gruppen verteilt werden. Wie auf Seite 158 beschrieben, kann es eventuell günstig oder sogar notwendig sein, die Versuchstiere vor der Randomisierung in weitgehend homogene Blöcke oder Schichten einzuteilen.

Bei Tierexperimenten müssen selbstverständlich die Tierschutzbestimmungen beachtet werden, die unter anderem festlegen, daß die Tiere keine unnötigen Qualen erleiden dürfen und daß die wissenschaftliche Bedeutung der Experimente in angemessenem Verhältnis zu den Belastungen stehen muß, die den Tieren zugemutet werden.

Für die Medizin besonders wichtig ist der klinische Versuch, bei der eine neue Therapieform an kranken Menschen erprobt wird.

6.2.4 Der klinische Versuch

Beim klinischen Versuch handelt es sich um eine prospektive Studie, bei der eine Therapie unter genau standardisierten Bedingungen (nach den Richtlinien eines Studienprotokolls, s.u.) durchgeführt wird.

Der klinische Versuch nimmt eine Zwischenstellung ein zwischen einem Experiment, bei dem der Untersucher die Einfluß– und Störgrößen weitgehend manipulieren kann, und einer Erhebung, bei der nicht modifizierend in das untersuchte Geschehen eingegriffen werden kann. Diese Zwischenstellung ergibt sich daraus, daß das Wohl des Patienten stets im Vordergrund stehen muß, was einerseits Beschränkungen bei der Erstellung des Studienprotokolls bedeutet und andererseits unter der Therapie zu häufigen Abweichungen vom Studienprotokoll führen kann.

Die Phasen der klinischen Erprobung

Bei der Erprobung eines neuen Medikamentes wird stufenweise vorgegangen. Nach Abschluß umfangreicher Tierversuche schließt sich eine **Phase–I**–Studie an, in der häufig an gesunden Versuchspersonen in erster Linie Fragen der Pharmakokinetik und der Dosierung geklärt werden.

Phase–II–Studien befassen sich mit dem orientierenden Test der Wirksamkeit bei verschiedenen Krankheiten (meistens ohne Kontrollgruppe).

Phase–III–Studien gehen von einer bereits nachgewiesenen Wirksamkeit aus und dienen dem exakten Vergleich der Wirksamkeit mit konkurrierenden Therapieverfahren sowie der genauen Erfassung von Nebenwirkungen an einem größeren Patientenkollektiv.

Phase–IV–Studien beziehen sich auf bereits zugelassene Medikamente und dienen der Erfassung auch seltener Nebenwirkungen und der Abgrenzung des Anwendungsbereiches.

Kontrollgruppe

Der Verlauf einer Erkrankung hängt häufig weniger von der angewandten Therapie als vielmehr von Einflußgrößen oder Prognosefaktoren wie dem Alter oder der Konstitution des Patienten ab. Im Einzelfall ist es häufig schwer zu beurteilen, ob ein Patient von seiner Therapie profitiert hat. Deshalb ist es zur exakten Beurteilung der Wirksamkeit erforderlich, einer Gruppe von behandelten Patienten eine Vergleichsgruppe von unbehandelten oder mit einem konkurrierenden Verfahren (z.B. der bisherigen Standardtherapie) behandelten Patienten gegenüberzustellen.

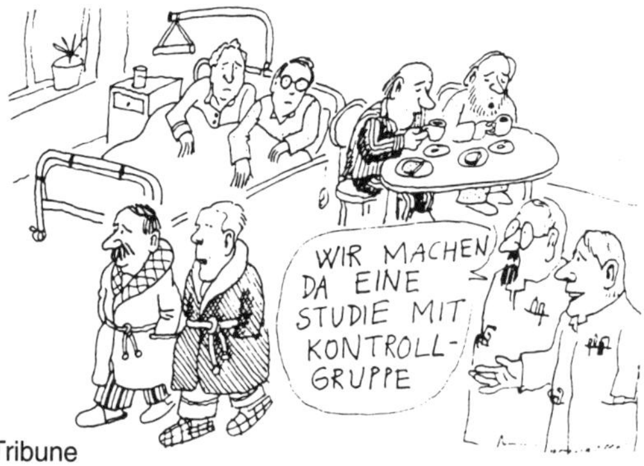

Abbildung 6.4: Aus Medical Tribune

Am einfachsten ist es, die früher mit der Standardtherapie behandelten Patienten als Vergleichsgruppe zu wählen. Man spricht hierbei von der **historischen Kontrolle**. Dieser Vergleich ist ausreichend, wenn z.B. eine früher fast unheilbare Krankheit jetzt häufig heilbar ist.

Therapieverfahren, die sich nur geringfügig unterscheiden, lassen sich nicht mit Hilfe einer historischen Kontrolle vergleichen, weil das Krankengut der Kontrollgruppe möglicherweise anders zusammengesetzt ist und weil häufig andere Untersuchungsverfahren angewendet wurden (mangelnde Struktur– und Beobachtungsgleichheit). Hier muß die prospektive **randomisierte Studie** eingesetzt werden, bei der die Patienten **nach einem Zufallsverfahren einer der beiden**

Gruppen zugeteilt werden, also entweder in die Gruppe, die nach der neuen Therapie behandelt wird, oder in die Vergleichsgruppe, die die Standardtherapie oder keinerlei Therapie erhält.

Wenn es in das Belieben von Arzt und Patient gestellt wird, sich in eine der beiden Gruppen einzuordnen, ist mit einem systematischen Fehler zu rechnen, etwa indem sich Schwerkranke eher für die neue Therapie entscheiden. Ein randomisiertes Zuteilungsverfahren ist ethisch und juristisch nur vertretbar, wenn tatsächlich unbekannt ist, welche Therapie überlegen ist (*vergleichbare Ungewißheit*).

Der Patient muß nach ausführlicher Aufklärung seine Zustimmung zum Randomisierungsverfahren geben (*informed consent*). Die randomisierte Studie ist das schärfste Instrument der klinischen Therapieprüfung und ist in der Lage, bei ausreichender Fallzahl auch geringfügige Wirksamkeitsunterschiede aufzudecken.

Blind- und Doppelblindversuch

Wenn der Therapieerfolg oder die Beurteilung des Therapieerfolges von der Erwartungshaltung des Patienten oder des Arztes abhängig ist, kann es zur Ausschaltung eines systematischen Fehlers notwendig sein, in einem einfachen Blindversuch den Patienten oder in einem Doppelblindversuch Patienten und Arzt über die im Einzelfall angewandte Therapie im unklaren zu lassen.

Falls die Kontrollgruppe keine Therapie bekommen soll, erhält sie ein Scheinmedikament (Placebo), das im Aussehen, Geschmack und Geruch von der wirksamen Substanz nicht zu unterscheiden ist. Placebos können aufgrund von Suggestion und Autosuggestion objektiv nachweisbare Wirkungen und zum Teil auch Nebenwirkungen haben!

Studienprotokoll

Im Interesse der Standardisierung der Behandlung aller Patienten müssen die Einzelheiten einer klinischen Studie vor ihrem Beginn in einem Studienprotokoll festgelegt werden. Der Begriff Kontrollierte Klinische Studie leitet sich nicht vom Terminus „Kontrollgruppe“ ab, sondern vom englischen Ausdruck „controlled clinical trial“, womit der durch das Studienprotokoll definierte Versuchsablauf betont wird. Zum Studienprotokoll gehören insbesondere:

- Fragestellung;
- Versuchsplan (Kontrollgruppe? Randomisierung?);
- genaue Angaben über Behandlung, Kontrolluntersuchungen, Vorgehen bei Komplikationen;

- Ein– und Ausschlußkriterien für die Auswahl der Patienten;
- geplante Fallzahl, Kriterien für einen evtl. vorzeitigen Abbruch der Studie (Zwischenauswertung);
- Kriterien der Wirksamkeit, Art der vorgesehenen Auswertung, Art des Testverfahrens und Höhe des Fehlers 1. und 2. Art (s.S. 193ff).

Die Ein– und Ausschlußkriterien definieren das Patientengut. Ein möglichst homogenes Patientengut bedeutet einerseits zwar eine große Reproduzierbarkeit der Ergebnisse, andererseits aber eine geringe Verallgemeinerungsfähigkeit.

Fallzahl

Um den finanziellen und zeitlichen Aufwand in Grenzen zu halten, ist man bestrebt, mit einer möglichst geringen Fallzahl auszukommen. Um ein signifikantes, d.h. nicht durch den Zufall erklärbares, Ergebnis zu erhalten, ist jedoch eine gewisse Mindestfallzahl erforderlich.

Diese Mindestfallzahl ist um so größer, je kleiner die tatsächlich vorhandene Differenz ist. Außerdem hängt sie von der Art des verwendeten statistischen Tests ab. Welcher Test verwendet werden kann, richtet sich nach dem Versuchsplan (verbundene oder unverbundene Stichproben, s.S. 159) und danach, wie die Zielgröße erfaßt wird, ob beispielsweise die Zielgröße „Heilung" nur in den beiden Ausprägungen ja–nein oder in den Abstufungen Heilung nach ... Tagen erfaßt wird. Näheres zur Anwendung der verschiedenen Tests ergibt sich aus dem nächsten Kapitel. Schätzwerte für die benötigte Mindestfallzahl kann man beispielsweise dem Taschenbuch „Statistische Methoden", Lothar Sachs, Springer–Verlag, entnehmen.

Wenn die Wirkungen, die geprüft werden sollen, schneller eintreten als die Aufnahme neuer Patienten oder Versuchstiere, muß der Stichprobenumfang nicht im voraus festgelegt werden, sondern man kann einen **sequentiellen Test** anwenden. Hierbei wird vor der Aufnahme einer neuen Versuchseinheit jeweils geprüft, ob die gewünschte Signifikanz bereits erreicht ist. Für diesen Zweck existieren spezielle Testverfahren, die keinerlei Rechenaufwand erfordern, sondern auf der fortlaufenden Eintragung der Ergebnisse in ein bestimmtes geometrischen Schema beruhen.

Multizentrische Studien

Die randomisierten klinischen Studien vergleichen Therapieverfahren, die in ihrer Wirksamkeit um möglicherweise 10%, häufig auch noch weniger, differieren. Für einen exakten Vergleich werden in der Regel einige hundert, häufig einige tausend Patienten benötigt. Um die Studie trotzdem in einem vertretbaren Zeitraum von einigen Jahren durchführen zu können, arbeiten mehrere Krankenhäuser zusammen (multizentrisch). Die Randomisierung der Patienten erfolgt gewöhnlich telefonisch bei einer Randomisierungszentrale. Eventuelle Unterschiede zwischen den mitarbeitenden Krankenhäusern in bezug auf den „medizinischen Standard" bewirken wegen der Randomisierung der Patienten keine Verzerrung der Ergebnisse beim Vergleich beider Vergleichsgruppen.

Dennoch gibt es hier viele Probleme mit den Qualitätsunterschieden in der Erhebung der Daten, mit der unterschiedlichen Interpretation der Ein– und Ausschlußkriterien, des Therapieerfolges usw.

Die Therapieergebnisse von multizentrischen Studien sind in der Regel etwas schlechter als die Ergebnisse von spezialisierten Zentren. Andererseits sind die Ergebnisse von multizentrischen Studien besser verallgemeinerungsfähig als die Ergebnisse spezialisierter Zentren.

6.2.5 Diagnosestudien

Diagnosestudien untersuchen die **Aussagekraft diagnostischer Verfahren**. Mit der zunehmenden Technisierung der Medizin stehen immer mehr diagnostische Möglichkeiten zur Verfügung. Viele dieser Verfahren sind teuer und belasten den Patienten. Das Schlagwort von der „diagnostischen Mühle", durch die der Patient im Krankenhaus gedreht wird, ist nicht immer völlig aus der Luft gegriffen. Die Ergebnisse eines diagnostischen Verfahrens sind in den seltensten Fällen eindeutig: Beispielsweise kann ein erhöhter Laborwert viele Ursachen haben. Deshalb ist es notwendig, genau zu untersuchen, in welchen Situationen welche diagnostischen Maßnahmen sinnvoll sind.

Bei Diagnosestudien spielen die im Zusammenhang mit der Bayesschen Formel (s.S. 64) besprochenen Begriffe **Sensitivität**, **Spezifität** und der **Vorhersagewert** eine wichtige Rolle. Auf Seite 68 haben wir bereits ausführlich die Irrtumsmöglichkeiten eines diagnostischen Testverfahrens besprochen. Im Kapitel „Schätzen und Testen" kommen wir im Zusammenhang mit dem Fehler 1. und 2. Art auf das Problem der Entscheidung in einer Situation der Unsicherheit zurück.

Bei Diagnosestudien spielen zusätzlich Risikoüberlegungen und zeitliche Fragen eine Rolle, denn es geht bei jeder Diagnose darum, ob sie so rechtzeitig gestellt werden kann, daß man noch therapeutisch erfolgreich intervenieren kann. In die Kosten–Nutzen–Abwägungen, die bei jeder Entscheidung zu treffen ist, spielen die vorhandenen therapeutischen Alternativen und die Frage der Lebensqualität die entscheidende Rolle.

6.3 Kindbettfieber und Hygiene

Im folgenden, auch medizingeschichtlich interessanten Beipiel gehen wir auf eine ab 1847 ca. 20 Jahre dauernde Auseinandersetzung über die Entstehung des Kindbettfiebers ein. Diese Auseinandersetzung markiert den Beginn der Asepsis. Ein starkes Argument für Semmelweis in diesem Streit waren dic Sterbefallstatistiken des Wiener Gebärhauses.

Semmelweis arbeitete ab 1844 als provisorischer Assistent im Wiener Gebärhaus, der damals größten geburtshilflichen Klinik der Welt. Das Wiener Gebärhaus war in zwei ungefähr gleich große und gleich strukturierte Abteilungen unterteilt, die Abteilung für Ärzte und die Abteilung für Hebammen. Aufgrund damals unerklärlicher Umstände wurde die Abteilung für Ärzte ständig vom Kindbettfieber heimgesucht, während die Abteilung für Hebammen davon weitgehend verschont blieb. Die folgende Todesfallstatistik untertreibt die auf der Abteilung für Ärzte aufgetretene Zahl an Todesfällen, da viele an Kindbettfieber schwer erkrankten Patientinnen in ein anderes Krankenhaus verlegt wurden, bevor sie starben. In der Statistik des Wiener Gebärhauses sind sie jedoch als lebend entlassen registriert. In der Abteilung für Hebammen wurden solche Verlegungen todkranker Patientinnen nur in ganz seltenen Ausnahmefällen vorgenommen.

	Abteilung für Ärzte			**Abteilungen für Hebammen**		
Jahr	Geburten	Todesfälle	Prozent	Geburten	Todesfälle	Prozent
1841	3036	237	7,81	2442	86	3,52
1842	3287	518	15,76	2659	202	7,60
1843	3060	274	8,95	2739	164	5,99
1844	3157	260	8,24	2956	68	2,30
1845	3492	241	6,90	3241	66	2,04
1846	3352	459	13,69	3754	105	2,80
Summa	19384	1989	10,26	17791	691	3,88

Tabelle 6.1: Vergleich der Geburtenzahl und der Häufigkeit von Todesfällen zwischen der Abteilung für Ärzte und der Abteilung für Hebammen des Wiener Gebärhauses für die Jahre 1841 – 1846.

Von staatlicher Seite wurden mehrmals Kommissionen eingesetzt, die die Ursache des Mortalitätsunterschieds zwischen den beiden Abteilungen ergründen sollten. Diese Kommissionen kamen zu den abenteuerlichsten Ergebnissen, meist machten sie „atmosphärisch tellurische Einflüsse“ geltend, ohne jedoch erklären zu können, warum stets nur die Abteilung für Ärzte von diesen Einflüssen betroffen wurde. Ende 1846 gelangte eine Kommission zur Ansicht, daß die ausländischen Studenten, die auf der Abteilung für Ärzte ihren geburtshilflichen Kurs absolvierten, bei der Untersuchung der Schwangeren besonders grob zu Werke gingen und auf diese Weise das Kindbettfieber verursachten.

Daraufhin wurde die Zahl der Studenten von 42 auf 20 reduziert, und die Ausländer wurden fast gänzlich vom Unterricht ausgeschlossen. Nach diesen Maßnahmen ging die Zahl der Todesfälle in den Monaten Dezember, Januar, Februar und März auffallend zurück, um allerdings im April und Mai wieder auf die alte Höhe anzusteigen:

Abteilung für Ärzte			
1846	Geburten	Todesfälle	Prozent
Januar	336	45	13,39
Februar	293	53	18,09
März	311	48	15,43
April	253	48	18,97
Mai	305	41	13,44
Juni	266	27	10,15
Juli	252	33	13,10
August	216	39	18,06
September	271	39	14,39
Oktober	254	38	14,96
November	297	32	10,77
Dezember	298	16	5,37
Summa	3352	459	13,69
1847	Geburten	Todesfälle	Prozent
Januar	311	10	3,22
Februar	312	6	1,92
März	305	11	3,61
April	312	57	18,27
Mai	294	36	12,24
Summa	1534	120	7,82

Tablelle 6.2: Geburtenzahlen und Todesfälle auf der Abteilung für Ärzte in der Zeit von Januar 1846 bis Mai 1847.

Als Semmelweis Ende März 1847 von einer Urlaubsreise zurückkehrte, erfuhr er, daß sein Freund Kolletschka verstorben war, nachdem er bei einer Sektionsübung versehentlich mit dem Messer in den Finger gestochen worden war. Prof. Kolletschka erkrankte daraufhin an Phlebitis und Lymphangitis der entsprechenden oberen Extremität und verstarb an Pleuritis, Pericarditis, Meningitis und Peritonitis. Der durch die Urlaubserinnerungen noch unbefangene und unbeschwerte Semmelweis erkannte die Parallelitiät der Krankheitsbilder, an denen Kolletschka und unzählige Wöchnerinnen gestorben waren. Da Kolletschkas Krankheit durch eine mit – wie er es nannte – „Kadaverteilchen“ verunreinigte Messerspitze hervorgerufen wurden, schöpfte Semmelweis den – zumindest unter den damaligen Umständen genialen – Verdacht, daß das Kindbettfieber von der mit „Kadaverteilchen“ verunreinigten Hand des Geburtshelfers übertragen werden könnte.

Es war nämlich üblich, daß sich die auf der Abteilung für Ärzte tätigen Studenten und Ärzte ausgiebig mit pathologischen Studien in der Totenkammer beschäftigten, meistens in den frühen Morgenstunden, bevor sie die Patientinnen untersuchten. Demgegenüber kamen die auf der Abteilung für Hebammen tätigen Hebammen und Hebammenschülerinnen nicht mit Leichen in Kontakt.

Mitte Mai ordnete Semmelweis gegen heftigen Widerspruch an, daß sich Ärzte und Studenten vor der Untersuchung die Hände mit Chlorkalk waschen mußten, um die an den Händen klebenden „Kadaverteilchen“ zu zerstören.

Die Todesraten sind in der folgenden Tabelle zu ersehen:

Abteilung für Ärzte			
1847	Geburten	Todesfälle	Prozent
Juni	268	6	2,24
Juli	250	3	1,20
August	264	5	1,89
September	262	12	4,58
Oktober	278	11	3,96
November	246	11	4,47
Dezember	273	8	2,93
Summa	1841	56	3,04
1848	Geburten	Todesfälle	Prozent
Januar	283	10	3,53
Februar	291	2	0,69
März	276	0	0,00
April	305	2	0,66
Mai	313	3	0,96
Juni	264	3	1,14
Juli	269	1	0,37
August	261	0	0,00
September	312	3	0,96
Oktober	299	7	2,34
November	310	9	2,90
Dezember	373	5	1,34
Summa	3556	45	1,27

Tabelle 6.3: Geburtenzahlen und Todesfälle auf der Abteilung für Ärzte in der Zeit von Juni 1847 bis Dezember 1848.

Die besonders niedrigen Sterbeziffern der Monate Dezember 46, Januar, Februar und März 47 ließen sich nachträglich dadurch erklären, daß in diesen Monaten aus anderen Gründen sehr wenig pathologische Studien in der Totenkammer durchgeführt worden waren.

Es ließ sich auch nachträglich verfolgen, daß die Sterbeziffern erst in den zwanziger Jahren des 19. Jahrhunderts in die Höhe geschnellt waren und zwar zur selben Zeit, als die Wiener Medizinische Schule die – wie es damals hieß – anatomische Richtung annahm, also als anatomische Studien üblich wurden. Semmelweis konnte auch an Tierexperimenten seine Theorie von der Übertragung des Kindbettfiebers beweisen.

Man sollte annehmen, daß die erdrückende Beweiskraft schnell zur allgemeinen Anerkennung seiner Lehre geführt hätte. Dem war jedoch nicht so, man verweigerte ihm die Verlängerung seines Vertrages als Assistent des Wiener Gebärhauses, und auch in Budapest, wo er später Professor für Geburtshilfe wurde, verstieß das Personal seiner Klinik häufig gegen die sich aus seiner Lehre zwangsläufig ergebenden hygienischen Vorschriften. Von den ständigen Auseinandersetzungen zermürbt, geriet er in einen Zustand geistiger Umnachtung und wurde 1865 in eine Nervenheilanstalt gebracht. Die Ironie des Schicksals wollte es, daß er dort kurze Zeit später ausgerechnet an einer Sepsis starb, also jener Krankheit, vor der er Hunderttausende bewahrt hat.

Doch inzwischen hatte sein 1861 veröffentlichtes Buch, dem die oben zitierten Statistiken entnommen sind, seiner Lehre weitgehend zum Durchbruch verholfen.

Es handelt sich bei den oben zitierten Statistiken nicht um das Datenmaterial einer methodisch durchdachten Studie, sondern „nur“ um die Mortalitätsstatistik eines Krankenhauses. Trotzdem waren diese Zahlen ein wichtiges Argument im Kampf gegen das Wochenbettfieber. Dieses Argument wäre jedoch erheblich schlagkräftiger gewesen, wenn die todkrank in andere Kliniken verlegten Wöchnerinnen als „moribund entlassen“ registriert worden wären.

Literatur: Ign. Phil. Semmelweis, Ätiologie, Begriff und Prophylaxis des Kindbettfiebers (1861), Barth–Verlag, Leipzig, 1912.

6.4 Übungsaufgaben

Viele der folgenden Fragen stammen aus dem 2. Abschnitt der ärztlichen Prüfung.

1. Der beste Zeitpunkt für die Einschaltung statistischer Methoden bei medizinischen wissenschaftlichen Untersuchungen liegt im allgemeinen

- **A** vor Beginn der Versuche (vor Sammlung der Daten)
- **B** unmittelbar nach Abschluß der Datensammlung
- **C** nachdem sich herausgestellt hat, daß gewisse auffällige Ergebnisse noch mit statistischen Methoden abgeklärt werden müssen
- **D** nach der Interpretation der Versuchsergebnisse
- **E** wenn Unterschiede in den Daten mit anderen Methoden nicht mehr zu erkennen sind

6.1 Grundbegriffe der Versuchsplanung

2. Um zu prüfen, in welcher Weise sich bei Beckenendlage der Geburtsverlauf vom Verlauf bei Normalgeburten unterscheidet, wird eine retrospektive Studie durchgeführt. Die Tatsache einer Beckenendlage ist dann

- **A** Prüfgröße
- **B** Einflußgröße
- **C** Störgröße
- **D** Zielgröße
- **E** Identifikationsgröße

3. In einem klinischen Versuch soll die durchschnittliche Gewichtsabnahme nach 14tägiger Behandlung mit einem Schlankheitsmittel bestimmt werden.

Die Beobachtungseinheit(en) in diesem Versuch ist (sind)

- **A** das Schlankheitsmittel
- **B** die behandelten Patienten
- **C** die behandelnden Ärzte
- **D** die Grundgesamtheit, aus der die behandelnden Patienten stammen
- **E** die Grundgesamtheit, aus der die behandelnden Ärzte stammen

4. Bei der Prüfung eines Medikaments gegen Hypertonie werden als Versuchsgruppe die Teilnehmer einer Voruntersuchung ausgewählt, bei denen ein diastolischer Blutdruck von mehr als 100 mmHg gemessen wird. Bei dem 14 Tage späteren Beginn der Prüfung werden diese Patienten nochmals untersucht.

Es ist zu erwarten, daß der Mittelwert des diastolischen Blutdrucks dieser Patienten bei der zweiten Untersuchung kleiner ist als ihr Mittelwert bei der Voruntersuchung,

weil

als Versuchspersonen auch Personen ausgewählt wurden, deren diastolischer Blutdruck bei der ersten Untersuchung 100 mmHg nur zufällig nach oben überschritt.

5. Strukturgleichheit

- **A** ist in der Versuchsplanung die Forderung, daß alle benutzten statistischen Kenngrößen die mathematisch gleiche Struktur haben
- **B** ist immer auch die Beobachtungsgleichheit
- **C** ist die Gleichheit der Versuchs- und Beobachtungsbedingungen

D kann durch eine streng zufällige Auswahl der Probanden in der Regel nicht erreicht werden

E ist die Übereinstimmung der Verteilungen wichtiger Einflußgrößen in den zu vergleichenden Gruppen

6. In einer Inneren Klinik (A) sind 3% aller Patienten männliche Infarktkranke, in einer anderen Klinik (B) 10%. Als Ursache wurden folgende Möglichkeiten in Betracht gezogen:

1 mehr Männer im Einzugsgebiet der Klinik B

2 mehr Ältere im Einzugsgebiet der Klinik B

3 mehr Infarkte im Einzugsgebiet der Klinik B

4 bessere Erkennung der Infarkte in Klinik B

5 frühere Einlieferung der Infarkte in Klinik B

Welche Ursachen können an der Differenzierung beteiligt sein?

A nur 3

B nur 1 und 3

C nur 1, 2 und 3

D nur 2, 4 und 5

E 1 – 5 = alle

Lösung der Übungsaufgaben

1A Die Beratung durch einen Statistiker vor Beginn der Untersuchung führt häufig dazu, daß durch eine geringe Modifikation des Versuchsplans die Aussagekraft der Ergebnisse erheblich gesteigert werden kann.

2B Es wird der Einfluß der Beckenendlage auf den Geburtsverlauf untersucht. Der Geburtsverlauf ist die Zielgröße. Störgrößen sind alle weiteren Faktoren, die den Geburtsverlauf beeinflussen. Identifikationsgröße ist der Name der Patienten. Die Prüfgröße ist ein Zahlenwert, der bei der Durchführung eines statistischen Testverfahrens errechnet wird.

3B Beobachtungseinheit oder Merkmalsträger sind die Patienten, die Ärzte sind als Untersucher oder – falls sie durch zusätzliche therapeutische Maßnahmen den Gewichtsverlauf beeinflussen – als Einfluß– oder sogar Störgrößen anzusehen. Das Schlankheitsmittel ist eine Einflußgröße.

4A Beide Aussagen und die Verknüpfung sind richtig. Der beschriebene Effekt könnte alleine durch die Selektion der Stichprobe entstanden sein: Als vereinfachtes Modell stellen wir uns vor, daß der Blutdruck bei allen Patienten den individuellen Erwartungswert 100 hat und daß die übliche physiologische Schwankung der Meßwerte auftritt. Wenn nach der Erstuntersuchung nur solche Patienten in die Stichprobe aufgenommen werden, bei denen zum Zeitpunkt der Messung der Wert über 100 lag, ergibt sich für die Erstmessung ein Mittelwert über 100. Dies ändert jedoch nichts daran, daß der individuelle Erwartungswert der Patienten 100 beträgt, so daß als Mittelwert späterer Untersuchungen ein Wert in der Nähe von 100 zu erwarten ist, also mit einer Senkung des Mittelwertes zu rechnen ist.

5E Die streng zufällige Auswahl der Probanden, die randomisierte Zuteilung, ist die sicherste Methode, Strukturgleichheit zu erreichen. Allerdings kann bei kleinen Stichproben die zufallsbedingte Streuung trotz Randomisierung zu einer ungleichen Verteilung von wichtigen Einfluß– und Störgrößen führen.

6E Der Grund **3** könnte Folge von **1** und **2** sein.

7. Welche Aussage trifft zu?
Bei der Versuchsplanung versteht man unter der Grundgesamtheit

A die Menge der möglichen Zielgrößen
B das Ergebnis einer zufälligen Stichprobe
C die Menge der Beobachtungseinheiten, die über eine Aussage gemacht werden soll
D die Menge der möglichen Einflußgrößen
E Keine der Aussagen ist richtig.

8. Welche Aussage trifft zu?
Bei der Versuchsplanung versteht man unter der Stichprobe die Menge der Beobachtungseinheiten,

A über die eine Aussage gemacht werden soll
B die untersucht werden soll
C auf die die zu prüfende Hypothese zutrifft
D die bezüglich der interessierenden Einflußgrößen extrem verschieden sind
E Keine der Aussagen **A** bis **D** trifft zu.

9. Aus der Bevölkerung einer deutschen Großstadt wird mit Hilfe von Zufallszahlen eine zufällige Stichprobe vom Umfang n gezogen. Welche der folgenden Teilstichproben ist keine zufällige Stichprobe aus dieser Bevölkerung?

A die Teilstichprobe der ersten 10 Personen
B die erste Hälfte der Stichprobe
C die aus jeder zweiten Person bestehende Teilstichprobe
D die Teilstichprobe, die man erhält, wenn die Ziehung dann abgebrochen wird, wenn die Anzahl der Männer die Anzahl der Frauen überschreitet
E eine zufällige Teilstichprobe vom Umfang $(n/2)$

10. Aus der Menge der in einer Klinik wegen Diabetes mellitus behandelten Patienten („Diabetiker") wird eine zufällige Stichprobe gezogen. Ordnen Sie den Teilstichproben die Grundgesamtheit zu, aus der die Teilstichprobe eine zufällige Stichprobe ist.

Teilstichprobe	Grundgesamtheit
1 weibliche Diabetiker in der Stichprobe	**a** Diabetiker
2 Stichprobenelement Nr. 1 bis 100 in der Reihenfolge der Ziehung	**b** weibliche Diabetiker
3 weibliche Diabetiker mit erstmaliger Behandlung	

A 1–a, 2–a, 3–a
B 1–a, 2–a, 3–b
C 1–b, 2–a
D 1–b, 2–a, 3–a
E 1–b, 2–a, 3–b

11. Der Einfluß verschiedener Therapien auf die Zielgröße „Überlebensdauer“ soll untersucht werden. Bei der Erstellung des Versuchsplanes werden die Patienten (Beobachtungseinheiten) in Blöcken zusammengefaßt. Dieses Zusammenfassen in Blöcke ist zweckmäßig, weil

A der systematische Fehler ausgeschaltet wird
B der zufällige Fehler reduziert wird
C dann die Therapie kein Faktor sein muß
D der Versuchsablauf einfacher wird
E dadurch der Einfluß im Modell nicht erfaßter Störgrößen auf die Faktoren ausgeschaltet wird

12. Warum soll bei einem Experiment die Versuchsanordnung in Blöcke aufgeteilt werden?

1 um den systematischen Fehler auszuschalten
2 um den Zufallsfehler zu verkleinern
3 um übersichtliche Gruppen zu haben

A nur 2 und 3 sind richtig
B nur 1 ist richtig
C alle Aussagen sind richtig
D alle Aussagen sind falsch
E nur 1 und 3 sind richtig

Lösung der Übungsaufgaben

7C Wenn nicht die gesamte Grundgesamtheit untersucht werden kann, beschränkt man sich meistens auf eine Stichprobe, die allerdings repräsentativ für die Grundgesamtheit sein muß.

8B Erläuterung siehe Aufgabe 7.

9D Bei Vorgehen **D** entsteht ein systematischer Fehler, der dazu führt, daß in der Stichprobe die Geschlechter im Verhältnis 1:1 verteilt sind, obwohl in der Grundgesamtheit meistens ein ungleiches Verhältnis Männer/Frauen vorliegt.

10C Die zufällig gezogene Teilstichprobe „weibliche Diabetiker in der Stichprobe“ kann weder als zufällige Stichprobe aller Diabetiker noch als zufällige Stichprobe aller weiblicher Diabetiker angesehen werden. Deshalb trifft 1–b zu.

Aus denselben Überlegungen ist 2–a zutreffend.

Die Teilstichprobe „weibliche Diabetiker mit erstmaliger Behandlung“ kann weder als zufällige Stichprobe aller Diabetiker noch als zufällige Stichprobe aller weiblichen Diabetiker angesehen werden, denn durch das Kriterium „mit erstmaliger Behandlung“ liegt eine systematische Verzerrung vor.

11B Der zufällige Fehler könnte darin bestehen, daß Patienten mit günstiger Prognose hauptsächlich mit Therapie A und Patienten mit ungünstiger Prognose hauptsächlich mit Therapie B behandelt werden. Es können die Blöcke „günstige Prognose“ und „ungünstige Prognose“ gebildet und jeweils getrennt zur Hälfte auf Therapie A und Therapie B verteilt werden. Die Verringerung des zufälligen Fehlers kommt also dadurch zustande, daß die Strukturgleichheit der verglichenen Therapiegruppen erhöht wird.

12A Ein weiterer Vorteil der Blockbildung liegt darin, daß das Untersuchungsgut in übersichtliche Gruppen aufgeteilt wird. Ein systematischer Fehler (beispielsweise durch eine falsche Meßmethode) kann durch die Blockbildung nicht vermindert und schon gar nicht ausgeschaltet werden.

13. Bei der Versuchsplanung versteht man unter Blockbildung

A eine Methode zur Reduktion des zufälligen Fehlers
B die Zusammenfassung von Teilversuchen zu Mehrfachtests
C die Zusammenfassung von Einflußgrößen zu Zielgrößen
D die gleichzeitige Durchführung mehrerer Tests
E Keine der Aussagen **A** bis **D** trifft zu.

6.2 Erhebungen

14. Welche Aussage trifft **nicht** zu?
Bei prospektiven Untersuchungen

A geht man häufig von einem Kollektiv gesunder Personen aus
B besteht meist die Notwendigkeit, die Untersuchungsgruppen längere Zeit zu beobachten
C ist man nicht so sehr auf das Erinnerungsvermögen der Patienten angewiesen wie bei retrospektiven Untersuchungen
D können evtl. Auswahlfehler durch statistische Tests besser ausgeglichen werden als bei retrospektiven Untersuchungen
E kommt der Aussagewert der Methode dem des Experiments ziemlich nahe

15. Welche Aussage trifft **nicht** zu?
Bei prospektiven Untersuchungen

A geht man häufig von einem Kollektiv gesunder Personen aus
B besteht meist die Notwendigkeit, die Untersuchungsgruppen längere Zeit zu beobachten
C ist man nicht so sehr auf das Erinnerungsvermögen der Patienten angewiesen wie bei retrospektiven Untersuchungen
D braucht die Beobachtung nicht so weitgehend standardisiert zu sein wie bei retrospektiven Untersuchungen
E ist die Ausgangspopulation meist eine Stichprobe von exponierten und nichtexponierten Personen

16. Bei einer Erhebung kann der Untersucher alle Störgrößen

A konstant halten
B modifizieren
C ausschalten
D verifizieren
E Keine der Aussagen trifft zu.

17. Zu den Nachteilen retrospektiver Untersuchungen gehören:

1 in der Regel höhere Kosten als bei prospektiven Untersuchungen
2 Verfälschung der Ereignisse durch unterschiedliches Erinnerungsvermögen
3 lange Beobachtungszeit
4 Überbewertung unbedeutender Ereignisse aus Kausalitätsbedürfnis

A nur 1 und 3 sind richtig
B nur 2 und 4 sind richtig
C nur 1, 2 und 3 sind richtig
D nur 1, 2 und 4 sind richtig
E nur 2, 3 und 4 sind richtig

6.3 Epidemiologische Studien

18. Bei Fall–Kontroll–Studien

A werden die Fälle durch prospektive Beobachtung besonders gut kontrolliert
B ist wegen der durchgeführten Randomisierung eine genauso sichere Aussage möglich wie bei kontrollierten klinischen Studien
C geht man von einer Gruppe von „Fällen" aus und sucht sich dazu die passenden „Kontrollen"
D ist ein Bias durch Selektion wegen der Art der Gewinnung der Fälle und Kontrollen nicht zu erwarten
E Keine der Aussagen trifft zu.

Lösung der Übungsaufgaben

13A Durch die Blockbildung wird eine bessere Strukturgleichheit der Vergleichsgruppen erreicht. Normalerweise führt der zufällige Fehler zu einer ungleichen Verteilung wichtiger Einfluß– und Störgrößen auf die Vergleichsgruppen.

14D Es ist immer problematisch, Fehler in der Versuchsanlage durch statistische Methoden korrigieren zu wollen. Auf jeden Fall lassen sich Auswahlfehler bei der Zusammenstellung der Vergleichsgruppen in prospektiven Studien nicht leichter als in retrospektiven Studien ausgleichen.

15D Selbstverständlich muß auch in prospektiven Studien die Beobachtung standardisiert werden (Struktur– und Beobachtungsgleichheit der Gruppen).

16E Der Untersucher kann nicht modifizierend eingreifen.

17B **2** wird sicherlich zumindest teilweise durch **4** verursacht.

18C (s.S. 162)

19. Auf welche Weise wird im Rahmen einer Fall–Kontroll–Studie mit der Matched–Pairs–Technik zu einer Patientengruppe eine Kontrollgruppe gebildet?

A Zu jedem Patienten wird als Kontrolle eine frühere Untersuchung des Patienten zugeordnet.

B Zu jedem Patienten wird aus einer Gruppe von Gesunden zufällig eine Kontrollperson ausgewählt.

C Zu jedem männlichen Patienten wird zufällig ein weiblicher Patient zugeordnet und umgekehrt.

D Jedem Patienten wird eine Kontrollperson zugeordnet, die in möglichst vielen Strukturmerkmalen mit dem Patienten übereinstimmt.

E Es wird zu jedem Patienten ein naher Verwandter, möglichst Zwilling, zugeordnet.

20. Welche Aussage trifft **nicht** zu?
Bei prospektiven epidemiologischen Studien

A entstehen im allgemeinen höhere Kosten als bei retrospektiven Studien

B wird bevorzugt das Verfahren der Paarbildung angewendet

C werden exponierte und nichtexponierte Personen längere Zeit untersucht

D bilden Personen, die an der zu untersuchenden Krankheit noch nicht erkrankt, aber den vermutenden Einflußfaktoren ausgesetzt sind, den Ausgangspunkt

E werden die Ergebnisse nicht durch unterschiedliche Erinnerungsvermögen der Probanden verfälscht

21. Bei einer Kohortenstudie

A werden bei einer Gruppe von erkrankten Personen anamnestische Faktoren gesammelt, die möglicherweise die Krankheit ausgelöst haben

B wird einer Gruppe von erkrankten Personen eine Kontrollgruppe zugeordnet

C werden die Neugeborenen eines Jahrgangs mit denen der folgenden Jahrgänge verglichen

D werden in einer Gruppe aller erkrankten Personen festgestellt

E wird eine Gruppe von exponierten Personen für längere Zeit beobachtet

6.4 Experimente

22. Warum müssen Sie Experimente an mehreren unabhängigen Versuchseinheiten wiederholen?

1 um die Größe des Versuchsfeldes abzuschätzen

2 nach dem Gesetz der großen Zahl

3 um den Zufall zu reduzieren

A nur 1 ist richtig

B nur 3 ist richtig

C nur 1 und 2 sind richtig

D nur 1 und 3 sind richtig

E 1 – 3 = alle sind richtig

6.5 Der klinische Versuch

23. Zum Vergleich der Wirksamkeit zweier Medikamente bei einer bestimmten Krankheit K wird der folgende Versuch geplant:

Aus einer Grundgesamtheit wird eine gerade Anzahl n von Patienten mit der Krankheit K zufällig ausgewählt und in $n/2$ Paare eingeteilt, so daß die Patienten eines Paares möglichst „ähnlich" bezüglich wichtiger Einflußgrößen sind. Den Patienten jedes Paares werden die beiden Medikamente zufällig zugeteilt.

1 Es handelt sich um eine kontrollierte klinische Studie.

2 Es handelt sich um einen Blockversuch.

3 Ein solcher Versuch ist nicht sinnvoll, weil die „Ähnlichkeit" nicht meßbar ist.

4 Es handelt sich um eine retrospektive Studie, weil erst nach der Blockbildung die Therapie zugeteilt wurde.

A nur 1 ist richtig

B nur 1 und 2 sind richtig

C nur 3 und 4 sind richtig

D nur 1, 2 und 4 sind richtig

E nur 2, 3 und 4 sind richtig.

Lösung der Übungsaufgaben

19D (s.S. 162)

20B Das Verfahren der Paarbildung (Matched–Pairs–Technik) findet bei retrospektiven Studien Anwendung.

21E Häufig werden mehrere Gruppen, die in unterschiedlicher Weise exponiert sind, beobachtet.

22E Biologische Experimente müssen mehrfach wiederholt werden,

- um zu beurteilen, wie weit die Ergebnisse streuen,
- um nach dem Gesetz der großen Zahl einen einigermaßen verläßlichen Mittelwert zu erhalten,
- um zufallsbedingte Einflüsse zu reduzieren, die möglicherweise die ersten Beobachtungen alle in positiver oder in negativer Richtung beeinflußt haben.

23A Es handelt sich um eine Matched–Pairs–Technik. Von Blockbildung spricht man nur in biologischen Experimenten, wo man eine wesentlich größere Homogenität innerhalb der Blöcke erreichen kann. Der Versuch ist deshalb prospektiv, weil die Zuteilung der Behandlungsverfahren erfolgte, bevor die Therapieergebnisse absehbar waren, und er ist randomisiert, weil die Zuteilung zufällig erfolgt.

24. Von 119 Leberkranken einer klinischen Studie werden 59 während 4 Wochen, 41 während 8 Wochen, 19 während 12 Wochen mit dem Präparat V behandelt. Vor Beginn und nach Abschluß der Behandlung lassen die Prüfer bei jedem Leberkranken die SGOT bestimmen.
Welcher Test kann bei diesen Daten nachweisen, daß V bei Leberkranken wirksam ist?

A Wilcoxon–Paar–Test
B Rangsummentest mit den Differenzen zum Aussagewert
C Vorzeichentest
D χ^2–Test
E kein Test, weil die Vergleichsgruppe fehlt

25. Im klinischen Versuch soll eine Entscheidung zwischen einer neuen Therapie N und einer Standardtherapie S gefällt werden; welches Vorgehen ist korrekt?

A Man behandelt im gleichen Zeitraum nach N und S und teilt die Patienten den Verfahren streng zufällig zu. Beim Auftreten von Übelkeit unter der neuen Therapie erhält der betreffende Patient die Standardtherapie.
B Man vergleicht die nach N behandelten Patienten aus Klinik A mit den nach S behandelten Patienten aus Klinik B.
C Man behandelt eine kleine Gruppe nach N und vergleicht gegen den Standard, d.h. alle bis zum Versuchsbeginn nach S behandelten Patienten.
D Man vergleicht eine vom Zeitpunkt T_0 an nach N behandelte Gruppe mit einer etwa gleich großen bis zum Zeitpunkt T_0 nach S behandelten Gruppe.
E Man behandelt im gleichen Zeitraum nach N und S, teilt die Patienten den Verfahren streng zufällig zu, legt die Dosis und Behandlungsdauer fest, läßt aber zu, daß die Patienten bei vitaler Indikation aus dem Versuch genommen werden.

26. Welche Aussage trifft **nicht** zu?
Eine kontrollierte klinische Studie ist geeignet zur Prüfung der Wirksamkeit

A eines neuen Medikaments
B einer neuen Operationstechnik
C einer neuen Diagnosetechnik
D einer neuen Narkosetechnik
E einer neuen Bestrahlungstechnik

27. Bei einer klinischen Therapiestudie ist für die Vergleichbarkeit der Gruppen unbedingt erforderlich:

1 Beobachtungsgleichheit
2 Strukturgleichheit
3 Gleichheit des Stichprobenumfangs
4 keine Überschreitung des Normbereiches

A nur 3 ist richtig
B nur 1 und 2 sind richtig
C nur 1, 2 und 3 sind richtig
D nur 2, 3 und 4 sind richtig
E 1 – 4 = alle sind richtig

28. Warum muß man, wenn man z.B. die Wirksamkeit verschiedener Medikamente prüfen will, die Versuchseinheiten (Patienten) den Verfahren (Medikamenten) streng zufällig einteilen?

A um zwischen den Verfahren zu alternieren
B um die Behandlungschancen gerecht zu verteilen
C um doppelblind prüfen zu können
D um jede Einseitigkeit bei der Zuteilung auszuschließen
E Alle Aussagen sind richtig.

29. Eine streng zufällige Zuteilung von Patienten zu Behandlung wird am sichersten erzielt

A nach dem Aufnahmedatum
B nach den Anfangsbuchstaben der Familiennamen
C nach der Stationszugehörigkeit in der Klinik
D mit Zufallsvariablen
E durch systematisches Alternieren

Lösung der Übungsaufgaben

24E Hier könnte man höchstens den Einfluß der Dauer der Therapie auf die Normalisierung der SGOT untersuchen. Aber diese Untersuchung wäre nur dann sinnvoll, wenn die Patienten durch ein Zufallsverfahren den unterschiedlichen Therapieintervallen zugeordnet worden sind. Vermutlich wurden die Patienten jedoch so lange behandelt, bis sich die SGOT–Werte normalisiert hatten. In diesem Fall läßt sich von statistischer Seite nur eine Beschreibung, etwa eine graphische Darstellung des Datenmaterials, vornehmen. Man kann weder eine Aussage darüber machen, ob das Präperat überhaupt wirksam ist (weil die unbehandelte Vergleichsgruppe fehlt), noch eine Aussage über den Effekt der Zeitdauer der Behandlung (weil dieser Effekt nicht von der Indikation zur Fortsetzung der Therapie getrennt werden kann).

25E Die Vorgehensweisen **A** bis **D** könnten einen systematischen Fehler erzeugen.

26C Bei der Prüfung einer Diagnosetechnik kann man nicht von Wirksamkeit sprechen. Sensitivität und Spezifität sind die in diesem Zusammenhang wichtigen Begriffe.

27B (s.S. 156)

28E Siehe Kommentar zur Frage 29.

29D Eine Zufallsvariable wäre beispielsweise das Ergebnis eines Münzwurfes oder eine aus einer Zufallszahlentabelle entnommene Zahl.

Die Zuordnung nach dem Aufnahmedatum ist ungünstig, weil sich dies herumsprechen könnte und die Patienten dann zu dem Termin kommen, dessen Therapie ihnen gefällt. Außerdem ist diese Regelung häufig nicht eindeutig, etwa wenn der Patient mehrfach hintereinander kurzfristig aufgenommen wird.

Die Zuordnung nach dem Familiennamen ist ungünstig, weil dann bestimmte Sippen jeweils gänzlich einem Therapiearm zugewiesen werden, so daß eine evtl. vorhandene genetische Disposition etwa zu bestimmten Nebenwirkungen voll zu Lasten eines Therapiearmes gehen würde.

Die Zuordnung nach Stationszugehörigkeit würde zur Folge haben, daß ein unterschiedlicher Standard der medizinischen Versorgung auf verschiedenen Stationen die Beobachtungsgleichheit zwischen den Vergleichsgruppen gefährden könnte.

Ein systematisches Alternieren würde bedeuten, daß der behandelnde Arzt im voraus wüßte, in welche Therapiegruppe ein Patient kommen würde, falls dieser Patient in die Studie aufgenommen würde. Die Entscheidung zur Aufnahme in die Studie würde dann möglicherweise unter dem Gesichtspunkt geschehen, daß der Patient in Gruppe A oder B kommen würde. Hierdurch könnte eine Selektion der Gruppen entstehen, etwa indem leichter Erkrankte vorzugsweise mit der weniger agressiven Therapie A und schwer Erkrankte mit der mutmaßlich wirkungsvolleren Therapie B behandelt würden.

30. In einer kontrollierten klinischen Studie teilt der Prüfer die Probanden den Verfahren A und B zunächst zufällig zu. Nachdem die ersten Behandlungsergebnisse vorliegen, gibt der Prüfer nur noch den schweren Fällen das Verfahren B. Als Gründe gibt der Prüfer an:

1 Auf diese Weise kommt die Wirksamkeit des Verfahrens B deutlicher heraus.

2 Die Vergleichbarkeit innerhalb der beiden Behandlungsgruppen wird erhöht, weil zufällig zunächst mehr leichtere Fälle mit B behandelt werden.

3 Die Voraussetzungen zur Anwendung des χ^2–Tests werden verbessert.

Welche dieser Begründungen sind richtig?

A keine

B nur 2

C nur 1 und 2

D nur 1 und 3

E nur 2 und 3

31. Wann ist im Rahmen einer Therapie **unbedingt** ein (einfacher oder doppelter) Blindversuch anzustreben?

A bei sehr kleinen Stichproben

B bei einer multizentrischen Studie

C bei Beurteilung subjektiv beeinflußbarer Merkmale

D bei sehr stark schwankenden Merkmalsausprägungen

E bei wenigen Merkmalsausprägungen

32. Beim doppelten Blindversuch

A werden bei den gleichen Patienten die neue Therapie und die Standardtherapie blind angewendet

B werden immer Placebos verwendet

C kennen Arzt und Patient die Therapie nicht

D kennt nur der Patient die Therapie nicht

E Keine der Aussagen trifft zu.

33. Ein gut ausgearbeiteter statistischer Versuchsplan sollte Angaben enthalten über

1 die Ein– und Ausschlußkriterien für Versuchseinheiten

2 die Wahrscheinlichkeit für den Fehler 1. Art

3 die Testmethode

4 den Stichprobenumfang in jeder der Stichproben

A nur 3 ist richtig

B nur 1 und 4 sind richtig

C nur 3 und 4 sind richtig

D nur 2, 3 und 4 sind richtig

E 1 – 4 = alle sind richtig

34. Bei einer kontrollierten klinischen Prüfung müssen in jedem Fall folgende Bedingungen eingehalten werden:

1 Randomisierung

2 Definition von Ein– und Ausschlußkriterien

3 Placebo als Vergleich

4 genaues Studienprotokoll

5 Block– oder Schichtenbildung

A nur 1 und 2 sind richtig

B nur 3 und 4 sind richtig

C nur 3 und 5 sind richtig

D nur 1, 2 und 4 sind richtig

E nur 2, 3 und 4 sind richtig

30A Der Prüfer setzt sich dem Verdacht der Manipulation aus, besonders weil er das Zuteilungsverfahren erst nach dem Vorliegen der ersten Ergebnisse ändert.

31C Andernfalls würden die Ergebnisse durch die Erwartungen und Vorurteile beeinflußt und systematisch verzerrt werden.

32C (s.S. 165)

33E (s.S. 165)

34D Die unter **3** und **5** genannten Bedingungen sind häufig wünschenswert, aber nicht in jedem Fall unabdingbar.

35. Bei klinischen Prüfungen sind sequentielle Tests besonders angebracht, wenn

A multizentrische Langzeitstudien geplant sind

B Wirkungen, die innerhalb kurzer Zeit eintreten, geprüft werden

C man viele gleichwertige Zielkriterien hat und alle gemeinsam auswerten will

D bis zum Eintreten des Behandlungserfolges wesentlich längere Zeit verstreicht als bis zur Aufnahme des nächsten Patienten

E man nicht randomisieren kann

36. In folgenden Fällen ist ein systematischer Untersuchungsfehler zu erwarten:

1 Zwei Ärzte führen Messungen zur gleichen Fragestellung durch, der eine jeweils am Morgen, der andere am Nachmittag.

2 Bei einer Befragung sind alle Interviewer Frauen.

3 Bei einer Befragung in Haushalten gibt der jeweils Anwesende Auskunft über die Krankheiten aller Haushaltsmitglieder.

4 Zu einem psychologischen Experiment werden Versuchspersonen über Zeitungsinserate gesucht.

5 Ein Professor vertritt eine bestimmte Hypothese zur Entstehung der Aggression. Er überprüft sie jeweils an seinem Studentenjahrgang.

A nur 2 und 5 sind richtig

B nur 1, 2 und 3 sind richtig

C nur 1, 2 und 4 sind richtig

D nur 1, 3 und 5 sind richtig

E 1 – 5 = alle sind richtig

37. Wenn zwei Beobachter zu verschiedenen Aussagen kommen, kann das liegen

1 am Ausbildungsstand der Untersucher

2 an der Qualität des angewandten Tests

3 an der Einstellung der Untersucher zu der Methodik

4 an der Blutgruppenverteilung des zu untersuchenden Kollektivs

5 an der Exaktheit der gegebenen Arbeitsanleitung

A nur 3 ist richtig

B 1 und 3 sind richtig

C 1, 2 und 5 sind richtig

D 1, 2, 3 und 5 sind richtig

E 1 – 5 = alle sind richtig

38. Stellen Sie sich zwei völlig gleichwirksame Behandlungsmethoden vor. Der Behandlungserfolg sei auf einer stetigen Skala meßbar. Patient N.N. wird streng zufällig der einen, ein zweiter Patient N.M. der anderen Behandlung zugeteilt.

Wie groß ist die Wahrscheinlichkeit, daß N.N. am Ende der Behandlung die günstigeren Werte zeigt?

A 0,0

B 0,25

C 0,5

D 0,75

E 1,0

35B Die Fallzeit braucht bei Verwendung eines sequentiellen Tests nicht im voraus festgelegt zu werden.

36E Der systematische Fehler kann z.B. entstehen, wenn

bei **1** die Zielgröße einer Tagesrhythmik unterliegt;

bei **2** die Fragestellung mit dem Rollenklischee der Geschlechter in Verbindung steht;

bei **3** vormittags die Mütter anzutreffen sind, die über die Krankheiten der Kinder besser informiert sind als die Väter;

bei **4** ein Selektionseffekt vorliegt, indem sich nur einschlägig Interessierte melden;

bei **5** nur Studenten untersucht werden.

37D Ursache **4** wäre nur möglich, wenn jeder Untersucher ein anderes Kollektiv untersucht. Dies scheint hier jedoch nicht der Fall zu sein.

38C Die Wahrscheinlichkeit für ein günstigeres Abschneiden von Herrn N.N. ist deshalb 0,5, weil der Behandlungserfolg auf einer stetigen Skala meßbar ist, so daß praktisch ausgeschlossen werden kann, daß die Herren N.N. und N.M. gleich abschneiden.

Kapitel 7

Schätzen und Testen

In diesem Kapitel wollen wir uns damit beschäftigen, aus statistischen Daten Schlußfolgerungen zu ziehen. Die beschreibende Statistik kann mit der medizinischen Befunderhebung verglichen werden, während die schließende Statistik mit der Diagnosestellung gleichzusetzen ist:

Bei der Befunderhebung kommt man in der Regel zu auch von anderen Untersuchern nachvollziehbaren Ergebnissen. Die Befunde stellen gewissermaßen objektive Daten da, während die aus den Befunden abgeleitete Diagnose eine vom Arzt gezogene Schlußfolgerung ist, bei der ein Ermessensspielraum vorliegt und bei der auch Randbedingungen berücksichtigt werden (z.B. die epidemiologische Situation), die nicht Bestandteil der erhobenen Befunde sind. In Arztbriefen werden Befunde und Diagnose(n) deshalb stets deutlich voneinander getrennt. Es könnte z.B. sein, daß ein Befund, der zunächst für Krankheit A spricht, im Lichte weiterer Befunde eher für Diagnose B spricht.

Bei der Diagnosestellung handelt es sich um einen **Entscheidungsprozeß in einer Situation der Ungewißheit**. Ähnlich sieht es bei der Interpretation statistischer Daten aus. Die erhobenen Daten sind nur dann sinnvoll umsetzbar, wenn sie interpretiert werden, d.h. wenn man aus ihnen Schlußfolgerungen zieht. Die Interpretation der Daten geschieht z.B. durch Bildung von Kennzahlen wie arithmetischer Mittelwert, Median oder Standardabweichung. Daß auch hier eine Situation der Ungewißheit vorliegt, ist daran erkennbar, daß sich in der Regel bei unterschiedlichen Stichproben unterschiedliche Werte ergeben.

7.1 Schätzen

Beim Schätzen geht es darum, einen unbekannten Parameter der Grundgesamtheit möglichst genau zu festzulegen. Dabei liegt man in der Regel weder genau richtig noch völlig falsch, sondern man schätzt mehr oder weniger gut. Bei Berücksichtigung einer entsprechenden Genauigkeit ist fast immer ein Schätzfehler vorhanden.

Im Gegensatz dazu wird beim Testen eine Hypothese aufgestellt, und anhand der Daten wird entschieden, ob diese Hypothese angenommen oder abgelehnt werden soll. Diese Testentscheidung kann entweder richtig oder falsch sein. Eine halbrichtige Entscheidung ist nicht möglich. Einzelheiten werden im Abschnitt „Statistische Testverfahren" besprochen.

Sowohl beim Testen als auch beim Schätzen handelt es sich darum, *die in den Daten vorhandenen Informationen in bezug auf die Fragestellung maximal zu verwerten.* Die Situation der Ungewißheit ergibt sich daraus,

- daß die vorhandene Information unvollständig ist, weil meist nur eine Stichprobe und nicht die Grundgesamtheit untersucht wird, und

- daß eine zufallsabhängige Streuung der Werte vorhanden ist: In der Physik lassen sich Experimente meistens so arrangieren, daß die Meßgenauigkeit nur eine untergeordnete Rolle spielt. In den Biowissenschaften und insbesondere in der Medizin liegt oft eine erhebliche zufallsbedingte Streuung des Datenmaterials vor. Diese Streuung resultiert nicht nur aus Beobachtungsfehlern und unkontrollierten Einflußgrößen, sondern auch aus der unter anderem genetisch bedingten Individualität der „Untersuchungsobjekte", gleichgültig, ob es sich um Bakterien, Tiere oder Patienten handelt.

Im Kapitel „Beschreibende Statistik" wurde erläutert, wie z.B. der Mittelwert $\bar{x}$ oder die Varianz s errechnet wird. Im Kapitel „Versuchsplanung" wurde erarbeitet, wie eine Stichprobe gezogen werden muß, damit die Ergebnisse vom Prinzip her auf diese Grundgesamtheit übertragen werden dürfen. In diesem Kapitel beschäftigen wir uns mit der verbleibenden Unsicherheit aufgrund der unvollständigen Datenlage.

Anforderungen an Schätzwerte

An einen Schätzwert werden folgende Anforderungen gestellt, die wir am Beispiel der Schätzung des Parameters μ einer Normalverteilung erläutern wollen:

- **Erwartungstreue**, d.h. der Schätzwert soll unverzerrt (unbiased) sein, also keinen systematischen Fehler (Bias) enthalten. Dieses Kriterium trifft bei Normalverteilungen sowohl für den Median als auch für den Modalwert und den Mittelwert $\bar{x}$ zu.

- **Konsistenz**, d.h. der Schätzwert soll mit steigender Größe der Stichprobe eine genauere Schätzung des Parameters geben. Auch diese Bedingung wird von Median, Modalwert und Mittelwert erfüllt.

- **Effizienz**, d.h. die Schätzung soll möglichst „wirksam", d.h. mit geringer Streuung erfolgen. In diesem Kriterium ist $\bar{x}$ dem Median und Modalwert überlegen. Der arithmetische Mittelwert $\bar{x}$ ist das Lokalisationsmaß mit der geringsten Varianz. Die Standardabweichung des Modalwertes oder des Medians ist größer als der Standardfehler $s_{\bar{x}}$.

Das Konfidenzintervall (Vertrauensbereich)

Auf Seite 102 hatten wir bei der Besprechung der Normalverteilung gesehen, daß sich bei normalverteilten Größen genau angeben läßt, wieviel Prozent der Meßwerte in welcher Entfernung vom Erwartungswert μ liegen. Beispielsweise liegen ca. 68% aller x–Werte im Bereich $\mu \pm \sigma$, also in der Entfernung einer Standardabweichung σ vom Erwartungswert μ. Der Bereich, in dem ein bestimmter Anteil der x–Werte liegt, heißt *Referenzbereich*.

Um den Erwartungswert μ zu schätzen, bildet man den arithmetischen Mittelwert $\bar{x}$. Wenn man in verschiedenen Stichproben derselben Grundgesamtheit jeweils den arithmetischen Mittelwert $\bar{x}$ bildet, wird man in der Regel unterschiedliche Ergebnisse erhalten. Die $\bar{x}$–Werte sind normalverteilt. Allerdings ist die Streuung der $\bar{x}$–Werte geringer als die Streuung der x–Werte. Dies ist der Grund, weshalb sich μ besser aus $\bar{x}$ als aus x schätzen läßt.

Die Standardabweichung der $\bar{x}$–Werte wird auch als **mittlerer Fehler des Mittelwertes** oder **Standardfehler** $\sigma_{\bar{x}}$ bezeichnet, um die Unterscheidung zur Standardabweichung der x–Werte σ_x zu erleichtern.

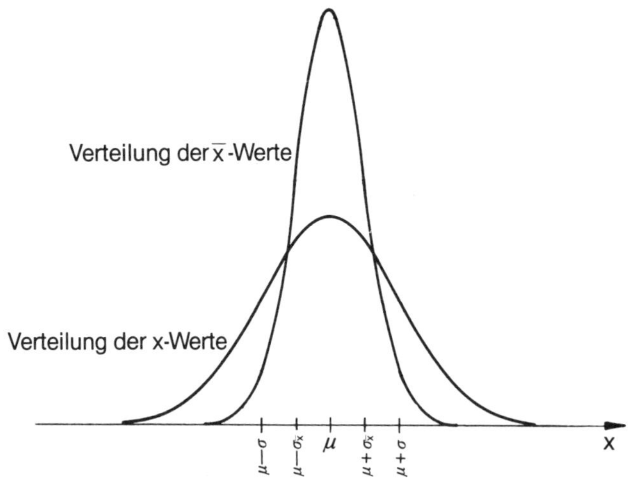

Abbildung 7.1: Gegenüberstellung der Verteilung der x–Werte mit der Verteilung der $\bar{x}$–Werte. Jeder $\bar{x}$–Wert wird aus einer Stichprobe von vier x–Werten gebildet. Beide Verteilungen haben denselben Erwartungswert μ, aber die Standardabweichung der $\bar{x}$–Werte ist um den Faktor $\sqrt{4}$ kleiner. Deshalb läßt sich μ besser aus den $\bar{x}$–Werten schätzen als aus den x–Werten.

$$\text{Standardfehler } \sigma_{\bar{x}} = \frac{\text{Standardabweichung } \sigma_x}{\sqrt{\text{Anzahl der Meßwerte } n}}$$

Wenn wir den Mittelwert $\bar{x}$ einer Meßreihe ermittelt haben, wissen wir, daß $\bar{x}$ in der Nähe von μ liegt, aber in aller Regel nicht mit μ identisch ist. Um angeben zu können, mit welcher Genauigkeit $\bar{x}$ μ schätzt, errechnet man das **Konfidenzintervall**, das den Erwartungswert μ mit einer vorgegebenen **Vertrauenswahrscheinlichkeit** $(1 - \alpha)$ umfaßt. Normalerweise wird als Irrtumswahrscheinlichkeit $\alpha = 5\%$ gewählt. In diesem Fall ist das Konfidenzintervall so breit, daß es μ mit der Vertrauenswahrscheinlichkeit von 95% umfaßt.

Im Kapitel „Binomial- und Normalverteilung" wurde besprochen, daß bei einer Gaußverteilung 68,27% aller Meßwerte im Bereich einer Standardabweichung um den Mittelwert liegen und 95,45% der Werte im Bereich von zwei Standardabweichungen. Wie sich durch Interpolation in Tabelle II im Anhang ermitteln läßt, liegen 95,00% aller Werte im Bereich von 1,96 Standardabweichungen um den Mittelwert. Weil die Mittelwerte normalverteilt sind, gilt diese Situation auch hier: Wenn man aus einer Grundgesamtheit mit dem Erwartungswert μ Stichproben zieht, liegt der Mittelwert $\bar{x}$ einer beliebigen Stichprobe in 95% der Fälle im Intervall $\mu \pm 1,96\sigma_{\bar{x}}$. Umgekehrt kann man auch argumentieren, daß das unbekannte μ mit 95%iger Wahrscheinlichkeit im 95%–Konfidenzintervall liegt, das sich wie folgt berechnet:

$$\text{95\%–Konfidenzintervall} = \text{Mittelwert} \pm 1,96 \text{ Standardfehler}$$

Als Beispiel betrachten wir die Schwangerschaftsdauern in der Göttinger Universitätsklinik (s.S. 104): Die Standardabweichung s beträgt 9,5 Tage, der arithmetische Mittelwert von 7 968 Patienten 281,5 Tage.

Hieraus errechnet sich der mittlere Fehler des Mittelwerts als $s_{\bar{x}} = 9,5/\sqrt{7968} = 0,106$. Das 95%–Konfidenzintervall umfaßt den Bereich:

$$281,5 \text{ Tage} \pm 1,96 \cdot 0,106 \text{ Tage} = 281,5 \text{ Tage} \pm 0,208 \text{ Tage}$$

Student–t–Verteilung

Das Konfidenzintervall wird mit Hilfe der tatsächlich in der Grundgesamtheit vorhandenen Standardabweichung σ berechnet. In der Regel ist jedoch σ nicht bekannt. Die Standardabweichung σ wird durch s_x geschätzt, so wie wir es im oben durchgerechneten Beispiel für die Schwangerschaftsdauern gemacht haben. Weil auch die Schätzung von σ durch s_x mit einer Streuung behaftet ist, ergibt sich eine zusätzliche Ungenauigkeit. Deshalb muß das Konfidenzintervall breiter werden, insbesondere bei einem kleinen Stichprobenumfang n, weil die Schätzung von σ durch s_x dann besonders ungenau ist.

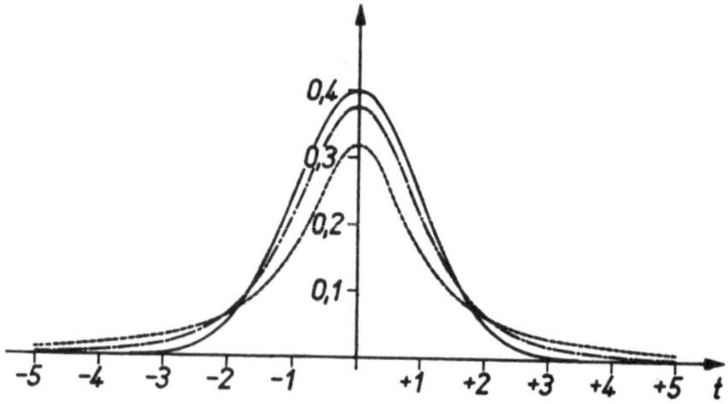

Abbildung 7.2: Student–t–Verteilung für die Freiheitsgrade $f = 1$ (gepunktete Linie), $f = 4$ (Strichpunkt) und $f = \infty$, also die Normalverteilung (durchgezogene Linie).

Um das Konfidenzintervall eines Mittelwertes $\bar{x}$ bei unbekanntem σ zu schätzen, wurde von dem englischen Statistiker Gosset die Student–t–Verteilung entwickelt. Die Form der t–Verteilung hängt von der Zahl der Freiheitsgrade ab. Unter den Freiheitsgraden versteht man die Anzahl der Meßwerte n weniger 1, denn bei bekanntem Mittelwert μ können nur $n - 1$ Meßwerte frei gewählt werden, der letzte Meßwert ergibt sich aus den übrigen Werten. Die Student–t–Verteilung ist um so flacher ausgezogen, je kleiner die Zahl der Freiheitsgrade ist, weil die Unsicherheit bei der Schätzung von σ dann besonders groß ist. Je größer die Anzahl der Freiheitsgrade, desto mehr nähert sich die t–Verteilung der Normalverteilung an. Bereits bei $n = 20$ gibt es nur noch unwesentliche Abweichungen.

Als Beispiel betrachten wir eine Meßreihe mit $n = 16$ Meßwerten. Es sei $\bar{x} = 100$ und $s_x = 4$. Daraus errechnet sich der Standardfehler $s_{\bar{x}}$ als:

$$s_{\bar{x}} = \frac{s_x}{\sqrt{n}} = \frac{4}{\sqrt{16}} = 1$$

Für das Konfidenzintervall bei zweiseitiger Fragestellung (s.S. 195), einer Irrtumswahrscheinlichkeit von $\alpha = 0,05$ (s.S. 193) und $f = n - 1 = 15$ Freiheitsgrade ist in Tabelle III im Anhang ein t–Wert von 2,13 angegeben. Das Konfidenzintervall reicht von $\bar{x} - 2,13s$ bis $\bar{x} + 2,13s$, in unserem Beispiel also von $100 - 2,13$ bis $100 + 2,13$.

Ergebnis: Als Schätzwert für μ dient $\bar{x} = 100$. Die Genauigkeit der Schätzung ergibt sich aus der Breite des Konfidenzintervalls: Mit 95%iger Wahrscheinlichkeit liegt der Erwartungswert μ im Bereich von 97,87 bis 102,13.

Wenn wir das Konfidenzintervall mit Hilfe der Normalverteilung bestimmen, müssen wir u_1 für $\Phi(u_1) = 0,025$ und u_2 für $\Phi(u_2) = 0,975$ in Tabelle II im Anhang durch Interpolation bestimmen. Es ergibt sich ein Wert von $u_1 = -1,96$ und $u_2 = +1,96$, was dem Wert in der Student–t–Tabelle für $n = \infty$ Freiheitsgrade entspricht.

Konfidenzintervall für andere Parameter

Ebenso wie wir im obigen Beispiel das Konfidenzintervall für den Erwartungswert μ gebildet haben, kann man für alle anderen Parameter Konfidenzintervalle bilden, um anzugeben, mit welcher Ungenauigkeit die aus einer Stichprobe gebildeten Schätzwerte behaftet sind. Fast immer, wenn man in den Biowissenschaften mit Parametern arbeitet, handelt es sich um Schätzwerte, denn die tatsächlichen Werte der Grundgesamtheit sind unbekannt. Hier soll nur auf die grundsätzliche Problematik hingewiesen werden, die Berechnung des Konfidenzintervalles ist häufig schwieriger als für $\bar{x}$, weil die Schätzwerte nicht normalverteilt sind.

Klinisch wichtige Parameter sind z.B. die Sensitivität und Spezifität von diagnostischen Verfahren, die Prävalenz von Erkrankungen und die Häufigkeit von Haupt– und Nebenwirkungen therapeutischer Verfahren. Diese Größen sind keine Naturkonstanten, sondern unterliegen den diagnostischen und therapeutischen Randbedingungen, die im Zuge des medizinischen Fortschritts im ständigen Wandel begriffen sind. Es kommt deshalb weniger auf die tatsächliche Genauigkeit der Schätzwerte an als vielmehr darauf, sich bewußt zu machen, daß es sich nur um Schätzwerte handelt, die besonders bei kleinen Stichproben mit einem großen Konfidenzintervall versehen sind.

7.2 Statistische Testverfahren

7.2.1 Das Prinzip eines Testverfahrens

Das Ergebnis einer wissenschaftlichen Untersuchung gilt zunächst nur für das durchgeführte Experiment. Wenn man das Ergebnis verallgemeinern will, muß man eine Reihe zusätzlicher Überlegungen anstellen: Nach den Begriffen der Statistik stellt der Therapieversuch an z.B. 20 Patienten mit der Krankheit xyz eine **Stichprobe** dar, während die Behandlungsmaßnahmen an allen jetzigen und zukünftigen Patienten mit der Erkrankung xyz die **Grundgesamtheit** bilden.

Für unsere weiteren Überlegungen unterstellen wir, daß die im Kapitel „Versuchsplanung und –durchführung“ erwähnten Aspekte beachtet worden sind. Es verbleibt jedoch eine Quelle der Unsicherheit, die der Übertragung der in der Stichprobe gewonnenen Ergebnisse auf die Grundgesamtheit eventuell im Wege steht: **die zufallsbedingte Streuung**. Unter dem Zufall verstehen wir die Störgrößen, die nicht erfaßten Einflußgrößen, die Auswirkungen einer nicht ausbalancierten Selektion zwischen den Vergleichsgruppen sowie die Meß– und Beobachtungsfehler. Ein in der Stichprobe beobachteter Effekt, also z.B. eine eventuelle Überlegenheit eines Medikamentes im Vergleich zum Placebo, muß daraufhin geprüft werden, ob er ein Produkt des Zufalls sein könnte:

- Wenn der beobachtete Effekt innerhalb der Bandbreite der zufallsbedingten Streuung der Meßwerte liegt, besitzt er nur eingeschränkte Aussagekraft.

- Wenn der beobachtete Effekt jedoch größer ist als die übliche Streuung der Meßwerte, kann das gefundene Ergebnis nicht einfach als zufallsbedingt abgetan werden, es gilt als statistisch „signifikant".

Nullhypothese: Der postulierte Effekt hat den Betrag Null

Ein statistisches Testverfahren untersucht die Frage, ob die zufallsbedingte Streuung der Meßwerte ausreicht, den beobachteten Effekt zu erklären. Es wird die sog. **Nullhypothese** H_0 aufgestellt, die besagt, daß in der Grundgesamtheit kein Effekt existiert. Unter dieser Annahme wäre ein in der Stichprobe beobachteter Effekt ein Produkt des Zufalls. Das statistische Testverfahren errechnet, mit welcher Wahrscheinlichkeit sich die vorliegenden Ergebnisse (oder noch extremere) zufällig ergeben könnten, wenn H_0 tatsächlich zuträfe.

Wenn diese Wahrscheinlichkeit gering ist, z.B. kleiner als ein Prozent oder ein Promille, wird H_0 *verworfen und das Ergebnis als statistisch signifikant* bezeichnet. Damit ist noch nicht der Beweis erbracht, daß sich der beobachtete Effekt auch in späteren Versuchsreihen reproduzieren läßt, aber man kann nicht mehr alles nur auf den Zufall schieben. Man muß davon ausgehen, daß außer der zufallsabhängigen Streuung noch weitere Faktoren das Ergebnis beeinflussen, daß also in der Grundgesamtheit tatsächlich ein Effekt vorhanden ist.

Die Test-entscheidung lautet:	**Situation in der Grundgesamtheit**	
	H_0 trifft nicht zu	H_0 trifft zu
H_0 wird verworfen „signifikant"	richtige Entscheidung	**Fehler 1. Art** Irrtums-wahrscheinlichkeit α
H_0 wird nicht verworfen „nicht signifikant"	**Fehler 2. Art** Irrtums-wahrscheinlichkeit β	richtige Entscheidung

Tabelle 7.1: Fehler 1. und 2. Art bei einem statistischen Testverfahren.

Statistischer Test als Entscheidungsverfahren

Ein statistischer Test ist ein Entscheidungsverfahren, um zu ermitteln, ob die Nullhypothese H_0 mit den vorliegenden Daten vereinbar ist.

Je nachdem, was in der Grundgesamtheit tatsächlich gilt und wie die Testentscheidung ausfällt, gibt es vier Möglichkeiten, die sich in einer Vierfeldertafel darstellen lassen. Wie immer in einer Situation der Unsicherheit kann die gefällte Entscheidung richtig oder falsch sein. Man unterscheidet zwei Fehlerarten, den Fehler 1. Art und den Fehler 2. Art:

Der Fehler 1. Art

Der *Fehler 1. Art* besteht darin, daß in der Grundgesamtheit H_0 *zutrifft, aber aufgrund der Stichprobe verworfen wird*. Hierbei ist das Ergebnis in Wirklichkeit zufallsbedingt, und trotzdem bezeichnet man das Ergebnis als „signifikant". Die Irrtumswahrscheinlichkeit für diese Fehlermöglichkeit heißt α und ist frei wählbar. Meist wird α als 0,05, 0,01 oder 0,001 gesetzt und das Ergebnis von manchen Autoren als „schwach signifikant", „signifikant" bzw. „hochsignifikant" bezeichnet.

Der Fehler 2. Art

Beim *Fehler 2. Art* liegt die umgekehrte Situation vor: Der beobachtete Effekt existiert tatsächlich, aber das Ergebnis wird als nicht „signifikant" bezeichnet, weil auch die zufallsbedingte Streuung groß genug ist, um solche Ergebnisse zu produzieren. Die Irrtumswahrscheinlichkeit β hängt von vielen Faktoren ab:

- von der Größe des tatsächlich vorhandenen Effektes;
- von der Fallzahl;
- von der zufallsbedingten Streuung der Meßwerte;
- von der Art des statistischen Testverfahrens und der Fragestellung (einseitig oder zweiseitig), näheres s.u.;
- von der Irrtumswahrscheinlichkeit α.

Weil insbesondere die Größe des tatsächlich vorhandenen Effektes nicht bekannt ist, denn es ist ja nicht einmal bekannt, ob dieser Effekt überhaupt existiert, kann die Irrtumswahrscheinlichkeit β für den Fehler 2. Art nur grob geschätzt werden. Je kleiner der gesuchte Effekt ist, desto größer ist der Fehler 2. Art. Wenn bei der Versuchsplanung der gesuchte Effekt in seiner Größe überschätzt wird, ergibt sich ein großer β–Fehler.

Ein β von 50, häufig sogar 80 und mehr Prozent ist keine Seltenheit! Ein hohes β läßt auf eine schlechte Versuchsplanung schließen, denn bei einem β von z.B. 90% ist die Untersuchung eigentlich von Beginn an zum Scheitern verurteilt. Selbst wenn der gesuchte Effekt vorliegt, wird man in 90% keine signifikanten Ergebnisse erhalten. Man müßte die Fallzahl vergrößern und die Streuung der Meßwerte verringern, z.B. durch den Einsatz anderer Meßverfahren. Wenn dies nicht möglich ist, sollte man die Untersuchung als orientierende Pilotstudie planen und bereits im Stadium der Versuchsplanung deutlich machen, daß und warum keine signifikanten Ergebnisse zu erwarten sind.

Die Größe $1 - \beta$ heißt **Power** oder **Teststärke**: Je größer die Power eines Testverfahrens, desto eher stellt sich im Fall eines tatsächlich vorhandenen Unterschieds ein signifikantes Ergebnis ein.

Übertragbarkeit der Ergebnisse auf die Grundgesamtheit

Statistisch gesehen stellen die beobachteten Meßwerte eine Stichprobe aus der Grundgesamtheit aller theoretisch möglichen Messungen dar. *Für die untersuchte Stichprobe*, z.B. 20 Patienten mit der Krankheit xyz, haben die gefundenen Meßwerte mit oder ohne statistische Signifikanz Gültigkeit. Die Frage lautet, *ob die Ergebnisse der Stichprobe auf die Grundgesamtheit, also alle Patienten mit der Krankheit xyz, übertragen werden können* oder ob die zufallsbedingte Streuung eine Verallgemeinerung verbietet.

Hierbei wird vorausgesetzt, daß die Versuchsplanung, z.B. die Selektion der untersuchten Patienten, korrekt ist. Die Richtigkeit der Versuchsplanung wird durch einen statistischen Test nicht überprüft. Ein statistischer Test beantwortet lediglich die Frage, ob die Ergebnisse der untersuchten Stichprobe trotz der zufallsbedingten Streuung auf die Grundgesamtheit übertragen, d.h. verallgemeinert werden dürfen.

7.2.2 Hypothese und Fragestellung

Nachdem im vorigen Abschnitt das Prinzip eines statistischen Testverfahrens besprochen wurde, soll jetzt erläutert werden, was bei der Durchführung zu beachten ist und wie die Ergebnisse zu interpretieren sind. Unter 7.3 werden dann praktische Rechenbeispiele für einige häufig benutzte Tests vorgestellt.

Nullhypothese – Alternativhypothese

Im vorigen Abschnitt wurde erläutert, daß ein Testverfahren ausrechnet, ob die *Nullhypothese* H_0 mit den vorliegenden Daten vereinbar ist. Die gesamte Rechnerei des Testverfahrens bezieht sich also auf H_0.

Die **Nullhypothese** H_0 besagt, daß der beobachtete Effekt in der Grundgesamtheit nicht existiert. Das Ergebnis der Stichprobe ist auf die zufallsabhängige Streuung zurückzuführen.

Die **Alternativhypothese** H_1 besagt, daß der in der Stichprobe gefundene Effekt, z.B. die Differenz der Heilungsraten zwischen den Therapiegruppen A und B, auch in der Grundgesamtheit existiert. Die Alternativhypothese H_1 legt sich nicht auf einen bestimmten Betrag fest, indem es z.B. heißt, der Erwartungswert μ_A sei zwei Einheiten größer als der Erwartungswert μ_B. Statt dessen lautet H_1 nur pauschal „μ_A ist größer als μ_B".

Einseitige und zweiseitige Fragestellung

Eine Alternativhypothese heißt *einseitig*, wenn ein Vorwissen über die Richtung der erwarteten Differenz existiert. Bei der einseitigen Fragestellung lautet die Alternativhypothese beispielsweise: „Therapie A ist besser als Therapie B" oder „Blonde Menschen erkranken häufiger am malignen Melanom als dunkelhaarige Menschen".

Bei zweiseitiger Fragestellung lauten die oben genannten Alternativhypothesen: „Therapie A ist entweder besser oder schlechter als Therapie B" sowie „Blonde Menschen erkranken entweder häufiger oder seltener am malignen Melanom als dunkelhaarige Menschen". Bei einer *zweiseitigen* Fragestellung lautet H_1 lediglich „μ_A hat einen anderen Wert als μ_B": $\mu_A \neq \mu_B$.

Die einseitige Fragestellung setzt ein Vorwissen über die Richtung des erwarteten Unterschiedes voraus. Die einseitige Fragestellung darf nur Verwendung finden, wenn sich sachlich begründen läßt, warum ein umgekehrtes Vorzeichen nicht zu erwarten ist.

Die Unterscheidung zwischen der ein– und der zweiseitigen Fragestellung ist wichtig, weil sich **unter der einseitigen Fragestellung eher ein signifikantes Ergebnis einstellt**, d.h. der Fehler 2. Art (β–Fehler) ist geringer. Deshalb ist man generell bestrebt, den statistischen Test unter der einseitigen Hypothese durchzuführen. Wenn dies unberechtigt geschieht, verdoppelt sich der Fehler 1. Art (α–Fehler). Unberechtigt heißt, daß kein gesichertes Vorwissen über das Vorzeichen der Differenz besteht.

Als Beispiel betrachten wir zwei gleichwertige Therapien A und B: Wenn man den Therapieerfolg auf einer so feinen Skala messen kann, daß sich so gut wie niemals ein identisches Ergebnis einstellt, wird sich in 50% aller Studien Therapie A als überlegen erweisen und in 50% Therapie B. Es hängt vom Fehler 1. Art α und von der Fragestellung (einseitig oder zweiseitig) ab, welche dieser Studien als signifikant bezeichnet werden:

- Bei $\alpha = 0,05$ und einseitiger Fragestellung (H_1: A ist besser als B) werden die 5% aller Studien als signifikant bezeichnet, bei denen A gegenüber B die stärkste Überlegenheit gezeigt hat.

- Bei $\alpha = 0,05$ und zweiseitiger Fragestellung (H_1: A und B unterscheiden sich) gelten „nur" die 2,5% der Studien als signifikant, bei denen sich A besonders überlegen gezeigt hat, und zusätzlich die 2,5% der Studien, bei denen sich B besonders überlegen gezeigt hat.

Ein einseitiger Test ist auch dann vertretbar, wenn zwar über das Vorzeichen des erwarteten Unterschieds nichts Sicheres bekannt ist, wenn jedoch ein beispielsweise negatives Vorzeichen dieselben Konsequenzen nach sich zieht, als wenn kein Unterschied vorhanden ist: Zum Beispiel wird eine neue Therapie nur dann empfohlen, wenn sie besser ist als die bisherige. Wenn die neue Therapie der Standardtherapie gleichwertig oder unterlegen ist, wird die neue Therapie abgelehnt.

Bei dieser Begründung für die Einseitigkeit der Fragestellung bezieht sich die **Irrtumswahrscheinlichkeit α auf die Konsequenzen und nicht auf den Inhalt der Entscheidung**: Bei Gleichwertigkeit der Therapien wird man in α Prozent der Fälle die neue Therapie fälschlicherweise bevorzugen.

7.2.3 Multiples Testen

Bei wiederholter Durchführung desselben Versuchs kann die Irrtumswahrscheinlichkeit α irreführend sein. Hierzu ein kleines Beispiel:

Die Firma Schein GmbH stellt „Heilwasser" her, indem sie Leitungswasser in hübsch etikettierte Flaschen abfüllt. Sie beauftragt zehn Kurkliniken, das „Heilwasser" in Doppelblindversuchen bei jeweils zehn Krankheiten zu testen. Als Placebo wird Leitungswasser verwendet:

H_0= „Heilwasser" beeinflußt den Heilungsverlauf genausowenig wie Leitungswasser.

H_1= „Heilwasser" führt zu beschleunigter Heilung der Erkrankung xyz.

Bei ordnungsgemäßer Durchführung dieser insgesamt 100 Versuche darf man fünf Ergebnisse erwarten, die auf dem 5%–Niveau signifikant sind, und darunter ein Ergebnis, das auf dem 1%–Niveau signifikant ist. Die Firma Schein GmbH wird sicherlich nur die signifikanten Ergebnisse veröffentlichen und die anderen verschweigen.

Die Irrtumswahrscheinlichkeit α ist ebenfalls irreführend, wenn während eines laufenden Versuchs wiederholt Zwischenauswertungen durchgeführt werden oder wenn nach Abschluß des Versuchs die Zwischenergebnisse zugrunde gelegt werden, bei denen der Trend am stärksten ausgeprägt war. Wiederholtes Testen bewirkt ein unkontrolliertes Ansteigen des vorgegebenen α–Fehlers, d.h. die Chancen steigen, daß aufgrund der zufallsbedingten Streuung H_0 zu Unrecht verworfen wird. Wenn ein wiederholtes Testen gewünscht wird, müssen Folgetestpläne (sequentielle Tests) verwendet werden, für die dieser Einwand nicht gilt (s.S. 166).

Beim multiplen Testen kann ein unkontrolliertes Ansteigen des α–Fehlers vermieden werden, indem der kritische Wert der Testgröße (s.S. 200) entsprechend korrigiert wird (z.B. *Bonferroni–Abschätzung*). Hierdurch steigt jedoch der β–Fehler an.

Einzelheiten sind mit dem Statistiker zu besprechen und sollten schon bei der Versuchsplanung berücksichtigt werden, indem bereits im voraus festgelegt wird, wann welche Tests durchgeführt werden sollen. Bei therapeutischen Studien kann es aus ethischen Gründen notwendig sein, in regelmäßigen Abständen Zwischenauswertungen vorzunehmen.

Aussagekraft eines Testverfahrens

Der Begriff „signifikant" wird häufig strapaziert, um eine Untersuchung mit dem Stempel der Wissenschaftlichkeit zu versehen. Das Wort leitet sich vom lateinischen „signum" (Zeichen) ab und bedeutet im statistischen Sinne, daß das betreffende Ergebnis nicht nur durch den Zufall erklärbar ist, allerdings unter dem Vorbehalt der Irrtumswahrscheinlichkeit α für den Fehler 1. Art.

Der Begriff „signifikant" macht jedoch keine Aussagen darüber,

- ob die Versuchsplanung, z.B. die Auswahl der Stichprobe, korrekt ist und
- ob das gefundene Ergebnis relevant ist.

Beispielsweise sei in einer großen Studie bei Tausenden von Patienten die Wirkung eines Grippemittels gegen Placebo verglichen worden, wobei die Krankheitsdauer der behandelten Patienten im arithmetischen Mittel um 0,2 Tage kürzer war. Auch wenn sich die Verkürzung der Krankheitsdauer als statistisch signifikant erweisen sollte, hätte dieses Ergebnis nur geringe praktische Bedeutung.

Umgekehrt kann ein Ergebnis, das nicht oder noch nicht statistisch signifikant ist, große klinische Bedeutung erlangen. Dies ist beispielsweise der Fall, wenn eine bisher als fast unheilbar geltende Krankheit bei den ersten durch ein neues Verfahren behandelten Patienten geheilt werden konnte.

7.2.4 Auswahl des Testverfahrens

Es gibt eine große Anzahl verschiedener statistischer Tests. Mit einigen läßt sich prüfen, ob eine gegebene Reihenfolge von Meßwerten zufallsbedingt sein kann oder ob ein Trend anzunehmen ist. Andere Testverfahren dienen dazu zu überprüfen, ob eine gegebene Häufigkeitsverteilung beispielsweise einer Normalverteilung oder einer Poissonverteilung entspricht. Außerdem läßt sich testen, ob eine Korrelation zufallsbedingt ist (s.S. 134) und ob eine Abhängigkeit zwischen den Merkmalen einer Kontingenztafel besteht (s.S. 213). Die zuerst genannten Testverfahren sind für den Mediziner relativ unwichtig, und hier soll nur auf ihre Existenz hingewiesen werden. Im Bedarfsfall, etwa für eine Dissertation, kann man z.B. bei Sachs, Angewandte Statistik, Springer–Verlag, nachlesen oder sich zur Beratung an einen Statistiker wenden. Man sollte sich nicht dadurch beirren lassen, daß einige Testverfahren in unterschiedlichen Varianten und unter verschiedenen Bezeichnungen gebräuchlich sind.

Für den Mediziner wichtiger sind **Testverfahren zum Vergleich zweier oder mehrerer Gruppen**, etwa zum Vergleich der Gruppe der behandelten und der Gruppe der unbehandelten Patienten. Die Auswahl des geeigneten Testverfahrens richtet sich nachfolgenden Kriterien:

- Merkmalsart und Verteilungstyp (quantitative oder nur dichotome Werte wie: Erfolg – kein Erfolg, Normalverteilung versus unbekannte Verteilung). Testverfahren, die eine bestimmte Verteilung, z.B. die Normalverteilung, voraussetzen, heißen *parametrische Tests* im Gegensatz zu den *verteilungsfreien oder nichtparametrischen Tests*;

- Zahl der Stichproben;

- verbundene oder unabhängige Stichproben.

Bei **verbundenen oder paarigen Stichproben** existieren jeweils Paare von Versuchseinheiten, die weitgehend identisch sind. Beispielsweise bilden das rechte und linke Ohr eines Kaninchens bei der Überprüfung einer Substanz auf Kanzerogenität einen weitgehend homogenen Zweierblock. Auch bei zwei eineiigen Zwillingen oder bei den im Rahmen der Matched–Pairs–Technik gebildeten Zweierpaaren kann man *eventuell* von verbundenen Stichproben sprechen. Voraussetzung ist, daß die beiden Versuchseinheiten in bezug auf die für die Fragestellung wichtigen Störgrößen und unkontrollierten Einflußgrößen fast identisch sind.

Die in der Medizin am häufigsten vorkommende Form der verbundenen Versuchsanordnung sind **Vorher–Nachher–Vergleiche**, indem an denselben Versuchspersonen z.B. zunächst Medikament A und nach einer gewissen Karenzzeit Medikament B erprobt wird. Um Wechselwirkungen auszuschalten, muß zwischen den Therapieversuchen eine ausreichend lange Zeitspanne als Auswaschphase zwischengeschaltet werden. Ob erst Therapie A oder erst Therapie B angewendet wird, muß bei den einzelnen Patienten durch ein Zufallsverfahren individuell festgelegt werden. In der Dermatologie sind auch verbundene Stichproben durchführbar, indem ein Patient *gleichzeitig* zwei Lokaltherapeutika erhält, z.B. am linken Arm Salbe A und am rechten Arm Salbe B.

Wenn die oben genannten Voraussetzungen für paarige Stichproben nicht gelten, handelt es sich um unabhängige oder unverbundene Stichproben, bei denen sich jedoch im Fall eines tatsächlich bestehenden Unterschieds nicht so schnell ein signifikantes Ergebnis einstellt, als wenn die Daten als eine paarige Stichprobe behandelt werden.

Tests auf Lageunterschiede

	Zielgröße		
Anzahl und Art der Stichproben	**quantitative Zielgröße**		**dichotome Zielgröße**
	normalverteilt	**Verteilung unbek.**	
eine Stichprobe	Ein–Stichproben–t–Test	Ein–Stichproben–Wilcoxon–Test	Binomialtest
zwei verbundene Stichproben	t–Test für verbundene Stichproben	Wilcoxon–Test für Paardifferenzen	McNemar–Test Vorzeichentest
zwei unverbundene Stichproben	t–Test für unverbundene Stichproben	U–Test von Mann, Whitney und Wilcoxon	Vierfelder–Test

Tabelle 7.2: Häufig verwendete Tests auf Lageunterschiede.

7.2.5 Die einzelnen Schritte der Durchführung

Die praktische Durchführung aller Tests verläuft stets nach demselben Schema:

- Formulieren der Nullhypothese und der Alternativhypothese (einseitig oder zweiseitig)
- Festlegung des α–Fehlers
- Auswahl des für die vorliegenden Daten geeigneten Testverfahrens
- Errechnung der sog. **Testgröße** (auch als **Prüfgröße** oder **Prüfmaß** bezeichnet). Je nachdem, welcher Test verwendet wird, heißt diese Prüfgröße t, U, H, χ^2 (sprich: Chiquadrat) usw.

- Ablesen des kritischen Wertes aus einer Tafel (Prüfmaßverteilung, siehe Anhang). Der kritische Wert ist abhängig von der Irrtumswahrscheinlichkeit α, von der Fragestellung (ein– oder zweiseitig) und vom Freiheitsgrad f, der sich aus der Fallzahl und der Zahl der Gruppen, wie bei den einzelnen Testverfahren angegeben, errechnet.
- Vergleich der errechneten Prüfgröße mit dem kritischen Wert.

p–Wert

Wenn man Daten mit Hilfe statistischer Programmpakete wie SPSS oder SAS auswertet, werden beim Vergleich von Mittelwerten, Häufigkeiten usw. sog. p–Werte automatisch errechnet. Der p–Wert gibt an, auf welchem Niveau sich ein signifikantes Ergebnis eingestellt hätte, wenn man unter der zweiseitigen Fragestellung ein statistisches Testverfahren durchgeführt hätte. Ein $p = 0,03$ bedeutet also, daß der betreffende Vergleich auf dem 5%–Niveau signifikant wäre, nicht jedoch auf dem 1%–Niveau, *wenn man bereits in der Versuchsplanung die betreffende Größe als interessierende Zielgröße festgelegt hätte*. Wenn man hingegen erst nachträglich die Größen als Zielgrößen definiert, bei denen sich der größte Unterschied eingestellt hat, kann nach den obigen Erläuterungen zum Thema „Multiples Testen" der α–Fehler nicht genau angegeben werden, so daß man auch nicht von einem signifikanten Ergebnis sprechen kann.

Aus diesem Grunde wird von statistischer Seite großer Wert darauf gelegt, daß bereits in der Versuchsplanung die Zielgröße(n), die Art der Auswertung und die Fragestellung (ein– oder zweiseitig) festgelegt werden.

Beim p–Wert spricht man häufig auch von *Überschreitungswahrscheinlichkeit*, weil er die Wahrscheinlichkeit angibt, mit der sich unter der Nullhypothese die gefundenen oder noch extremere Ergebnisse einstellen. Deshalb ist der p–Wert für die **explorative Datenanalyse** ein nützliches Werkzeug.

7.3 Rechenbeispiele

7.3.1 Student–t–Test

Im Abschnitt 7.1 „Schätzen" hatten wir die Situation besprochen, daß wir aus einer normalverteilten Grundgesamtheit mit dem Erwartungswert μ und der Standardabweichung σ Stichproben ziehen und den Mittelwert $\bar{x}$ bilden. $\bar{x}$ ist normalverteilt und kann als Schätzwert für den Erwartungswert μ dienen. Die Standardabweichung von $\bar{x}$ heißt Standardfehler $\sigma_{\bar{x}} = \sigma / \sqrt{n}$.

Wenn σ unbekannt ist und durch s geschätzt wird, benutzt man für die Berechnung des Konfidenzintervalls die t–Verteilung anstelle der Normalverteilung.

t–Test für eine Stichprobe

Auf Seite 189 hatten wir bereits besprochen, daß sich das 95%–Konfidenzintervall für den Erwartungswert μ als

$$\bar{x} \pm t_{f,\alpha} s_{\bar{x}}$$

errechnet. Beispielsweise haben wir bei 16 Patienten im Kreiskrankenhaus A eine durchschnittliche Schwangerschaftsdauer von 280 Tagen mit einer Standardabweichung von 8 Tagen ermittelt. Das 95%–Konfidenzintervall ergibt sich als (s. Tab. III im Anhang: $t_{15,\ 0{,}05\ \text{zweiseitig}} = 2,13$)

$$280 \text{ Tage} \pm 2,13 \cdot 8 \text{ Tage}/\sqrt{16} = 280 \text{ Tage} \pm 4,26 \text{ Tage}$$

Wenn wir aus der Schätzung eine Testentscheidung ableiten wollen, müssen wir zunächst zwei Hypothesen formulieren, zwischen denen die Entscheidung gefällt werden kann:

- Nullhypothese H_0: Der Erwartungswert μ im Krankenhaus A ist mit dem allgemein bekannten Wert 281,5 Tage vereinbar: μ = 281,5 Tage.
- Alternativhypothese H_1: $\mu \neq$ 281,5 Tage.

Weil das 95%–Konfidenzintervall von $280 - 4,26 = 275,74$ Tage bis $280 + 4,26 = 284,26$ Tage reicht, kann H_0 nicht verworfen werden.

Wenn wir den auf Seite 199 beschriebenen Weg einhalten (statt die Testentscheidung wie eben geschehen aufgrund des Konfidenzintervalls zu fällen), müssen wir die **Prüfgröße** t errechnen:

$$t = \frac{d}{s_{\bar{x}}} = \frac{281,5 - 280}{8/\sqrt{16}} = \frac{1,5}{2} = 0,75$$

Die Testgröße $t = 0,75$ ist kleiner als der in Tabelle III im Anhang für $f = 15$, $\alpha = 0,05$ und zweiseitige Fragestellung aufgeführte Wert $t = 2,13$. Deshalb kann H_0 nicht verworfen werden.

t–Test für paarige oder verbundene Stichproben

Es werden die Erwartungswerte von zwei verbundenen, normalverteilten Stichproben verglichen, z.B. dic Blutdruckwerte vor (V) und nach (N) Behandlung, die jeweils am selben Patienten gemessen wurden. Die Hypothesen lauten:

- H_0: Die Erwartungswerte μ_V und μ_N unterscheiden sich nicht: $\mu_V = \mu_N$.

- H_1: Der Erwartungswert μ_N nach Behandlung ist niedriger als μ_V: $\mu_N < \mu_V$. Hier liegt eine einseitige Fragestellung vor, weil es in diesem Beispiel auf die Senkung des Blutdrucks ankommt.

Es wird die Differenz für die jeweils zusammengehörenden Wertepaare x_{Ai} und x_{Bi} gebildet:

$$d_i = x_{Ai} - x_{Bi}$$

Hieraus errechnet sich die durchschnittliche Wertepaardifferenz $\bar{d}$. Die Varianz s^2 der Wertepaardifferenz beträgt:

$$s^2 = \frac{1}{n-1} \sum (d_i - \bar{d})^2$$

Der mittlere Fehler $s_{\bar{d}}$ der durchschnittlichen Differenz $\bar{d}$ ergibt sich als

$$s_{\bar{d}} = \frac{s}{\sqrt{n}}$$

Die Testgröße lautet:

$$t = \frac{|\bar{d}|}{s_{\bar{d}}} = \frac{\text{Betrag der durchschnittlichen Wertepaardifferenz}}{\text{mittlerer Fehler der durchschn. Wertepaardifferenz}}$$

Ist $t \geq t_{f,\alpha}$ für $f = n - 1$, wird die Hypothese H_1 angenommen. Für beispielsweise $f = 15$ Freiheitsgrade und $\alpha = 0,05$ lautet der kritische t–Wert für die einseitige Fragestellung nach Tabelle III: $t_{15,\ 0{,}05\ \text{einseitig}} = 1,75$.

t–Test für unverbundene Stichproben

Voraussetzung: Normalverteilung der Meßwerte und gleiche Varianz in den Grundgesamtheiten, aus denen die Stichproben stammen. Bei ungleichen Varianzen gibt es eine differierende Formel, die in diesem Buch jedoch nicht behandelt wird.

Gegeben sind zwei unabhängige (unverbundene, unpaarige) Stichproben A $(x_{A1}, x_{A2}, \ldots, x_{An_1})$ und B $(x_{B1}, x_{B2}, \ldots, x_{Bn_2})$ mit den arithmetischen Mittelwerten $\bar{x}_A$ und $\bar{x}_B$. Die Differenz der Mittelwerte $\bar{d}$ ergibt sich als

$$\bar{d} = \bar{x}_A - \bar{x}_B$$

Die Varianz s^2 der beiden Stichproben lautet:

$$s^2 = \frac{\sum (x_{Ai} - \bar{x}_A)^2 + \sum (x_{Bi} - \bar{x}_B)^2}{n_1 + n_2 - 2}$$

$$s_{\bar{d}} = s \cdot \frac{1}{\sqrt{\frac{n_1 \cdot n_2}{n_1 + n_2}}} = s \cdot \sqrt{\frac{n_1 + n_2}{n_1 \cdot n_2}}$$

Die Testgröße lautet:

$$t = \frac{|\bar{d}|}{s_{\bar{d}}} = \frac{\text{Differenz der Mittelwerte}}{\text{mittlerer Fehler der durchschnittlichen Differenz}}$$

Ist $t \geq t_{f,\alpha}$ für $f = n_1 + n_2 - 2$ Freiheitsgrade, wird die Hypothese H_1 angenommen.

Beispiel: Erprobung einer neuen Therapie

Krankheitsdauer in Tagen:

Gruppe A: (neue Therapie)	9, 7, 9, 11, 6, 11, 11, 8	$\bar{x}_A = 9,0$
Gruppe B: (konventionelle Therapie)	7, 8, 11, 11, 10, 9, 11, 13	$\bar{x}_B = 10,0$

Wir führen einen einseitigen Test durch:

- Hypothese H_0: Die neue Therapie hat keinen Einfluß auf die durchschnittliche Krankheitsdauer oder verlängert sie.
- Hypothese H_1: Die neue Therapie verkürzt die durchschnittliche Krankheitsdauer.

Wenn wir die Hypothese mit Hilfe des Student–t–Tests überprüfen wollen, müssen wir zunächst feststellen, ob die Werte normalverteilt sind. Bei so kleinen Stichproben ist dies auf Grund zufallsbedingter Abweichungen mit Hilfe des Wahrscheinlichkeitspapiers schwer möglich. Für unser kleines Rechenbeispiel nehmen wir deshalb an, daß wir aus anderen Studien ableiten können, daß die Heilungsdauer in Tagen normalverteilt ist.

Berechnung:

$$\begin{aligned} \bar{d} &= \bar{x}_A - \bar{x}_B = 9,0 - 10,0 = -1 \\ \sum(\bar{x}_{Ai} - \bar{x})^2 &= 2^2 + 2^2 + 3^2 + 2^2 + 2^2 + 1^2 = 26 \\ \sum(\bar{x}_{Bi} - \bar{x})^2 &= 3^2 + 2^2 + 1 + 1 + 1 + 1 + 9 = 26 \end{aligned}$$

Hieraus errechnen wir die Varianz s^2:

$$\begin{aligned} s^2 &= \frac{26 + 26}{8 + 8 - 2} = \frac{52}{14} = 3,71 \\ s &= 1,93 \end{aligned}$$

Der mittlere Fehler der Differenz $s_{\bar{d}}$ ergibt sich als:

$$s_{\bar{d}} = s \cdot \sqrt{\frac{n_1 + n_2}{n_1 \cdot n_2}} = 1,93 \cdot \sqrt{\frac{16}{64}}$$

$$s_{\bar{d}} = 0,97$$

Die Testgröße t ergibt sich als:

$$t = \frac{|\bar{d}|}{s_{\bar{d}}} = \frac{1}{0,96} = 1,04$$

Aus der Tafel für die Student–t–Verteilung (Tabelle III im Anhang) lesen wir für $f = n_1 + n_2 - 2 = 14$ Freiheitsgrade, einseitigen Test und $\alpha = 0,05$ den Wert

$$t_{f,\alpha} = 1,76 \text{ ab, so daß } t < t_{f,\alpha}.$$

Damit wird die Nullhypothese H_0 beibehalten. Die vorliegenden Daten reichen nicht aus, um auf dem $\alpha = 0,05$ Signifikanzniveau eine Verkürzung der durchschnittlichen Krankheitsdauer festzustellen, falls diese in Wirklichkeit vorhanden ist.

7.3.2 Rangsummentests

Der im vorigen Abschnitt behandelte Student–t–Test setzt voraus, daß die Stichprobe(n) unter der Nullhypothese aus einer normalverteilten Grundgesamtheit stammen. Sollte diese Voraussetzung verletzt sein, gilt die Irrtumswahrscheinlichkeit α nicht. Man spricht bei diesen Testverfahren von **parametrischen Tests**.

Tests, bei denen eine theoretisch hergeleitete, d.h. eine durch Parameter definierbare Verteilung wie z.B. die Normal–, Poisson– oder Lognormalverteilung nicht vorausgesetzt wird, heißen **nichtparametrische** oder **parameterfreie Tests**. Dazu gehören die in diesem Abschnitt behandelten Rangsummentests.

Auch die nichtparametrischen Rangsummentests fordern Voraussetzungen: Die Stichprobe für den Wilcoxon–Rangsummentest muß aus einer stetigen, symmetrischen Grundgesamtheit stammen, damit unter H_0 die Irrtumswahrscheinlichkeit α zutrifft. Der U–Test stellt unter H_0 keine Bedingungen, verliert jedoch an Power, wenn sich die Verteilungsform der beiden verglichenen Stichproben stark unterscheidet. Wenn die Daten einer Normalverteilung folgen, haben die Rangsummentests fast dieselbe Power wie die entsprechenden Student–t–Tests. Man benötigt bei den Rangsummentests nur eine um ca. 5% größere Stichprobe, um denselben β–Fehler bzw. dieselbe Power = $1 - \beta$ wie der t–Test zu erreichen.

Das gemeinsame Kennzeichen der Rangsummentests besteht darin, daß nicht mit den Meßwerten selber gerechnet wird, sondern daß diese ihrer Größe nach in eine Rangfolge gebracht werden, so daß jeder Meßwert einen bestimmten Rangplatz erhält. Die Errechnung der Prüfgröße basiert auf den Rangplätzen.

Wilcoxon–Test für eine Stichprobe

Mit diesem Test kann überprüft werden, ob der Erwartungswert μ_S einer Stichprobe S mit einem vorgegebenen Wert μ_0 übereinstimmt. Wir bilden die Hypothesen, z.B. H_0: $\mu_S = \mu_0$ sowie H_1: $\mu_S \neq \mu_0$ für die zweiseitige Fragestellung.

Zur Errechnung der Prüfgröße wird von jedem Wert der Stichprobe x_i die Differenz zu μ_0 gebildet. Diese Differenzen werden nach ihrem Betrag sortiert und erhalten Rangplätze. Die Rangplätze der positiven Differenzen werden zum Wert R_+ aufaddiert, die Rangplätze der negativen Differenzen zum Wert R_-. Die kleinere der beiden Summen bildet die Testgröße T. Einzelheiten werden beim Wilcoxon–Test für Paardifferenzen besprochen.

Wilcoxon–Test für Paardifferenzen

Gegeben: 2 verbundene oder paarige Stichproben:
Ein Block x_i besteht aus 2 Beobachtungseinheiten x_{Ai}, x_{Bi}:

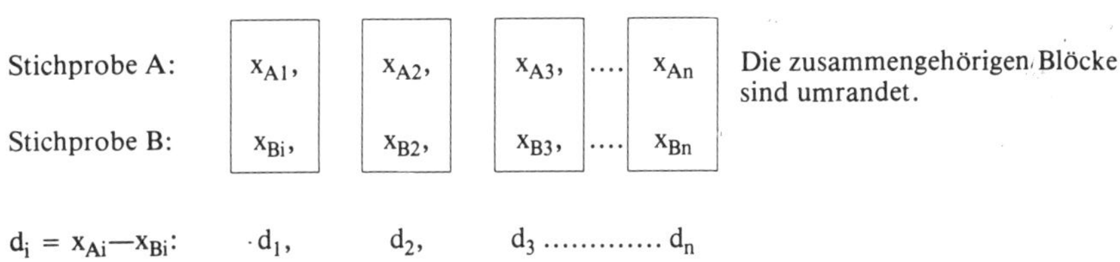

Wir bilden die zu jedem Paar gehörende Differenz $d_i = x_{Ai} - x_{Bi}$, ordnen diese Differenzen ihrem Betrag $|d_i|$ nach in zunehmender Größe an und teilen jeder Differenz einen Rangplatz zu.

Wenn der Test nicht sowieso im Computer gerechnet wird, kann man dabei praktisch so vorgehen, daß man jedes d_i auf eine Karteikarte schreibt, die Karteikarten der Größe von d_i nach sortiert und zur Vergabe von Rangplätzen durchnumeriert.

Beispiel für die Zuordnung der Rangplätze:

Eine Stichprobe mit fünf Blöcken ergibt folgende fünf Differenzen:

$$d_1 = 1, \quad d_2 = 1,5, \quad d_3 = -0,5, \quad d_4 = 0,7, \quad d_5 = -1,3$$

Die einzelnen Differenzen erhalten folgende Rangplätze:

	d_3	d_4	d_1	d_5	d_2
Rangplatz	1	2	3	4	5
Vorzeichen	$-$	$+$	$+$	$-$	$+$

Summe der Rangplätze der positiven Differenzen: $R_+ = 2 + 3 + 5 = 10$
Summe der Rangplätze der negativen Differenzen: $R_- = 1 + 4 = 5$

Eine Differenz mit dem Wert $d = 0$ wird fortgelassen und bekommt keinen Rangplatz. Die verbliebenen Differenzen werden als Reststichprobe bezeichnet. Bei der Zuweisung der Rangplätze kann sich ein Problem ergeben, indem mehrere Werte den gleichen Betrag haben. In diesem Fall werden mittlere Rangplätze zugeteilt. Wenn zum Beispiel zwei Werte um die Rangplätze 17 und 18 konkurrieren, bekommt jeder der beiden Werte den Rangplatz 17,5 zugeordnet.

Wir addieren getrennt die Rangplätze für die negativen Differenzen und die Rangplätze für die positiven Differenzen. Als Kontrolle für eventuelle Rechenfehler kann man die Größe

$$R_+ + R_- = \frac{n(n+1)}{2}$$

bilden. In unserem Beispiel:

$$10 + 5 = \frac{5 \cdot 6}{2} = 15$$

Wenn beispielsweise R_+ den Wert von R_- deutlich übersteigt, bedeutet dies, daß die Stichprobe A im Durchschnitt höhere Werte aufweist.

Die Testgröße T wird durch den **kleineren** der beiden Werte R_+ und R_- gebildet. In unserem Beispiel: $T = R_- = 5$

In Tabelle IV im Anhang sind die kritischen Werte von T in Abhängigkeit des Stichprobenumfanges n, der Irrtumswahrscheinlichkeit α und der Fragestellung (einseitig oder zweiseitig) aufgeführt. H_0 wird verworfen, wenn T den in der Tabelle aufgelisteten Wert nicht überschreitet.

Der kritische Wert für $n = 5$, $\alpha = 0,05$, einseitige Fragestellung beträgt Null. In unserem Rechenbeispiel kann H_0 nicht verworfen werden, so daß H_1 nicht angenommen werden kann.

Der U–Test von Mann, Whitney und Wilcoxon

Gegeben sind zwei unabhängige Stichproben A $(x_{A1}, x_{A2}, x_{A3}, \ldots, x_{An_A})$ und B $(x_{B1}, x_{B2}, x_{B3}, \ldots, x_{Bn_B})$. Alle Werte werden ihrer Größe nach angeordnet und erhalten Rangplätze.

Alle zur Stichprobe A gehörigen Rangplätze werden zur Rangsumme R_A addiert, alle zur Stichprobe B gehörigen zur Rangsumme R_B. Als Probe auf eventuelle Rechenfehler können wir die Beziehung

$$R_A + R_B = \frac{n(n+1)}{2}$$

verwenden. Dabei ist $n = n_A + n_B$.

Die Testgröße U errechnet sich nach folgender Formel:

$$\begin{aligned} U_A &= R_A - \frac{n_A(n_A+1)}{2} \\ U_B &= R_B - \frac{n_B(n_B+1)}{2} \end{aligned}$$

Dabei gilt: $U_A + U_B = n_A \cdot n_B$

Wenn beispielsweise R_A den Wert R_B deutlich übersteigt, bedeutet dies, daß die Stichprobe A im Durchschnitt höhere Werte als die Stichprobe B aufweist. Der **kleinere** der beiden Werte U_A, U_B bildet die Testgröße U. Wenn U kleiner oder gleich dem in Tabelle V für die entsprechenden Stichprobenumfänge n_A, n_B, die Irrtumswahrscheinlichkeit α und die Fragestellung (einseitig oder zweiseitig) aufgelisteten Wert ist, wird H_0 verworfen.

Statt aus den Rangsummen die Prüfgröße U zu errechnen, kann man auch wie beim Wilcoxon–Test für Paardifferenzen direkt die kleinere der Rangsummen als Testgröße T verwenden oder in einer weiteren Variante dieses Tests die Differenz zwischen beobachteter und erwarteter Rangsumme als Testgröße benutzen. Je nachdem, welche Variante des Tests Verwendung findet, muß selbstverständlich die zur gewählten Testgröße passende Tabelle für die Prüfung auf Signifikanz eingesetzt werden.

7.3.3 Tests für dichotome Merkmale

Dichotome Merkmale sind Merkmale, die nur in zwei Ausprägungen vorliegen, zum Beispiel als Erfolg/kein Erfolg oder als normal/erhöht. Jedes quantitative Merkmal läßt sich dichotomisieren, indem man zum Beispiel festlegt, daß ein Laborwert bei Unterschreiten einer bestimmten Schwelle als normal und bei Erreichen oder Überschreiten als erhöht gilt.

Binomialtest für eine Stichprobe

Mit dem Binomialtest kann getestet werden, ob die in einer Stichprobe beobachtete relative Häufigkeit $h(x)$ mit einer vorgegebenen Wahrscheinlichkeit $p(x)$ vereinbar ist.

Wir betrachten eine Stichprobe mit n Beobachtungen eines dichotomen Merkmals, das in den beiden Ausprägungen positiv oder negativ auftreten kann. In k von n Beobachtungen ergibt sich ein positives x_+, so daß sich die relative Häufigkeit als $h(x_+) = k/n$ errechnet. Als Modell stellen wir uns vor, daß wir aus der Grundgesamtheit, in der x_+ mit der Wahrscheinlichkeit p vertreten ist, eine Stichprobe vom Umfang n ziehen. Die Binomialverteilung (s.S. 88) gibt an, mit welcher Wahrscheinlichkeit $p(X = k)$ eine Stichprobe gezogen wird, in der $k = 0$, $k = 1$, $k = 2$ usw. positive Ausprägungen x_+ vorhanden sind.

Im konkreten Einzelfall liegt jedoch die umgekehrte Situation vor, daß wir von einer Stichprobe ausgehen, in der von insgesamt n Beobachtungen k positiv sind. Aus dieser Stichprobe soll der *Schätzwert für die Wahrscheinlichkeit p in der Grundgesamtheit* gewonnen werden. Als Schätzwert dient die relative Häufigkeit $h(x_+) = k/n$. Die Grenzen des Konfidenzintervalls lassen sich nach den oben genannten Modellannahmen errechnen, was allerdings äußerst aufwendig ist.

Deshalb sind in den Wissenschaftlichen Tabellen von Ciba Geigy alle 5148 Stichproben vom Umfang $n = 2$ bis $n = 100$ mit $k = 0$ bis $k = n$ aufgelistet. Für jede Stichprobe sind für jeden Wert k die Grenzen des 95%– und 99%–Konfidenzintervalls unter der zweiseitigen Fragestellung angegeben. Beispielsweise kann man diesen Tabellen entnehmen, daß bei $k = 4$ und $n = 10$ das 95%–Konfidenzintervall von $p = 0,1216$ bis $p = 0,7376$ reicht, während es bei $k = 40$ und $n = 100$ in den Grenzen von 0,3033 bis 0,5028 liegt. Wenn man beispielsweise in einer völlig korrekt durchgeführten, repräsentativen Meinungsumfrage bei 100 Personen ein Ergebnis von 40% erhält, ist davon auszugehen, daß der Wert in der Grundgesamtheit mit einer Vertrauenswahrscheinlichkeit von 95% im Bereich von 30% bis 50% liegt.

Um aus dem Konfidenzintervall eine Testentscheidung ableiten zu können, müssen die Hypothesen formuliert werden, zwischen denen die Entscheidung gefällt werden soll. In der Regel lautet die Nullhypothese, daß die Wahrscheinlichkeit p_G in der Grundgesamtheit einem bekannten Wert p_0 entspricht: $p_G = p_0$ und die Alternativhypothese entsprechend $p_G \neq p_0$.

Als Prüfgröße dient der Wert k: Beispielsweise soll geprüft werden, ob eine Münze präpariert ist. Der Erwartungswert für „Wappen“ bei einer nicht präparierten Münze ist $p_0 = 0,5$. Wenn man bei 100 Würfen 40mal „Wappen“ erhalten hat, ist dies mit der Nullhypothese $p_G = p_0 = 0,5$ noch vereinbar, denn das 95%–Konfidenzintervall reicht von 0,3033 bis 0,5028.

Die Prüfung auf Signifikanz kann ebenfalls nach den Werten der Tabelle VIII im Anhang erfolgen: Für $n = 100$ liegt $k = 40$ im Konfidenzintervall für die p–Werte $p_0 = 0,4$ und $p_0 = 0,5$. $k = 40$ liegt aber bereits außerhalb des für $p_0 = 0,3$ errechneten Konfidenzintervalls. Dies entspricht dem oben genannten Vertrauensbereich von 0,3033 bis 0,5028, denn 0,3033 ist größer als 0,3000.

Tabelle VIII ermöglicht auch Prüfungen auf $p_0 = 0,05$, $p_0 = 0,1$ und $p_0 = 0,2$, sofern das in der Stichprobe vorhandene n dort aufgeführt ist.

Binomialtest auf $p_0 = 0,5$

Der Binomialtest auf $p_0 = 0,5$ bezieht sich auf die beim Vorzeichen– und McNemar–Test (siehe unten) vorliegende Situation und gibt die mathematisch exakten Grenzen des Konfidenzintervalls an, während die beim Vorzeichen– und McNemar–Test errechnete Prüfgröße χ^2 insbesondere bei kleinen n–Werten nur eine Näherungslösung darstellt.

Vorzeichentest

Gegeben: 2 paarige Stichproben. Jeder Block x_{Ai}, x_{Bi} besteht aus zwei Werten, von denen ein Wert zur Stichprobe A und der andere Wert zur Stichprobe B gehört. Dieser Test kann auch angewendet werden, wenn die Werte nicht quantitativ erfaßt sind, sondern wenn lediglich bekannt ist, ob x_A größer oder kleiner als x_B ist. Alle Wertepaare, für die $x_{Ai} = x_{Bi}$ gilt, werden bei diesem Test nicht berücksichtigt.

Stichprobe A	x_{A1}	x_{A2}	x_{A3}	...	x_{An}	
Stichprobe B	x_{B1}	x_{B2}	x_{B3}	...	x_{Bn}	
positive Differenz	+		+	...	+	$\sum = x$
negative Differenz		+		...		$\sum = y$

Tabelle 7.3: Rechenschema für die Summen der negativen und positiven Differenzen. Um das beim Binomialtest auf $p_0 = 0,5$ verwendete Beispiel fortzusetzen, kann $x = 40$ und $y = 60$ gesetzt werden.

Wir markieren nach dem angegebenen Schema, bei welchem Wert die Differenz positiv und bei welchem Wert die Differenz negativ ist. Die Gesamtzahl der positiven Differenzen beträgt x, die Gesamtzahl der negativen Differenzen beträgt y. Als Testgröße oder Prüfmaß ergibt sich für $n > 30$ der Ausdruck:

$$\chi^2 = \frac{(|x - y| - 1)^2}{x + y}$$

H_0 wird verworfen, wenn χ^2 gleich oder größer dem aus der Tabelle entnommenen kritischen Wert für χ^2 für einen Freiheitsgrad und die gewählte Irrtumswahrscheinlichkeit α ist (Tab. VI im Anhang). Für das obige Beispiel mit $x = 40$ und $y = 60$ ergibt sich ein $\chi^2 = 3,61$, der kritische Wert von χ^2 für $\alpha = 0,05$ beträgt 3,84, so daß H_0 nicht verworfen werden kann.

McNemar–Test

Der McNemar–Test ist eine Variante des Vorzeichentests, wobei die Darstellungsweise differiert: Die Ergebnisse einer paarigen Stichprobe werden nach dem angegebenen Schema in eine Vierfeldertafel eingetragen.

	Stichprobe A	
Stichprobe B	Erfolg	kein Erfolg
Erfolg	a	b
kein Erfolg	c	d

Tabelle 7.4: Vierfeldertafel für den McNemar–Test.

Das Feld a gibt den Fall an, daß bei einer Beobachtungseinheit zweimal ein Erfolg beobachtet wurde, d bedeutet zweimaligen Mißerfolg. Ein eventueller Unterschied zwischen den Stichproben kommt dadurch zum Ausdruck, daß die Werte in den Feldern b und c differieren. Die Werte b und c sind identisch mit den Werten x und y in der Schreibweise des eben behandelten Vorzeichentests. Die Prüfgröße nach McNemar ist χ^2–verteilt mit einem Freiheitsgrad und errechnet sich als $\chi^2 = (b-c)^2/(b+c)$. Bei großen Fallzahlen stimmen die mit χ^2 ermittelten Signifikanzschranken gut mit den sehr viel mühevoller zu berechnenden Ergebnissen des Binomialtests überein, bei kleinen Fallzahlen werden vorhandene Abweichungen durch Korrekturgrößen mehr oder weniger ausgeglichen.

Folgende Formeln sind für die Errechnung der Prüfgröße üblich: $\chi^2 = (b-c)^2/(b+c+1)$ oder $\chi^2 = (|b-c|-0,5)^2/(b+c)$ oder $\chi^2 = (|b-c|-1)^2/(b+c+1)$. Für $b = 40$ und $c = 60$ ergeben sich nach diesen Formeln folgende χ^2–Werte: $4,00$, $3,96$, $3,80$ und $3,57$, die teils oberhalb, teils unterhalb des kritischen Wertes von $\chi^2_{0,05} = 3,84$ liegen.

Vierfeldertest (Vierfeldertafel)

Gegeben: 2 unabhängige Stichproben mit dichotomen Werten in 2 Ausprägungen, z.B. Erfolg – kein Erfolg. Wir legen eine Vierfeldertafel an:

	Ergebnis		
	(z.B. Erfolg)	(z.B. kein Erfolg)	Zeilensumme
Stichprobe A	a	b	$a+b$
Stichprobe B	c	d	$c+d$
Spaltensumme	$a+c$	$b+d$	n

Tabelle 7.5: Vierfeldertafel mit Spalten– und Zeilensummen als Grundlage für die Berechnung von χ^2.

Weitere Erläuterungen zur Vierfeldertafel finden sich auf Seite 213. Das Prüfmaß ergibt sich für großes n als:

$$\chi^2 = \frac{(a \cdot d - b \cdot c)^2 n}{(a+c) \cdot (b+d) \cdot (a+b) \cdot (c+d)}$$

Die Nullhypothese H_0 besagt, daß zwischen der Zugehörigkeit zur Stichprobe und dem Eintreten des Erfolges keine statistische Abhängigkeit besteht. H_0 wird verworfen, wenn das Prüfmaß größer oder gleich χ^2 für einen Freiheitsgrad und das gewählte α ist.

Liegen mehr als zwei Stichproben und/oder mehr als zwei Abstufungen des Erfolges vor, so entsteht eine umfangreiche Kontingenztafel, die sich ebenfalls auf Unabhängigkeit prüfen läßt (s.S. 213).

7.4 Vergleich mehrerer Stichproben

Es liegt nahe, beim Vergleich mehrerer Stichproben jeweils paarweise zwei Stichproben herauszugreifen und miteinander zu vergleichen. Dieses Vorgehen ist

1. sehr mühsam, bei 3 Stichproben gibt es 3 vergleichbare Paare, bei 4 Stichproben 6, bei 5 Stichproben 10, bei 6 Stichproben 15 Paare usw.
2. problematisch, weil sich die Irrtumswahrscheinlichkeit α nicht genau angeben läßt, wenn beispielsweise die größte Differenz zwischen den 15 Paaren, die sich bei 6 Stichproben ergeben, getestet wird. Allerdings gibt es einen speziell für diese Zwecke konzipierten Test, den sog. **Scheffé–Test**, für den dieser Einwand nicht gilt (s.S. 196f, Multiples Testen).

Aus den eben genannten Gründen werden mehrere Stichproben mit Hilfe der sog. **Varianzanalyse** miteinander verglichen. Der Name beruht darauf, daß versucht wird, die Streuung zwischen den Stichproben zu analysieren: **Die Streuung zwischen den Stichproben ist besonders groß, wenn sich die Mittelwerte der Stichproben stark unterscheiden**, etwa weil die Stichproben unterschiedlichen Therapieverfahren zugeteilt wurden.

Als Voraussetzung für die Anwendung der Varianzanalyse wird gefordert, daß die Werte in den einzelnen Stichproben normalverteilt sind und dieselbe Varianz aufweisen. Bei genügend großer Stichprobengröße kommt die Varianzanalyse jedoch auch bei Verletzung dieser Voraussetzungen zu aussagekräftigen Ergebnissen.

Der F–Test

Gegeben sind k Stichproben mit jeweils n Elementen. Die einzelnen Stichproben werden auch als Gruppen bezeichnet. Die einzelnen Gruppen sind z.B. Patientenkollektive, die einer bestimmten Therapie unterworfen sind.

Medikamente	i	Meßwerte $j=1$	$j=2$	$j=3$	...	$j=n$	Zeilenmittelwert
A	$i=1$	x_{11}	x_{12}	x_{13}	...	x_{1n}	$\bar{x}_1$
B	$i=2$	x_{21}	x_{22}	x_{23}	...	x_{2n}	$\bar{x}_2$
C	$i=3$	x_{31}	x_{32}	x_{33}	...	x_{3n}	$\bar{x}_3$
⋮	⋮	⋮	⋮	⋮	⋮	⋮	⋮
Placebo	$i=k$	x_{k1}	x_{k2}	x_{k3}	...	x_{kn}	$\bar{x}_k$

Tabelle 7.6: Anordnung der Meßwerte in k Gruppen mit je n Elementen.

Jede Zeile in der obigen Tabelle stellt eine Gruppe dar.

Die **Nullhypothese** besagt, daß alle Gruppen aus derselben Grundgesamtheit stammen, daß also der Unterschied zwischen den Zeilen zufallsbedingt ist.

Die **Alternativhypothese** lautet, daß die Unterschiede zwischen den Zeilensummen auf einen **Gruppeneffekt** (z.B. den Effekt der Behandlung der verschiedenen Gruppen) zurückzuführen sind, daß also mindestens zwei Zeilen aus unterschiedlichen Grundgesamtheiten stammen.

Wir gehen bei diesem Test davon aus, daß sich die einzelnen Werte x_{ij} folgendermaßen zusammensetzen:

$$x_{ij} = \mu + \alpha_i + e_{ij}$$

μ ist der allgemeine Erwartungswert, α_i der Gruppeneffekt der i–ten Gruppe (also die Auswirkung der i–ten Therapie) und e_{ij} eine individuelle Abweichung des Wertes x_{ij} (zurückzuführen auf Störfaktoren oder zufällige Meßfehler).

Die Werte innerhalb der einzelnen Gruppen unterscheiden sich nur um ihre jeweiligen e_{ij}–Werte.

Werte aus verschiedenen Gruppen unterscheiden sich durch die Differenz ihrer Gruppeneffekte, also α_i, und ihre individuelle Streuung e_{ij}.

Die Nullhypothese besagt, daß die Gruppeneffekte α_i nicht existieren bzw. den Betrag Null haben. Unter Gültigkeit der Nullhypothese dürfen sich die Werte zwischen den einzelnen Gruppen nicht stärker unterscheiden als innerhalb der einzelnen Gruppen.

Deshalb kann die Nullhypothese durch Vergleich der Varianz zwischen den Gruppen und innerhalb der Gruppen geprüft werden. Varianz zwischen den Gruppen:

$$s^2 = \frac{n \sum_{i=1}^{k} (\bar{x}_i - \bar{\bar{x}})^2}{k-1}$$

wobei $\bar{\bar{x}}$ = Mittelwert aller x_{ij}
und $\bar{x}_i$ = Mittelwert der i–ten Gruppe.

Varianz innerhalb der einzelnen Gruppen:

$$s_e^2 = \frac{\sum_{i=1}^{k} \sum_{j=1}^{n} (x_{ij} - \bar{x}_j)^2}{k(n-1)}$$

Als Testgröße wird der Quotient

$$F = \frac{s^2}{s_e^2}$$

gebildet. Die kritischen Werte von F sind von dem englischen Statistiker R.A. Fisher in Abhängigkeit von α und den Freiheitsgraden für s^2 und s_e^2 tabelliert worden (Tab. VII im Anhang). Der Freiheitsgrad für s^2 ist gleich $f_1 = k - 1$ und für s_e^2 $f_2 = k(n-1)$. Die Nullhypothese wird zurückgewiesen, wenn $s^2/s_e^2 \geq F_{\alpha,f_1,f_2}$.

Ein– und mehrfaktorielle Varianzanalyse

Im eben besprochenen Fall wurden die Werte nur nach ihrer Zugehörigkeit zur i–ten Gruppe klassifiziert. Unterschiede innerhalb der Gruppen (etwa nach Alter oder Konstitution der Patienten) wurden nicht vorgenommen (Einfachklassifikation).

Bei einer zweifaktoriellen Varianzanalyse wird neben dem Effekt der Behandlung gleichzeitig der Effekt eines anderen Faktors, beispielsweise des Alters, berücksichtigt. Hierdurch können auch Wechselwirkungen zwischen den Faktoren erkannt werden. Der Nachteil besteht im Rechenaufwand und in einer großen Mindestfallzahl.

7.5 Die Unabhängigkeit zweier Merkmale

Die Abhängigkeit zwischen zwei Merkmalen bedeutet, daß sich bei Kenntnis eines Merkmals Voraussagen über das andere Merkmal treffen lassen. Beispielsweise besteht bei Kindern eine deutliche Abhängigkeit zwischen Körpergröße und Lebensalter. Eine weniger deutlich ausgeprägte Abhängigkeit besteht bei Erwachsenen zwischen Körpergröße und Geschlecht.

Bei Merkmalen, die in vielen verschiedenen Ausprägungen auftreten können (Laborwerte, Messungen, Wägungen etc.), besteht die ideale Methode zur Prüfung auf Unabhängigkeit darin, alle Wertepaare in Form einer Punktwolke (Scatterdiagramm, s.S. 126) darzustellen. Eine Abhängigkeit wird dadurch erkennbar, daß bestimmte Werte eines Merkmals gehäuft mit bestimmten Werten des anderen Merkmals kombiniert sind. Zur quantitativen Erfassung der Abhängigkeit läßt sich der Korrelationskoeffizient errechnen. Wie bereits auf Seite 132 ausführlich dargestellt, bedeutet eine statistische Abhängigkeit nicht zwangsläufig eine kausale Beziehung. Unter anderem kann sich eine statistische Abhängigkeit zufälligerweise ergeben und zwar insbesondere bei kleinen Fallzahlen. Auf Seite 134 ist in Abhängigkeit von der Fallzahl angegeben, welche Werte der Korrelationskoeffizient r in 5% der Fälle überschreitet, wenn sein Erwartungswert ϱ tatsächlich gleich Null ist, also wenn H_0 zutrifft: „Es gibt keine Abhängigkeit".

Eine **Kontingenztafel enthält die Daten einer Punktwolke in klassierter Form** (s.S. 126). Die einfachste Form einer Kontingenztafel ist die Vierfeldertafel, bei welcher jedes Merkmal in zwei Klassen unterteilt ist (z.B. normal/erhöht). Bei Betrachtung beider Merkmale entstehen vier Kombinationsmöglichkeiten:

		Merkmal B		
		normal	erhöht	Zeilensumme
Merkmal A	normal	45	45	90
	erhöht	5	5	10
	Spaltensumme	50	50	100

Tabelle 7.7: Vierfeldertafel, um die Beziehung zwischen den Merkmalen A und B darzustellen. Wie im Text erläutert wird, sind die Merkmale A und B unabhängig voneinander, weil sich die Häufigkeit in den Zellen aus den Randhäufigkeiten ergibt.

Im hier gewählten Beispiel sind von 100 Wertepaaren 45 in beiden Merkmalen normal, 45 in A normal und in B erhöht, 5 in A erhöht und in B normal, sowie 5 in beiden Merkmalen erhöht. Die Zeilensummen zeigen, daß in A insgesamt 90 Werte normal und 10 Werte erhöht sind. Aus den Spaltensummen geht hervor, daß in B jeweils 50 Werte erhöht und 50 Werte normal sind.

Die Unabhängigkeit der Merkmale A und B wird dadurch deutlich, daß sich die Besetzung aller vier **Zellen** der Kontingenztafel, also aller vier **Kombinationen der Merkmale** als Produkt der Randhäufigkeit geteilt durch die Gesamthäufigkeit ergibt: Zum Beispiel weist die Zelle der Kombination (A normal/B normal) 45 Wertepaare auf: $45 = 90 \cdot 50/100$. Diese Berechnung entspricht dem Multiplikationssatz für das gleichzeitige Auftreten unabhängiger Ereignisse (s.S. 59). Hierbei wird die Wahrscheinlichkeit für ein normales A als $90/100 = 0,9$ und für ein normales B als $50/100 = 0,5$ angenommen, die Wahrscheinlichkeit für das gleichzeitige Auftreten eines normalen A– und eines normalen B–Wertes errechnet sich als $0,9 \cdot 0,5 = 0,45$. Bei einer Gesamthäufigkeit von 100 ergibt sich eine Zellenbesetzung von $100 \cdot 0,45 = 45$.

Wenn der Multiplikationssatz nicht erfüllt ist, kann dies entweder daran liegen, daß eine Abhängigkeit zwischen den Merkmalen besteht, oder daran, daß die Merkmale zwar unabhängig sind, durch die zufallsbedingte Streuung jedoch eine Abhängigkeit vorgetäuscht wird. Die Entscheidung zwischen diesen beiden Möglichkeiten kann mit Hilfe des Vierfeldertests erfolgen, der auf Seite 210 erläutert wurde.

Wenn die Merkmale in mehr als jeweils zwei Ausprägungen vorliegen, entsteht statt einer Vierfeldertafel eine umfangreichere Kontingenztafel. Die Zeilensummen nennen wir A_i und die Spaltensummen B_j, die Gesamtsumme bezeichnen wir mit N.

Bei Unabhängigkeit der Merkmale sollte sich nach dem Multiplikationssatz die Besetzung jeder Zelle als Produkt aus der zugehörigen Zeilen– und Spaltensumme ergeben, geteilt durch die Gesamtsumme N. Der Erwartungswert e_{ij} der Zelle mit den Indizes i, j lautet also:

$$e_{ij} = \frac{A_i \cdot B_j}{N}$$

Abweichungen des Erwartungswertes e_{ij} vom tatsächlich in dieser Zelle beobachteten Wert n_{ij} können entweder auf dem Zufall beruhen oder darauf, daß die Merkmale A und B abhängig voneinander sind. Die Entscheidung zwischen diesen beiden Möglichkeiten kann getroffen werden, indem für jede Zelle der Ausdruck

$$\frac{(n_{ij} - e_{ij})^2}{e_{ij}}$$

gebildet wird. Die Summe für alle Zellen der Kontingenztafel bildet die **Testgröße** χ^2. H_0 wird verworfen, wenn die Testgröße größer oder gleich χ^2 für $f = (k-1)(l-1)$ Freiheitsgrade ist, wobei k die Anzahl der Ausprägungen des Merkmals A ist und l die Anzahl der Ausprägungen des Merkmals B. Die Kontingenztafel enthält insgesamt $k \cdot l$ Zellen (k Zeilen und l Spalten).

Merkmal B

						Zeilen-summe
Merkmal A			n_{ij}			A_i
Spaltensumme			B_j			**N**

Tabelle 7.8: Kontingenztafel für die Merkmale A und B. Für jede Zelle n_{ij} ergibt sich bei Unabhängigkeit zwischen A und B der Erwartungswert $e_{ij} = A_i B_j / N$.

7.6 Analyse von Überlebenszeiten

Häufig spielt der Zeitpunkt eines Ereignisses, z.B. des Todes oder eines Rezidivs, die entscheidende Rolle. Das typische Beispiel sind Studien zur Behandlung von Krebs- und anderen fast unheilbaren Erkrankungen, bei denen in erster Linie eine Lebensverlängerung angestrebt wird. Der t–Test läßt sich zur Auswertung nicht heranziehen, weil die Überlebenszeiten nicht normalverteilt sind, allenfalls wäre der parameterfreie U–Test geeignet. Der U–Test setzt jedoch voraus, daß alle Meßwerte der Größe nach aufgelistet werden können. Dies ist bei der Analyse von Überlebensdaten nur in seltenen Fällen möglich, weil sich solche Studien stets über längere Zeiträume von mehreren Jahren hinziehen, so daß

1. die Studie zu einem Zeitpunkt ausgewertet werden soll, zu dem noch nicht alle Patienten verstorben sind, und

2. viele Patienten sich der weiteren Überwachung entziehen.

Nach dem Rechenschema des U–Tests ist es nicht möglich, diese Patienten zu berücksichtigen. Deshalb wurden spezielle Tests, z.B. der verallgemeinerte Wilcoxontest und der **Logranktest**, entwickelt, die auch die Informationen berücksichtigen, die in den sog. *zensierten Daten* vorhanden sind. Zensierte Daten sind Daten mit zunächst vorläufigem Charakter, weil die betreffenden Patienten noch nicht verstorben sind oder sich der weiteren Beobachtung entzogen haben.

Trotz der eben genannten Schwierigkeiten wird die Überlebenszeit sehr gerne zur Analyse von Therapiestudien herangezogen, denn es handelt sich hierbei um ein Kriterium, das einerseits absolut relevant ist und sich andererseits unzweifelhaft feststellen läßt.

Überlebenszeitkurve nach Kaplan–Meier

Die graphische Darstellung der Überlebenszeitverteilung erfolgt in Form einer umgekehrten Summenhäufigkeitsfunktion (s.S. 33), wobei auch hier das Problem der zensierten Daten auftritt.

Im folgenden Beispiel wurde eine Gruppe von zehn Patienten mit einer neuen Therapie B behandelt, während eine zweite Gruppe von ebenfalls zehn Patienten die Standardtherapie A erhielt. Normalerweise sind Gruppen von zehn Patienten zu klein für vergleichende Studien, aber als Beispiel ist eine kleine transparente Gruppe gut geeignet. Zunächst listen wir die Patienten nach ihrer Überlebens– bzw. Beobachtungszeit auf:

Therapie A			Therapie B		
Name	Beobachtungs-	Status	Name	Beobachtungs-	Status
A.J.	30	tot	H.S.	60	tot
U.V.	60	tot	R.T.	70	lebt
H.M.	70	?	L.L.	90	tot
L.S.	90	tot	T.U.	150	?
W.N.	120	lebt	B.E.	180	lebt
S.K.	180	tot	T.S.	200	lebt
M.B.	210	lebt	R.E.	210	tot
N.V.	270	tot	S.M.	270	lebt
B.K.	330	?	P.A.	300	lebt
S.L.	360	lebt	H.T.	360	?

Tabelle 7.9: Beobachtungsdauer und Status von jeweils 10 Patienten, die mit Therapie A und Therapie B behandelt wurden.

Von den zehn Patienten, die mit Therapie A behandelt worden sind, sind zum Zeitpunkt der Untersuchung fünf verstorben, drei noch am Leben, und die beiden mit einem Fragezeichen gekennzeichneten Personen haben sich nach den angegebenen Zeiträumen der Untersuchung entzogen. Von den Patienten mit Therapie B sind drei verstorben, fünf am Leben und zwei verschollen. Diese summarischen Zahlen deuten eine Überlegenheit von B an, doch eine genaue Analyse muß unbedingt die jeweiligen Beobachtungszeiträume berücksichtigen.

Zunächst berechnen wir die **Überlebenszeitkurven**, die angeben, nach welcher Zeit noch welcher Anteil der beobachteten Patienten am Leben war. Allerdings kann für diese Berechnung nicht einfach die anfängliche Zahl der Patienten als 100% gesetzt werden, weil nicht alle Patienten über die gesamte Dauer der Untersuchung beobachtet wurden.

Statt dessen wird für jeden Tag die Wahrscheinlichkeit errechnet, diesen lebend zu überstehen. Die Wahrscheinlichkeit, am Ende des x–ten Tages noch zu leben, ergibt sich nach dem Multiplikationssatz als Produkt aus der Wahrscheinlichkeit, zu Beginn des x–ten Tages zu leben, und der Wahrscheinlichkeit, den x–ten Tag lebend zu überstehen. Für alle Tage, an denen niemand gestorben ist, beträgt die Wahrscheinlichkeit des Überlebens 100%, so daß nur für die Tage Berechnungen durchgeführt werden müssen, an denen Todesfälle aufgetreten sind.

Die Überlebenswahrscheinlichkeit am Tage x berechnet sich als

$$\frac{\text{überlebende Patienten}}{\text{beobachtete Patienten}}$$

wobei nur die am Tage x noch unter Beobachtung stehenden Patienten berücksichtigt werden. Für die Patienten aus Gruppe A ergibt sich folgende Tabelle:

Tag	Wahrscheinlichkeit den Beginn dieses Tages zu erleben	diesen Tag zu überleben	am Ende dieses Tages noch zu leben
30	100 %	9/10	100 % · 9/10 = 90 %
60	90 %	8/9	90 % · 8/9 = 80 %
90	80 %	6/7	80 % · 6/7 = 69 %
180	69 %	4/5	69 % · 4/5 = 55 %
270	55 %	2/3	55 % · 2/3 = 37 %

Tabelle 7.10: Berechnung der Überlebenszeiten nach der Kaplan–Meier–Methode für Therapie A.

Weil H.M. nach 70 Tagen verschollen ist, fällt der Prozentsatz nach 90 Tagen von 80% auf 69%. Wenn man wüßte, daß H.M. nach 90 Tagen noch lebt, würde der Prozentsatz nur auf 70% fallen. Wenn man andererseits H.M. als Drop–out völlig von der Analyse ausschließen würde, läge der Prozentsatz nach 3 Monaten nur bei 67%. In diesem Fall läge der Prozentsatz nach einem Monat bei $8/9 = 89\%$ und nach 2 Monaten bei $7/9 = 78\%$. Weil man aber weiß, daß H.M. mindestens 70 Tage überlebt hat, sind 80% und 90% die besseren Schätzwerte.

Die oben beschriebene Methode der Berechnung der Überlebenszeiten, die als **Kaplan–Meier–Methode** bekannt ist, *berücksichtigt die Informationen aller Patienten so lange, wie diese beobachtet worden sind.* Der erste Teil der Überlebenskurve stellt eine relativ genaue Schätzung dar, weil er sich auf viele Patienten stützt. Der letzte Teil der Kurve bezieht sich nur auf wenige Patienten mit entsprechend langer Beobachtungszeit und ist deshalb mit einer größeren Ungenauigkeit behaftet.

Die Berechnung der Überlebenszeiten für Therapie B sieht wie folgt aus:

Tag	Wahrscheinlichkeit den Beginn dieses Tages zu erleben	diesen Tag zu überleben	am Ende dieses Tages noch zu leben
60	100 %	9/10	100 % · 9/10 = 90 %
90	90 %	7/8	90 % · 7/8 = 79 %
210	79 %	3/4	79 % · 3/4 = 59 %

Tabelle 7.11: Berechnung der Überlebenszeiten nach der Kaplan–Meier–Methode für Therapie B.

Auch hier sehen wir, daß mit fortschreitender Beobachtungszeit die mit jedem Todesfall verbundenen Sprünge in den Prozentsätzen größer werden. Dies ist

Ausdruck der großen Ungenauigkeit im letzten Teil der Überlebenskurve. Wenn beispielsweise H.T. nach 12 Monaten verstorben wäre, würde der Prozentsatz abrupt auf 0% abfallen!

Aus den errechneten Prozentsätzen ergibt sich die Überlebenszeitkurve:

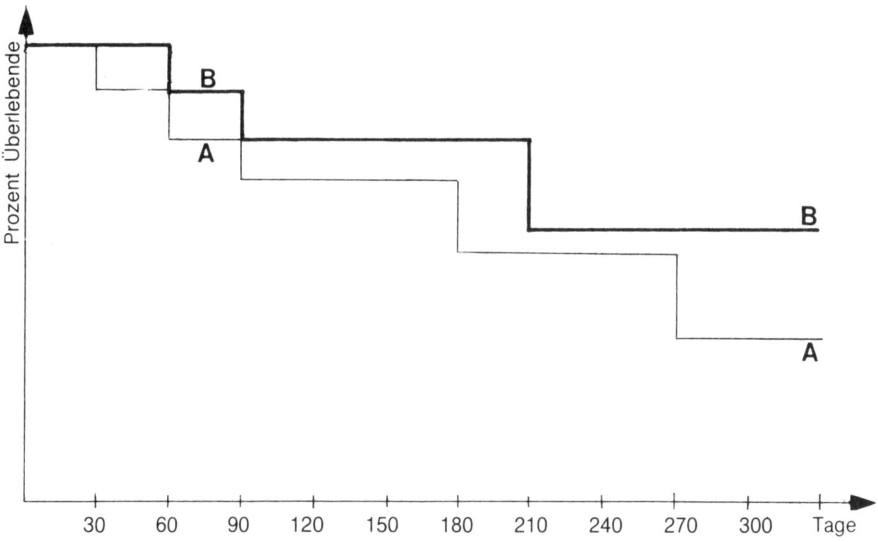

Abbildung 7.3: Graphische Darstellung der nach der Kaplan–Meier–Methode berechneten Überlebenskurve für Therapie A und B. Man beachte, daß die mit jedem Todesfall verbundenen Sprünge der Überlebenskurve mit zunehmender Beobachtungsdauer größer werden.

Der Logranktest

Der Logranktest macht Aussagen darüber, ob die beobachteten Unterschiede in den Überlebenszeitkurven statistisch signifikant sind. Auch hier wird die Nullhypothese überprüft, derzufolge die beobachtete Differenz zufallsbedingt ist und beide Therapiegruppen Stichproben aus derselben Grundgesamtheit darstellen.

Alle Todesfälle werden in zeitlicher Reihenfolge aufgelistet, gleichgültig, ob sie aus Therapiegruppe A oder B stammen. Außerdem wird aufgelistet, wieviele Patienten aus Gruppe A und B noch unter Beobachtung standen. Bei Gültigkeit der Nullhypothese sollte Gruppe A anteilmäßig ebenso viele Todesfälle stellen, wie sie Patienten stellt:

Todeszeitpunkt (Tage)	Zahl der Todesfälle	Patienten unter Beobachtung Gruppe A	Gruppe B	insgesamt	erwartete Todesfälle e_A für Gruppe A
30	1	10	10	20	1 · 10/20 = 0,5
60	2	9	10	19	2 · 9/19 = 0,95
90	2	7	8	15	2 · 7/15 = 0,93
180	1	5	6	11	1 · 5/11 = 0,45
210	1	4	4	8	1 · 4/ 8 = 0,5
270	1	3	3	6	1 · 3/ 6 = 0,5

Tabelle 7.12: Berechnung der bei gleicher Sterbewahrscheinlichkeit in Gruppe A zu erwartenden Todesfälle e_A getrennt für jeden Todeszeitpunkt. Die in Gruppe A insgesamt zu erwartenden Todesfälle E_A ergeben sich als Summe der einzelnen e_A–Werte. Für jeden Todeszeitpunkt werden nur die zu diesem Zeitpunkt unter Beobachtung stehenden Patienten berücksichtigt.

Für jeden Zeitpunkt, zu dem ein oder mehrere Todesfälle auftreten, wird der Erwartungswerte e_A errechnet:

$$e_A = \text{Zahl d. Todesfälle} \cdot \frac{\text{in } A \text{ unter Beobachtung stehende Patienten}}{\text{insgesamt unter Beobachtung stehende Patienten}}$$

Der Erwartungswert e_A gibt an, welcher Anteil der eingetretenen Todesfälle in Gruppe A zu erwarten ist, wenn in Gruppe A und B dieselbe Sterbewahrscheinlichkeit herrscht.

Der Erwartungswert E_A aller unter Therapie A auftretenden Todesfälle ergibt sich als Summe der einzelnen e_A–Werte, in unserem Beispiel als

$$E_A = 0,5 + 0,95 + 0,93 + 0,45 + 0,5 + 0,5 = 3,83$$

Weil insgesamt 8 Todesfälle aufgetreten sind, ergibt sich der Erwartungswert E_A der Todesfälle in Gruppe B als

$$E_B = \text{Gesamtz. d. Todesf.} - E_A = 8 - 3,83 = 4,17$$

Weil beide Therapiegruppen gleich groß waren, würde man zunächst in jeder Gruppe dieselbe Anzahl von Todesfällen erwarten. Durch Berücksichtigung der unterschiedlich langen Beobachtungszeiten hat sich von diesem Wert nur eine geringfügige Abweichung von 0,17 ergeben.

In Wirklichkeit sind jedoch in Gruppe A insgesamt $B_A = 5$ und in Gruppe B insgesamt $B_B = 3$ Todesfälle beobachtet worden, und der Logranktest muß die Frage entscheiden, ob die beobachtete Differenz mit der Nullhypothese vereinbar ist. Hierzu wird der χ^2–Wert gebildet:

$$\chi^2 = \frac{(B_A - E_A)^2}{E_A} + \frac{(B_B - E_B)^2}{E_B}$$

$$\chi^2 = \frac{(5 - 3,83)^2}{3,83} + \frac{(3 - 4,17)^2}{4,17} = 0,36 + 0,33 = 0,69$$

H_0 wird verworfen, wenn χ^2 gleich oder größer dem aus der Tabelle IV im Anhang entnommenen kritischen Wert für einen Freiheitsgrad und die gewählte Irrtumswahrscheinlichkeit ist. Für $p = 0,05$ lautet der kritische Wert 3,84, für $p = 0,01$ sogar 6,64. Die Nullhypothese kann deshalb nicht verworfen werden.

Hier wird das bereits auf Seite 193 angesprochene Problem des Fehlers 2. Art deutlich. Die Fallzahl in unserem Beispiel ist zu klein, um einen Unterschied in der angegebenen Größenordnung statistisch zu sichern. Wie man anhand der Formel für χ^2 überschlagsmäßig abschätzen kann, hätte sich auch dann kein signifikantes Ergebnis eingestellt, wenn aus Gruppe A sechs und aus Gruppe B nur zwei Patienten verstorben wären:

$$(6 - \text{ca. } 4)^2/\text{ca. } 4 + (2 - \text{ca. } 4)^2/\text{ca. } 4 = \text{ca. } 2$$

Für die Schätzung kann nur mit ca.–Werten gerechnet werden, weil man nicht weiß, wie groß E_A und E_B wären, wenn $B_A = 6$ und $B_B = 2$ wäre.

Weitere Eigenschaften des Logranktests

Ein besonderer Vorteil des Logranktests besteht darin, daß er auch durchgeführt werden kann, wenn wichtige **prognostische Faktoren** ungleichmäßig zwischen den Therapiegruppen ausbalanciert sind. In diesem Fall wird die Berechnung der erwarteten und beobachteten Todesfälle nach den prognostischen Faktoren getrennt durchgeführt, wobei die Einzelwerte vor der Berechnung des χ^2–Wertes addiert werden.

Bisher war stets nur von Todesfällen die Rede; der Logranktest läßt sich selbstverständlich in gleicher Weise auch auf andere Ereignisse anwenden, die ein Risiko darstellen, z.B. das Eintreten eines Rezidivs oder das Auftreten einer Abstoßungsreaktion.

Die Tatsache, daß drop–out–Fälle, also Patienten, die sich der weiteren Beobachtung entzogen haben, mit dem Logranktest bis zu dem Zeitpunkt berücksichtigt werden können, bis zu dem sie beobachtet wurden, darf nicht dazu führen, die durch solche Patienten entstehenden Fehlermöglichkeiten zu verharmlosen. Wenn es sich hierbei in Wirklichkeit um Todesfälle handelt, entsteht ein systematischer Fehler, der besonders dann sehr gravierend ist, wenn die drop–out–Rate in beiden Therapiegruppen unterschiedlich groß ist. Weitere Einzelheiten über den noch relativ unbekannten Logranktest findet man z.B. bei Peto et al., Design und Analysis of Randomised Clinical Trials, Br. J. Cancer, 35, 1977, 1.

7.7 Übungsaufgaben

7.1 Das Prinzip eines statistischen Testverfahrens

1. Ein statistischer Test

A prüft die klinische Relevanz von Untersuchungsergebnissen
B prüft, ob die untersuchten Stichproben repräsentativ für die Grundgesamtheit sind
C prüft, ob die Versuchsbedingungen eingehalten wurden
D prüft, ob ein Stichprobenergebnis mit der Nullhypothese verträglich ist
E prüft nur Mittelwertdifferenzen normalverteilter Zufallsvariablen auf statistische Signifikanz

2. Man will prüfen, ob sich die Medikamente A und B in der Wirkung unterscheiden. Was bedeutet die Nullhypothese in diesem Test?

A A ist besser als B.
B A ist schlechter als B.
C Zwischen A und B bestehen Unterschiede in der Wirkung.
D Zwischen A und B bestehen keine Unterschiede in der Wirkung.
E A und B sind überhaupt wirksam.

3. Dr. XY entscheidet sich regelmäßig bei einem zweifach gemessenen Nüchternblutzuckerwert von 6,7 mmol/l (120 mg%) oder mehr zu der Diagnose Diabetes mellitus. Bei diesem Vorgehen habe Dr. XY mit einem Anteil von 10% falsch positiven Entscheidungen zu rechnen.

Diese Aussage besagt:

A Von den von Dr. XY als Diabetiker bezeichneten Patienten haben 10 % tatsächlich einen Diabetes mellitus.
B Bei dem beschriebenen Vorgehen haben alle Patienten mit einem Nüchternblutzucker über 6,7 mmol/l einen Diabetes mellitus.
C 10% der von Dr. XY als gesund bezeichneten Patienten haben einen Diabetes mellitus, obwohl ihr Blutzuckerwert unter 6,7 mmol/l liegt.
D 10% der von Dr. XY als Diabetiker bezeichneten Patienten haben keinen Diabetes mellitus, obwohl ihr Blutzuckerwert bei oder über 6,7 mmol/l liegt.
E Von den vom Dr. XY als gesund bezeichneten Patienten sind 10% tatsächlich gesund, d.h. sie haben keinen Diabetes mellitus.

4. Ein statistischer Test dient

A zur Ermittlung des Betrags einer Differenz
B zum Prüfen der Nullhypothese
C zum Schätzen des Parameters
D zur Berechnung der Wahrscheinlichkeit der Nullhypothese
E zur Berechnung der Wahrscheinlichkeit der Alternativhypothese

5. Wann wird der Fehler 1. Art gemacht?

A Wenn H_0 zutrifft, aber verworfen wird.
B Wenn H_1 zutrifft, aber H_0 nicht verworfen wird.
C Wenn H_0 nicht zutrifft, aber H_0 nicht verworfen wird.
D Wenn H_0 zutrifft und H_1 verworfen wird.
E Wenn H_1 zutrifft und H_0 verworfen wird.

6. Eine Irrtumswahrscheinlichkeit $\alpha = 0,05$ bedeutet:

A H_1 wird mit der Wahrscheinlichkeit 0,05 **nicht** abgelehnt, wenn H_1 richtig ist.
B H_0 wird mit der Wahrscheinlichkeit 0,05 **nicht** abgelehnt, wenn H_0 richtig ist.
C H_0 wird mit der Wahrscheinlichkeit 0,05 **nicht** abgelehnt, wenn H_1 richtig ist.
D H_0 wird mit der Wahrscheinlichkeit 0,05 abgelehnt, wenn H_0 richtig ist.
E H_1 wird mit der Wahrscheinlichkeit 0,05 abgelehnt, wenn H_0 richtig ist.

7. Die klinische Prüfung eines neuen Medikaments B gegenüber einem Standardpräparat A ergab, daß der Unterschied bei einer Irrtumswahrscheinlichkeit von 5% signifikant ist. Was bedeutet dieses Testergebnis?

A Bei gleicher Wirksamkeit beider Medikamente würde ein noch größerer Unterschied als der beobachtete nur mit einer Wahrscheinlichkeit kleiner als 5% rein zufällig auftreten.
B Nur 5% der Probanden zeigten unter der Behandlung mit B kein besseres Ergebnis als unter der Behandlung mit A.
C B wirkt nur mit einer Wahrscheinlichkeit von 5% besser als A.
D In 5% der zukünftigen Behandlungen wird B voraussichtlich nicht besser wirken als A.
E Die mittlere Wirksamkeit von B ist um 5% höher als die von A.

8. Wird anstelle des Mittelwertes $\bar{x}$ ein Näherungswert x^* bei der Berechnung der Summe $\sum(x_i - \bar{x})^2$ der Abweichungsquadrate verwendet, erhält man anstelle der Standardabweichung s einen etwas größeren Wert.
Diese Vergrößerung erzeugt einen

A Fehler 1. Art
B Fehler 2. Art
C systematischen Fehler
D zufälligen Fehler
E Stichprobenfehler

Lösung der Übungsaufgaben

1D Wenn z.B. die Versuchsbedingungen nicht eingehalten wurden oder die untersuchten Stichproben nicht repräsentativ für die Grundgesamtheit sind, bleibt das errechnete Ergebnis des Signifikanztests hiervon unberührt. Allerdings wird die Aussagekraft des Ergebnisses eingeschränkt.

2D Die Nullhypothese H_0 lautet: „Zwischen A und B bestehen keine Unterschiede in der Wirkung."

3D 10% der Patienten, die als positiv, d.h. als Diabetiker eingestuft werden, werden falsch eingestuft, d.h. sie haben keinen Diabetes mellitus. Der Vorhersagewert der Diagnose „Diabetiker" beträgt 90%.

4B Die Plausibilität (Glaubwürdigkeit, Annehmbarkeit) der Nullhypothese wird überprüft, indem errechnet wird, mit welcher Wahrscheinlichkeit sich die vorliegenden Daten ergeben könnten, wenn H_0 zutrifft.

5A Siehe Aufgabe 4.

6D (s.S. 193)

7A (s.S. 193)

8C Es handelt sich deshalb um einen systematischen Fehler, weil alle Werte in derselben Richtung verändert werden. Der Begriff Fehler 1. Art bzw. Fehler 2. Art ist hier unpassend, weil kein Entscheidungsprozeß durchgeführt wird.

9. Wenn wir als Nullhypothese die Hypothese bezeichnen, daß ein Patient gesund ist, dann entspricht der Wahrscheinlichkeit für „falsch negativ", d.h. irrtümlich als gesund eingestuft:

A die Wahrscheinlichkeit für den Fehler 2. Art
B die Wahrscheinlichkeit, die Nullhypothese zu Recht anzunehmen
C die Wahrscheinlichkeit, die Nullhypothese zu Recht zu verwerfen
D die Irrtumswahrscheinlichkeit α
E keine der genannten Wahrscheinlichkeiten

7.2 Hypothese und Fragestellung

10. Welche Aussage trifft zu?

A Bei einseitigem Test wird geprüft, ob die Differenz zwischen beiden Vergleichsgruppen Null oder negativ (positiv) ist, gegen die Alternative, daß sie positiv (negativ) ist. Die Möglichkeit, daß sie ein entgegengesetztes Vorzeichen hat, bleibt außer Betracht.
B Man soll immer einseitig prüfen, weil dies präziser ist als die doppelseitige Prüfung.
C Bei doppelseitigem Test wird der Fehler α und der Fehler β berücksichtigt, bei einseitigem Test nur α.
D Bei einseitigem Test ist die Alternativhypothese genau dieselbe wie beim zweiseitigen Test, lediglich das statistische Modell wird einseitig betrachtet.
E Ein signifikantes Ergebnis wird beim doppelseitigen Test doppelt so leicht erreicht wie beim einseitigen Test, da man beide Seiten der Verteilung betrachtet.

7.3 Multiples Testen

11. Es sei folgende Teststrategie gegeben:

Ein statistischer Test soll mit einem Stichprobenumfang von n auf dem Signifikanzniveau α durchgeführt werden. Kann die Nullhypothese nicht verworden werden, dann soll eine weitere Stichprobe vom Umfang n gezogen und der Test mit dem Stichprobenumfang $2n$ auf dem Signifikanzniveau α wiederholt werden.

Dann ist die Wahrscheinlichkeit für den Fehler 1. Art bei dieser Strategie stets

A gleich α/n
B gleich $\alpha/2$
C gleich α^2
D gleich $1-\alpha$
E größer gleich α

12. Die klinische Prüfung eines neuen Medikaments B gegenüber einem Standardpräparat A ergab, daß der Unterschied bei einer Irrtumswahrscheinlichkeit von 5% signifikant ist. Was bedeutet dieses Testergebnis?

A Bei gleicher Wirksamkeit beider Medikamente würde ein noch größerer Unterschied als der beobachtete nur mit einer Wahrscheinlichkeit kleiner als 5% rein zufällig auftreten.
B Nur 5% der Probanden zeigten unter der Behandlung mit B kein besseres Ergebnis als unter Behandlung mit A.
C B wirkt nur mit einer Wahrscheinlichkeit von 5% besser als A.
D In 5% der zukünftigen Behandlungen wird B voraussichtlich nicht besser wirken als A.
E Die mittlere Wirksamkeit von B ist um 5% höher als die von A.

7.4 Auswahl des Testverfahrens

13. Um den Einfluß des Tropenklimas auf die Größe der roten Blutkörperchen zu prüfen, wurden von einem in den Tropen aufgewachsenen Europäer und seinem stets in Deutschland lebenden Bruder jeweils 400 Blutkörperchen ausgemessen.

Welcher Test ist zur Prüfung der Hypothese, daß das Tropenklima keinen Einfluß auf die Größe der roten Blutkörperchen hat, geeignet?

- **A** ein Unabhängigkeitstest (Prüfung der Unabhängigkeit der Größe der Blutkörperchen vom Tropenklima)
- **B** ein Zweistichprobentest, weil es sich um zwei verschiedene Personen handelt
- **C** ein Zweistichprobentest mit paarigen Beobachtungen, weil die Personen verwandt sind
- **D** ein Anpassungstest
- **E** kein Test, weil ein Test nur eine Aussage über diese beiden Personen zuließe

Lösung der Übungsaufgaben

9A Der Patient ist in Wirklichkeit krank (positiv). „Falsch negativ" bedeutet demnach eine irrtümlicherweise abgelehnte Alternativhypothese, also einen Fehler 2. Art (β–Fehler).

10A Im Gegensatz dazu besagt die Alternativhypothese beim zweiseitigen Test, daß die Differenz entweder positiv oder negativ ist. Beim einseitigen Test erhält man eher ein signifikantes Ergebnis.

11E Bei der Festlegung des kritischen Wertes für ein bestimmtes α geht man davon aus, daß zu einem vorher festgelegten Zeitpunkt eine Auswertung durchgeführt wird und daß man nicht ständig Zwischenauswertungen durchführt und den Versuch in dem Moment abbricht, in dem die Daten mehr oder weniger zufälligerweise die Signifikanzgrenze überschritten haben. Bei einem solchen Vorgehen wäre der tatsächliche Fehler 1. Art höher als der angegebene α–Wert, d.h. man würde bei tatsächlich zutreffender Nullhypothese öfter ein signifikantes Ergebnis erhalten, als der α–Wert angibt.

12A Ein statistischer Test geht von der Nullhypothese aus und gibt an, ob sich bei Gültigkeit der Nullhypothese die vorliegenden Ergebnisse oder noch extremere mit der Irrtumswahrscheinlichkeit α einstellen könnten. Nullhypothese heißt in diesem Fall Gleichwertigkeit der Medikamente.

13E Daten, die an nur wenigen Patienten erhoben wurden, sind nicht verallgemeinerungsfähig, sondern können lediglich Hinweise liefern, die an anderen Patienten überprüft werden müssen.

14. Medikament A steht im Verdacht, Leberschäden zu verursachen. Daher wurden 20 Patienten mit Therapie A und 20 Patienten mit der Standardtherapie B nach einer Randomisierung unter Doppelblindbedingungen behandelt. Gemessen wurde das Ferment γ–GT im Serum. Die Verteilung dieser Meßgröße in der Grundgesamtheit ist nicht bekannt. Welcher statistische Test ist geeignet?

A t–Test für paarige Stichproben
B Test auf lineare Regression
C Wilcoxon–Test für unverbundene Stichproben
D Wilcoxon–Test für paarige Stichproben
E keiner der genannten Tests

15. Ein Medikament gegen Kopfschmerz soll auf seine Wirksamkeit geprüft werden. Von 36 Probanden mit leichten Kopfschmerzen erhalten 18 durch Zufallszuteilung das Präparat, 18 ein Placebo. Von der Gruppe mit Präparat geben 14 eine Besserung an, von der Kontrollgruppe 8. Welcher Test ist zur statistischen Prüfung geeignet?

A Vorzeichentest
B t–Test
C Wilcoxon–Test für unverbundene Stichproben
D Wilcoxon–Test für verbundene Stichproben
E χ^2–Test

16. Gegen ein seltenes Leiden seien Medikamente A und B vorgeschlagen, die aber beide denselben unerwünschten Nebeneffekt hervorrufen können. Von insgesamt 30 Patienten wurden streng zufällig je 15 mit A bzw. B behandelt. Dabei trat in der A–Gruppe bei 10 Personen, in der B–Gruppe nur bei 4 Personen der Nebeneffekt auf. Zur Prüfung, ob B weniger bedenklich ist als A, eignet sich

A der Vorzeichentest
B der t–Test mit paarigen Beobachtungen
C der Vierfeldertest
D der F–Test
E keiner der vorgenannten Tests

17. An einer größeren Klinik sind seit 1970 zwei verschiedene Therapiearten des Morbus Hodgkin üblich. 1973 beobachtet Dr. XY, daß von 30 Patienten mit der Therapie A noch 14 Patienten leben, von 34 Patienten mit der Therapie B jedoch noch 29 Patienten. Die Versuchsplanung schloß eine Zufallszuteilung ein, ein Blindversuch war nicht möglich. Um zu prüfen, ob die Therapie B besser ist als die Therapie A, verwendet Dr. XY am besten

A den Vorzeichentest
B den χ^2–Test
C den t–Test für unverbundene Stichproben
D den t–Test für paarige Stichproben
E den F–Test

18. Mit dem Vorzeichentest kann folgende Hypothese geprüft werden:

A Zweistichprobenhypothese (unverbunden)
B Zweistichprobenhypothese (paarig)
C Mehrstichprobenhypothese
D Vorliegen einer Normalverteilung
E Unabhängigkeit in einer Kontingenztafel

19. Der t–Test für unverbundene Stichproben prüft, ob

A Normalverteilung vorliegt
B Unabhängigkeit vorliegt
C die Varianzen gleich sind
D die Erwartungswerte gleich sind
E die Korrelationen gleich sind

20. k Patienten werden vor der Operation und an drei verschiedenen Zeitpunkten nach der Operation untersucht. Die Messung vor der Operation wird mit der größten der drei Messungen nach der Operation verglichen und eine „Besserung" festgestellt, wenn die Differenz zum Ausgangswert positiv war.

Welche Wahrscheinlichkeit P hat eine derartige „Besserung" bei Vorliegen der Nullhypothese, daß die Operation keinen Einfluß auf das Merkmal hat?

A 0

B $0 < P < \frac{1}{2}$

C $\frac{1}{2}$

D $\frac{1}{2} < P < 1$

E 1

Lösung der Übungsaufgaben

14C Siehe auch Seite 205.

15E χ^2 ist die Prüfgröße des Vierfeldertests, s.S. 210.

16C (s.S. 210)

17B Siehe Seite 210; sofern die Überlebenszeiten bekannt sind, wäre der Logranktest (s.S. 219) vorzuziehen.

18B (s.S. 209)

19D (s.S. 201)

20D Weil nach der Operation drei Messungen durchgeführt werden, wobei nur der größte Wert zählt, vor der Operation aber nur eine Messung, wird die Situation nach der Operation günstiger bewertet. Deshalb sind bei tatsächlicher Unwirksamkeit der Operation (Gültigkeit der Nullhypothese) nach der Operation bessere Ergebnisse zu erwarten als vor der Operation.

21. In einer klinischen Untersuchung soll die Wirkung eines neuen Tranquilizers gegen ein Placebo getestet werden. Dazu wird jedem Patienten sowohl das neue Medikament als auch das Placebo jeweils eine Woche lang gegeben. Es wird ausgelost, ob erst das Placebo oder erst das Medikament gegeben wird. Zwischen beiden Behandlungen wird eine Pause von einer Woche gemacht. Am Ende jeder Behandlungswoche soll der Patient einen Fragebogen ausfüllen, aufgrund dessen der Behandlungserfolg auf einer Skala mit Werten von 0 bis 10 festgehalten wird.

Welcher statistische Test ist am besten geeignet?

A Vierfeldertest
B Gauß–Test
C t–Test für unverbundene Stichproben
D Vorzeichentest
E χ^2–Test

22. Ein Schnupfenvorbeugungspräparat soll auf seine Wirksamkeit geprüft werden. Nach zufälliger Zuordnung werden 16 Personen mit dem Präparat behandelt und mit einer Kontrollgruppe von 24 unbehandelten Personen verglichen. Von der Kontrollgruppe bekamen 16, von den behandelten Personen nur vier einen Schnupfen.

Welcher Test sollte zur Prüfung der Wirksamkeit des Mittels angewandt werden

A Vorzeichentest
B Vierfeldertest
C F–Test
D t–Test für unverbundene Stichproben
E Wilcoxon–Test

7.5 Die einzelnen Schritte der praktischen Durchführung

23. Bevor ein statistischer Test durchgeführt wird, muß

1 die Nullhypothese formuliert werden
2 die Alternativhypothese formuliert werden
3 der kritische Wert für den Fehler 1. Art festgesetzt werden
4 der kritische Wert für den Fehler 2. Art festgelegt werden
5 überprüft werden, ob das dem Test zugrundeliegende mathematische Modell eine geeignete Beschreibung der tatsächlich vorliegenden Verhältnisse ist

A nur 1 und 3 sind richtig
B nur 1, 2 und 3 sind richtig
C nur 1, 2 und 5 sind richtig
D nur 1, 2, 3 und 5 sind richtig
E 1 bis 5 = alle sind richtig

24. Zur Bestimmung des kritischen Wertes nach Festlegung der Irrtumswahrscheinlichkeit benötigt man die Verteilung

A des kritischen Wertes
B der Prüfgröße unter der Nullhypothese
C der Prüfgröße unter der Alternativhypothese
D des Fehlers 1. Art
E der Nullhypothese

21D Es ist sinnvoll, für jeden Patienten getrennt festzustellen, ob das Placebo oder der neue Tranquilizer wirkungsvoller war. Man kann davon ausgehen, daß z.B. der Punktwert der ersten Messung für denselben Patienten vergleichbar ist mit dem Punktwert der zweiten Messung, so daß man feststellen kann, ob bei einem bestimmten Patienten der Tranquilizer wirksamer war als das Placebo. Als Test steht der Vorzeichentest zur Verfügung.

Hierbei wird allerdings nicht berücksichtigt, um wie viele Skaleneinheiten der Tranquilizer dem Placebo über- oder unterlegen war. Aus statistischer Sicht ist die Benutzung des aus dem Fragebogen errechneten Punktewertes von 0 bis 10 sehr problematisch, weil nicht geklärt ist, ob z.B. der Wert 3 bei einem Patienten mit dem Wert 3 bei einem anderen Patienten vergleichbar ist. Bei der Messung eines so komplexen und vielschichtigen Sachverhaltes wie dem psychischen Befinden sind größte Zweifel angebracht. Die Psychologen fordern, daß von jeder Meßgröße vor ihrer Interpretation die Validität (Aussagekraft), die Objektivität (Unabhängigkeit des Meßergebnisses vom Untersucher) und die Reliabilität (Meßgenauigkeit) untersucht werden.

22B Aus den Daten läßt sich folgende Vierfeldertafel erstellen:

	Vorbeuge-präparat	Kontroll-gruppe	Zeilen-summe
Schnupfen	4	16	20
kein Schnupfen	12	8	20
Spaltensumme	16	24	40

Hieraus errechnet sich das Prüfmaß χ^2 als:

$$\chi^2 = \frac{(4 \cdot 8 - 16 \cdot 12)^2 \cdot 40}{16 \cdot 24 \cdot 20 \cdot 20} = 6,67$$

H_0 wird verworfen, wenn χ^2 größer als der in Tabelle VI im Anhang tabellierte kritische Wert für einen Freiheitsgrad ist. Für $\alpha = 0,05$ gilt ein Wert von 3,84, so daß die Nullhypothese verworfen werden kann.

23D Für den Fehler 2. Art existiert kein kritischer Wert. Es läßt sich auch nicht immer genau sagen, wie groß der Fehler 2. Art ist, denn dazu müßte man wissen, wie groß der tatsächliche Unterschied ist. Man macht einen Test aber nur, um zu ermitteln, ob überhaupt ein Unterschied besteht.

24B Die Verteilung der Prüfgröße unter der Nullhypothese umfaßt alle Werte, die die Prüfgröße bei Gültigkeit der Nullhypothese in $(1 - \alpha) \cdot 100\%$ der Fälle höchstens annimmt.

25. Liegt das Prüfmaß im Annahmebereich der Prüfmaßverteilung, so formuliert man:

A Die Nullhypothese kann nicht verworfen werden.
B Die Nullhypothese ist richtig.
C Die Nullhypothese ist falsch.
D Die Nullhypothese ist bewiesen.
E Es wurde ein Fehler 1. Art gemacht.

7.6 Zweistichprobentests

26. Der t–Test für unabhängige Stichproben und der Vierfeldertest zum Vergleich zweier Stichproben setzen beide voraus:

A normalverteilte Beobachtungen
B qualitative Beobachtungen
C bekannte Varianzen
D Verteilungsunabhängigkeit
E unpaarige Beobachtungen

27. Ein Medikament wurde im Vergleich zu einem Placebo an je 25 Patienten hinsichtlich seiner Wirkung auf die Diurese untersucht. Da es sich um 2 Gruppen zu je 25 Patienten, also insgesamt um 50 verschiedene Patienten handelte, wurde ein t–Test für unverbundene Stichproben gerechnet. Beim Nachschlagen in der t–Tabelle ist folgender Freiheitsgrad einzusetzen:

A 23
B 24
C 25
D 48
E 49

28. Welche Aussage über den t–Test für paarige Stichproben trifft **nicht** zu?

A Es wird vorausgesetzt, daß die einzelnen Differenzen unabhängig sind.
B Es wird vorausgesetzt, daß die einzelnen Differenzen Realisationen normalverteilter Zufallsvariablen mit derselben Varianz sind.
C Der Umfang der beiden Stichproben muß gleich sein.
D Die Anzahl der Freiheitsgrade hängt vom Stichprobenumfang ab.
E Die Nullhypothese macht eine Aussage über die Varianz der zugrundeliegenden Verteilung.

29. Die Normalverteilung ist Voraussetzung beim

A Vorzeichentest
B χ^2–Test für die Vierfeldertafel
C Wilcoxon–Test
D t–Test
E Keine der Aussagen **A** bis **D** trifft zu.

30. Welche Aussage trifft **nicht** zu?

Bei Vorliegen von normalverteilten Beobachtungen kann der t–Test verwendet werden zur Prüfung der Hypothese, daß

A zwei Varianzen gleich sind
B zwei Erwartungswerte gleich sind
C der Korrelationskoeffizient 0 ist
D der Regressionskoeffizient 0 ist
E der Erwartungswert 0 ist

31. Es soll ein t–Test für zwei unverbundene Stichproben mit Stichprobenumfängen n_1 und n_2 durchgeführt werden.

Welche der folgenden Voraussetzungen ist nötig?

A t–Verteilung der beiden Grundgesamtheiten

B Die Stichprobenvarianzen s_1^2 und s_2^2 müssen gleich sein.

C Die Stichprobenumfänge n_1 und n_2 müssen gleich sein.

D Die Varianzen der Grundgesamtheiten σ_1^2 und σ_2^2 müssen bekannt sein.

E Die Varianzen der Grundgesamtheiten σ_1^2 und σ_2^2 müssen gleich sein.

Lösung der Übungsaufgaben

25A Wenn die Prüfgröße jedoch außerhalb des Annahmebereiches der Prüfmaßverteilung liegt, so ist das Vorliegen der Nullhypothese unwahrscheinlich. H_0 wird dann verworfen, weil bei der Gültigkeit von H_0 nur in $\alpha \cdot 100\%$ der Fälle die Prüfgröße außerhalb des Annahmebereiches der Prüfmaßverteilung liegt.

26E Bei paarigen Beobachtungen würde man den t–Test für verbundene Stichproben bzw. den Vorzeichentest verwenden.

27D Beim t–Test für unverbundene Stichproben mit den Umfängen n_1 und n_2 errechnet sich der Freiheitsgrad f als $f = n_1 + n_2 - 2$ (s.S. 203).

28E Die Nullhypothese H_0 besagt, daß der Erwartungswert der Differenzen den Wert Null hat.

29D (s.S. 203)

30A Diese Hypothese ist in diesem Fall die Nullhypothese.

31E Die Varianzen in den Grundgesamtheiten müssen gleich sein. Es ist nicht notwendig, daß sie bekannt sind. Bei der Errechnung der Testgröße benutzt man die aus den Stichproben errechnete Varianz der Mittelwertdifferenz.

32. Die Wahrscheinlichkeit für den **Fehler 2. Art** bei der Prüfung der Differenz zweier Mittelwerte bei paarigen Beobachtungen mit Hilfe des t–Tests wird **größer**, wenn alle übrigen Größen gleich bleiben, aber

A der Stichprobenumfang größer wird
B die Irrtumswahrscheinlichkeit α größer wird
C die Differenz $\mu_0 - \mu_1$ größer wird
D die Varianz σ^2 größer wird
E die Varianz σ^2 kleiner wird

33. In welchem der folgenden Fälle ist die Auswertung nach Zweistichprobentests mit je n unverbundenen Beobachtungen angebracht?

A Um zu prüfen, ob im pH–Wert des Urins Unterschiede zwischen Männern und Frauen bestehen, wurden n Männer und n Frauen untersucht.
B Um zu prüfen, ob im pH–Wert des Blutes individuelle Unterschiede bestehen, wurden $2n$ Versuchspersonen gemessen und nach der Größe ihres pH–Wertes in zwei gleich große Gruppen eingeteilt (am Median der Verteilung dichotomisiert).
C Um die Wirksamkeit eines blutdrucksenkenden Mittels A zu prüfen, wurde n Personen Medikament A während der Kur verabreicht und bei jedem Patienten der Blutdruck vor Beginn und am Ende der Kur gemessen.
D Zur Prüfung der Wirksamkeit zweier blutdrucksenkender Mittel A und B wurde an einem Patienten A und seinem ebenfalls am Hochdruck leidenden eineiigen Zwillingsbruder das Medikament B verabfolgt und jeder Patient an n verschiedenen Tagen gemessen.
E Zur Prüfung der Wirksamkeit eines Medikaments wurden bei einem Patienten n Messungen vor und n Messungen nach Einnahme des Medikaments durchgeführt.

34. Bei einer bestimmten Erkrankung wurde bis 1981 Therapie A eingesetzt. Sie führte 1980 bei 15 der 83 behandelten Patienten (18%) zur Heilung.

Eine 1981 bei 75 behandelten Patienten eingesetzte neue Therapie B mit einem verbesserten Wirkungsmechanismus führte bei 60 Patienten (80%) zur Heilung.

Ein mit diesen Daten durchgeführter χ^2–Test ergibt eine Prüfgröße von 60,59. Das Quantil $x_{0,001}$ der χ^2–Verteilung ist 10,83.

Aus diesen Ergebnissen folgt **nicht**:

A Hätte man die gleichen Ergebnisse bei einer kontrollierten klinischen Therapiestudie erhalten, dann wäre damit der statistische Nachweis der Abhängigkeit von „Therapieerfolg“ und „Therapie“ gelungen.
B Die Unterschiede im Therapieerfolg sind augenscheinlich, stehen aber unter dem Vorbehalt, daß hier lediglich eine historische Kontrolle durchgeführt wurde.
C Vor einem endgültigen Übergang von Therapie A zu Therapie B muß eine kontrollierte klinische Therapie durchgeführt werden, da die genannten Ergebnisse nicht auf einer randomisierten Zuteilung beruhen.
D Die verbesserte Wirksamkeit von Therapie B gegenüber Therapie A ist durch die klinischen Ergebnisse überzeugend bestätigt worden. Eine nachfolgende klinische Therapiestudie wäre ethisch nicht vertretbar.
E Das Ergebnis des χ^2–Tests ohne Randomisierung hat keine Beweiskraft. Die Interpretation der Versuchsergebnisse im Sinne einer Überlegenheit der Therapie B ist jedoch zulässig.

35. Welche der folgenden Verteilungen ist **nicht** symmetrisch?

A Normalverteilung
B t–Verteilung
C Gleichverteilung
D Binomialverteilung mit $p = \frac{1}{2}$
E χ^2–Verteilung

36. Welche der Zufallsvariablen mit den folgenden Verteilungsfunktionen kann nur endlich viele verschiedene Werte annehmen?

A Binomialverteilung
B Normalverteilung
C t–Verteilung
D χ^2–Verteilung
E Standardnormalverteilung

Lösung der Übungsaufgaben

32D Der Fehler 2. Art (β–Fehler) für eine Ablehnung der Alternativhypothese obwohl diese zutrifft, ist umso größer, je kleiner der Stichprobenumfang ist, je kleiner α ist, je kleiner die tatsächliche Differenz $\mu_0 - \mu_1$ ist und je größer die Streuung der Meßwerte ist.

33A **B** ist unsinnig, weil nach Vorliegen der Ergebnisse künstlich Stichproben gebildet wurden. Bei **B** wäre es sinnvoller, Normbereiche und eventuell auch Quantile oder Perzentile zu bestimmen. Bei **C** kann man die Wirkung der Kur nicht von der Wirkung des Medikaments trennen, weil eine Vergleichsgruppe fehlt. Bei **D** und **E** bezieht sich die Aussage nur auf ein oder zwei Patienten und kann deshalb nicht verallgemeinert werden.

34D Ob angesichts dieser Ergebnisse eine randomisierte klinische Studie ethisch vertretbar wäre, hängt von einer Reihe weiterer Gesichtspunkte ab: der Schwere der Erkrankung, der Häufigkeit und Schwere von Nebenwirkungen der neuen Therapie im Vergleich zur bisherigen Therapie, der Frage, ob andere Untersuchungen ebenfalls eine Überlegenheit der neuen Therapie nahelegen, und der Frage, wie weit die neue Therapie in Fachkreisen bereits akzeptiert und etabliert ist. Über alle diese Gesichtspunkte muß auch mit dem Patienten gesprochen werden, bevor er seinen „informed consent" zur Randomisierung gibt.

35E Die χ^2–Verteilung ist eine stetige Verteilung mit Werten im Bereich von Null bis Unendlich. Ihre Form hängt von der Zahl der Freiheitsgrade ab, sie ist rechtsschief (arithmetischer Mittelwert größer als Median) und nähert sich bei wachsender Zahl der Freiheitsgrade der Normalverteilung an.

36A Bei der Binomialverteilung kann die Zufallsvariable nur $n + 1$ verschiedene Werte annehmen. Hierbei ist n die Zahl der Beobachtungen. Das betreffende Ereignis kann entweder 0mal, 1mal, 2mal usw. bis n–mal beobachtet werden. Zufallsvariable ist die Zahl der Beobachtungen k. Die Binomialverteilung gibt für jeden k–Wert die jeweilige Wahrscheinlichkeit an.

Die von **B** bis **E** genannten Verteilungen sind stetige Verteilungen, bei denen die Zufallsvariable nicht nur bestimmte Werte, sondern auch alle Zwischenwerte annehmen kann.

37. Beim Vergleich der Wirkung zweier Hautsalben wird jeweils das rechte und das linke Bein von Versuchspersonen behandelt und die Differenz der Wirkung festgestellt. Zur Prüfung soll der Vorzeichentest angewendet werden. Die Fälle, bei denen kein Unterschied aufgetreten ist, werden dabei

A auf die positiven und negativen Differenzen zufällig verteilt
B auf die positiven und negativen Differenzen je zur Hälfte verteilt
C auf die positiven und negativen Differenzen anteilsmäßig verteilt
D nicht berücksichtigt
E Der Vorzeichen–Test kann in diesem Fall nicht durchgeführt werden, weil er stetige Zufallsvariablen voraussetzt, bei der die Differenz 0 praktisch nicht auftritt.

38. Um zu prüfen, ob zwischen zwei Krankheiten K_1 und K_2 Unterschiede im Blutdruck bestehen, geht man wie folgt vor:

A Blutdruckmessung bei je 100 Kranken mit K_1 und K_2. Bildung der Differenz der Blutdruckwerte zwischen jeweils den ersten, zweiten usw. Patienten. Prüfung, ob Mittelwert der Differenzen von 0 verschieden ist.
B Vergleich der Blutdruckmittelwerte für die Patienten mit K_1 und K_2 mit Zweistichprobentest.
C Messung des Blutdruckes 100mal bei je einem Patienten mit K_1 und K_2 und Vergleich der Mittelwerte mit Zweistichprobentest.
D Messung des Blutdruckes bei 100 Männern mit K_1 und 100 Frauen mit K_2, um die Geschlechter gleichmäßig zu berücksichtigen, und Mittelwertsvergleich durch Zweistichprobentest.
E Keine der beschriebenen Vorgehensweisen ist geeignet.

39. In einer Poliklinik messen die Ärzte auslesefrei bei 100 aufeinanderfolgenden Frauen, die orale Kontrazeptiva einnehmen, den systolischen Blutdruck; ebenso bei 50 aufeinanderfolgenden Frauen einer Kontrollgruppe, die keine oralen Kontrazeptiva verwenden. In der Kontrollgruppe beträgt der höchste gemessene Wert 160 mmHg. 6 Frauen, die Kontrazeptiva einnehmen, haben Werte über 160 mmHg. Die Altersverteilung in beiden Gruppen ist, von Zufallsschwankungen abgesehen, gleich. Der Unterschied zwischen beiden Gruppen

1 legt nahe, daß die Einnahme oraler Kontrazeptiva den systolischen Blutdruck erhöht
2 kann mit der unterschiedlichen Gruppengröße zusammenhängen
3 ist z.T. darauf zurückzuführen, daß die Spannweite im allgemeinen mit dem Umfang der Stichprobe wächst
4 muß vor weiteren Interpretationen darauf getestet werden, ob er noch zufällig ist

A nur 1 ist richtig
B nur 3 ist richtig
C nur 4 ist richtig
D nur 2 und 3 sind richtig
E nur 2, 3 und 4 sind richtig

7.7 Vergleich mehrerer Stichproben

40. Welche Aussage trifft **nicht** zu?

Beim Testen mehrerer Stichproben mit der Varianzanalyse gelten folgende Voraussetzungen

A gleiche Stichprobenumfänge
B gleiche Varianzen
C Normalverteilung
D Unabhängigkeit der Beobachtungen
E quantitative Merkmale

7.8 Prüfung auf Unabhängigkeit

41. Zwei Ereignisse A und B sind **stets** voneinander unabhängig, wenn in dem Vierfelderschema

	A	$\bar{A}$
B	$P(A \cap B)$	$P(\bar{A} \cap B)$
$\bar{B}$	$P(A \cap \bar{B})$	$P(\bar{A} \cap \bar{B})$

A keine der vier Wahrscheinlichkeiten 0 ist

B keine der vier Wahrscheinlichkeiten 1 ist

C die Summe der ersten bzw. der zweiten Zeile $P(B)$ bzw. $P(\bar{B})$ ergibt.

D die Summe der ersten bzw. der zweiten Spalte $P(A)$ bzw. $P(\bar{A})$ ergibt.

E Keine der Aussagen **A** – **D** ist richtig.

42. Welche der folgenden Aussagen zu einer Kontingenztafel mit χ^2–Test auf Unabhängigkeit ist richtig?

1 Die Erwartungswerte errechnen sich nach dem Multiplikationssatz.

2 Die Freiheitsgrade sind bei k Zeilen und l Spalten $(k-1) \cdot (l-1)$.

3 Bei signifikantem χ^2–Wert sind die beiden Merkmale nicht unabhängig (mit vorgegebener Irrtumswahrscheinlichkeit).

4 Bei Mehrfeldertafeln mit signifikantem χ^2–Wert ist eine eindeutige Interpretation im allgemeinen nicht möglich.

A keine der Aussagen ist richtig

B nur 1 und 2 sind richtig

C nur 1, 3 und 4 sind richtig

D nur 2, 3 und 4 sind richtig

E 1 – 4 = alle sind richtig

Lösung der Übungsaufgaben

37D Die verbliebene Stichprobe bezeichnet man als Reststichprobe (s.S. 209).

38B Allerdings muß bei einer eventuellen signifikanten Differenz geprüft werden, ob die unterschiedlichen Blutdruckwerte ursächlich mit den Krankheiten K_1 und K_2 in Beziehung stehen oder ob die Differenz beispielsweise auf eine unterschiedliche Altersstruktur in den beiden Vergleichsgruppen zurückgeführt werden kann.

39E Erläuterung **1** ist sehr unverbindlich formuliert, erst der unter **4** vorgeschlagene Test könnte in bezug auf Vermutung **1** Klarheit schaffen.

40A Unbedingt erforderlich sind **D** und **E**. **B** und **C** werden aus theoretischen Gründen gefordert; bei genügend großen Stichproben führt die Varianzanalyse jedoch auch bei Verletzung von **B** und **C** zu aussagekräftigen Ergebnissen.

41E Die Aussagen **C** und **D** treffen immer zu, sowohl bei abhängigen als auch bei unabhängigen Ereignissen.

42E Häufig ist es nicht möglich, eindeutig zu interpretieren, in welcher Weise die Merkmale abhängig voneinander sind.

Kapitel 8

Dokumentation

Die Dokumentation ist ein interdisziplinäres Fachgebiet, das für die medizinische Forschung und Alltagsarbeit von großer Bedeutung ist: Zum einen gibt es die Literaturdokumentation, die es ermöglicht, weltweit die neuesten Veröffentlichungen auch ausgefallener Themen zu ermitteln und zu beschaffen. Zum anderen ist die Dokumentation der eigenen Befunde häufig ein Problem, sei es in Form der Krankenakten, die oft nicht auffindbar sind, oder sei es, daß die Daten der eigenen Forschungstätigkeit, z.B. einer Dissertation, sinnvoll dokumentiert werden müssen. Ein Großteil des Arbeitsaufwandes vieler Doktoranden besteht im Heraussuchen von archivierten Daten.

8.1 Grundbegriffe

Der Begriff der Dokumentation umfaßt nicht nur das Anfertigen eines Dokumentes, also z.B. die Niederschrift eines Untersuchungsbefundes, sondern den gesamten Vorgang von der planmäßigen Gewinnung der Daten, ihrer Verschlüsselung und Speicherung bis zu ihrem Wiederauffinden (Retrieval) und ihrer übersichtlichen Präsentation.

Jedes Dokumentationssystem ist auf den späteren Verwendungszweck der Daten zugeschnitten, weil nur die Informationen gespeichert werden, die später eventuell von Interesse sind. Wichtig ist die Festlegung der Merkmale, die als **Identifikationsgrößen** oder **Deskriptoren** dienen sollen. Anhand dieser Merkmale ist das betreffende Dokument wiederauffindbar. Bei größeren Datenmengen sind nur solche Größen als Deskriptoren geeignet, die sich in eine definierte Reihenfolge ordnen lassen, also z.B. Namen und Zahlen, die alphabetisch bzw. der Größe nach sortiert werden können. Krankenakten im Archiv einer Klinik werden deshalb meistens nach dem Geburtsdatum oder nach dem Namen des Patienten geführt, niemals aber nach der Diagnose. Wichtig ist auch, daß ein Deskriptor eindeutig zugeordnet werden kann. Jeder Mensch wird nur einmal geboren, aber er kann an verschiedenen oder an keiner Krankheit leiden, und viele Krankheiten tragen verschiedene Namen.

Das Archiv einer Klinik oder die Karteikästen einer Arztpraxis sind ein physikalisches Dokumentationssystem: Hier wird die Frage, was dokumentiert werden soll, vom Arzt oder der Stationsschwester durch das Abheften der betreffenden

Befunde in die Krankenakte bzw. die Weiterbeförderung in den Papierkorb entschieden. Der Archivar muß lediglich die Frage des Deskriptors (meistens wird das Geburtsdatum oder der Familienname gewählt) klären und Regeln für Problemfälle vorsehen, z.B. für Adelstitel oder für Patienten, die ihr Geburtsdatum nicht wissen.

Verschlüsselung

Bei vielen Dokumentationssystemen handelt es sich jedoch nicht um physikalische Dateien, sondern es werden lediglich Informationen gespeichert, sei es in Form von Nachschlagewerken, Karteikarten oder im Computer. Um Schreibaufwand und Speicherplatz zu sparen, werden die Daten verschlüsselt oder codiert. Die einfachste Form der Verschlüsselung ist der Gebrauch von Abkürzungen, etwa wenn man „w“ für „weiblich“ oder „oB“ für „ohne Befund“ schreibt. Bei computergestützten Dokumentationssystemen und auch für Dokumentationsbögen, die man für wissenschaftliche Untersuchungen, z.B. für eine Dissertation, ausarbeitet, werden Schlüssel benutzt, die bereits die Belange der späteren Auswertung berücksichtigen. Bei relativ unwichtigen Laborwerten kann man häufig auf die Angabe der Werte verzichten und diese statt dessen verschlüsseln:

1	=	normal, d.h. Wert unter x mg/100 ml
2	=	schwach erhöht, d.h. Wert über x mg/100 ml, aber unter y mg/100 ml
3	=	stark erhöht, d.h. Wert ist y mg/100 ml oder höher
4	=	Wert wurde nicht untersucht
5	=	Wert war trotz Untersuchung nicht feststellbar

In diesem Beispiel wurden die Werte gleichzeitig verschlüsselt und klassifiziert. Ein weiteres Beispiel hierfür ist der TNM–Schlüssel für die Klassifizierung der Tumorstadien oder die Angabe der Nebenwirkungen einer zytostatischen Therapie nach der WHO–Einteilung Grad 1 bis 4. Verschlüsselung und Klassifizierung von Daten gehen häufig Hand in Hand. Sie dienen der Vereinfachung der Datenstruktur, erleichtern die Auswertung der Daten und die internationale Verständigung. Man sollte sich immer an die international üblichen Einteilungen halten und keine selbstgestrickten Systeme entwickeln.

Bei der Aufstellung eines Schlüssels sind zwei Gesichtspunkte zu beachten: Der Schlüssel muß **umfassend** oder **erschöpfend** sein, d.h. für jeden möglichen Sachverhalt muß ein Schlüssel, also eine Nummer oder ein Kürzel wie TNM, zur Verfügung stehen, auch wenn der Sachverhalt nicht untersucht wurde oder trotz Untersuchung nicht feststellbar war. Außerdem muß der Schlüssel **disjunkt** (lat.: trennend) sein, d.h. ein Sachverhalt darf nur durch *eine* Nummer verschlüsselt werden können. Wenn beispielsweise verschiedene Krankheitsgruppen verschlüsselt werden, ist die folgende Einteilung widersprüchlich:

1	=	Unfälle
2	=	Degenerative Erkrankungen
3	=	Infektionskrankheiten
4	=	Tuberkulose
5	=	...

Hierbei könnte Tuberkulose sowohl mit „3" als auch mit „4" verschlüsselt werden. Damit der Schlüssel disjunkt wird, müßte „3" folgendermaßen lauten: „Infektionskrankheiten außer Tuberkulose".

Diagnoseschlüssel

Die Verschlüsselung von Erkrankungen ist besonders problematisch, weil es von der Feinheit der Diagnostik abhängt, welche Einteilung sinnvoll ist. Beispielsweise könnte man auf den ersten Blick annehmen, daß „Anämie" eine klar definierte und gut abgrenzbare Erkrankung sei, doch jedes Lehrbuch der Hämatologie wird Dutzende verschiedener Formen der Anämie auflisten, wobei die Einteilung von Autor zu Autor und von Auflage zu Auflage wechseln wird. Die bekanntesten zur Zeit verwendeten Diagnoseschlüssel sind:

- **I**nternational **C**lassification of **D**iseases, Injuries and Causes of Death (**ICD**).

  Dieser Schlüssel wurde 1855 von William Farr begründet und mehrfach revidiert. Er enthält im wesentlichen 800 Krankheitsgruppen und 200 Verletzungsarten. Der Schlüssel wird von Krankenhausverwaltungen, Versicherungsträgern usw. in Deutschland und anderen der WHO angeschlossenen Ländern sehr viel verwendet, hat aber den Nachteil, daß er sehr unsystematisch aufgebaut ist.

- **K**linischer **D**iagnose**s**chlüssel (**KDS**)

  Der 1966 von Immich herausgegebene KDS ist wesentlich klarer gegliedert als der ICD und umfaßt ca. 10 300 Diagnosen und 5 000 Synonyme der Diagnosen.

- **S**ystematized **N**omenclature of **P**athology (**SNOP**)

  Die SNOP ist der nach pathologischen Gesichtspunkten am besten gegliederte Schlüssel; er besteht aus vier getrennten Listen (Codes) mit den Kategorien:

  T Topographie

  M Morphologie

  E Ätiologie

F Funktion

Dabei wird die Art der morphologischen Veränderung durch den M–Code, die Lokalisation durch den T–Code, die Ätiologie durch den E–Code und der Funktionsausfall durch den F–Code beschrieben. Eine Diagnose besteht demnach aus bis zu vier Codes.

Amtliche Statistiken

Als amtliche medizinische Statistiken existieren in der Bundesrepublik nur die Statistik der meldepflichtigen übertragbaren Krankheiten und die Todesursachenstatistiken. Seit Jahren sind Bestrebungen im Gange, regionale Krebsregister aufzubauen, in denen die Daten von Patienten mit malignen Tumoren gespeichert werden, hauptsächlich für epidemiologische Zwecke, teilweise auch für die Verbesserung der Nachsorge. Um Doppelmeldungen, Zweiterkrankungen etc. erfassen zu können, erscheint es erforderlich, daß die Krebsregister auch den Namen und die Anschrift des Patienten registrieren. Hieraus ergeben sich Probleme des Datenschutzes.

8.2 Literaturdokumentation

Für jeden Wissenschaftler ist die Kenntnis des auf seinem Arbeitsgebiet bisher erschienenen Schrifttums unerläßlich. Besonders Veröffentlichungen in Fachzeitschriften, sog. „Journals", sind sehr wichtig, da neue Erkenntnisse zunächst dort der interessierten Fachwelt mitgeteilt werden, bevor sie Jahre später Einzug in Monographien, Lehr– und Handbücher halten.

Für den Bereich der Medizin gibt es weltweit viele tausend Fachzeitschriften, in denen jährlich viele hunderttausend Artikel erscheinen. Die Aufgabe der Literaturdokumentation besteht darin, aus dieser Informationsflut die relevanten Arbeiten herauszufiltern. Hierfür gibt es im wesentlichen vier Hilfsmittel: den *Index Medicus*, den *Science Citation Index*, der *Current Contents* sowie *elektronische Datenbanken*, z.B. MEDLINE.

8.2.1 Index Medicus

Der Index Medicus ist eine Bibliographie, die seit 1879 das Medizinische Schrifttum erfaßt und einen thematisch geordneten Index erstellt. Der Index Medicus entstand als Bestandsverzeichnis der *Library of the Surgeon General's Office* in Washington und verzeichnete damals laufend alle Schriften, die von dieser Bibliothek erworben wurden.

Inzwischen hat sich der Index Medicus auf medizinische Fachzeitschriften spezialisiert. Der Inhalt von etwa 3 000 medizinischen Journalen wird nach Schlagworten und Autoren katalogisiert. Monatlich erscheint ein neuer Band mit den neuesten Veröffentlichungen, und zum Jahresanfang werden die zwölf Bände des vergangenen Jahres zu einem kumulierten Jahresverzeichnis verschmolzen. Wenn man z.B. die Publikationen sucht, die 1992 zu einem bestimmten Thema erschienen sind, muß man nur im kumulierten Jahresband 1992 nachschlagen statt in den zwölf Monatsbänden des Jahres 1992.

Author Index

Im *Author Index*, dem Autorenverzeichnis des Index Medicus, sind alle Veröffentlichungen nach dem Namen des Erstverfassers alphabetisch sortiert. Stammt eine Publikation von mehr als zehn Autoren, wird nach dem 10. Verfasser mit „et al." abgekürzt. Mitverfasser bis hin zum an 10. Stelle stehenden Autor sind ebenfalls im Author Index alphabetisch aufgeführt, allerdings nicht mit den bibliographischen Angaben der Publikation, sondern mit dem Verweis auf den Erstverfasser.

Im Author Index des Index Medicus kann man folglich ermitteln, welche Arbeiten von einem bestimmten Autor in den Fachzeitschriften veröffentlicht wurden, die vom Index Medicus ausgewertet werden.

Subject Index

In der Regel interessanter ist der *Subject Index* des Index Medicus, in dem die Veröffentlichungen nach inhaltlichen Schlagworten sortiert werden. In diesem Index taucht dieselbe Arbeit eventuell unter verschiedenen Begriffen mehrfach auf. Hier besteht grundsätzlich die Gefahr der Ausuferung, indem die Schlagworte zu spezialisiert werden und der Benutzer unter zu vielen verschiedenen Schlagworten nachschlagen muß, um sich auf seinem Forschungsgebiet zu informieren. Andererseits müssen die Schlagworte so präzise sein, daß sich hinter einem Suchbegriff nicht zu viele Publikationen verbergen. Zum Beispiel würde ein Schlagwort „Dermatologie" keinen Sinn ergeben.

Wichtig ist auch, daß die Schlagworte konstant bleiben: Wenn ein Forscher jahrelang im Index Medicus unter dem Schlagwort „Down's Syndrom" nachschlägt und plötzlich ein Teil der Veröffentlichungen nicht mehr unter „Down's Syndrom", sondern unter „Mongolism" oder unter „Trisomy 21" katalogisiert wird, entsteht Verwirrung.

Ein schlagwortorientiertes Katalogsystem steht und fällt mit der Systematik und Transparenz der verwendeten Schlagworte. Diese Systematik ist im Index Medicus besonders ausgefeilt, sie heißt *Medical Subject Headings*, abgekürzt

MeSH. Der MeSH dient auch vielen medizinischen Bibliotheken des deutschsprachigen Raumes als Vorbild des bibliothekseigenen Schlagwortkatalogs. Vor der Suche im Subject Index des Index Medicus sollte man deshalb im MeSH die optimalen Schlagworte ermitteln.

Medical Subject Headings (MeSH)

Zusammen mit dem Januarband des Index Medicus erscheint der für das folgende Jahr gültige MeSH. Er besteht im wesentlichen aus zwei Teilen,

- einem *alphabetischen Verzeichnis* aller gültigen Schlagworte, aller Subject Headings, sowie
- einem *systematischen Verzeichnis* der Subject Headings.

Außerdem umfaßt er ein Verzeichnis aller Änderungen, also neu aufgenommener bzw. ab sofort nicht mehr verwendeter Headings.

Wir greifen das Beispiel mit der Trisomie 21 auf und schlagen im alphabetischen Teil des MeSH unter den drei im deutschen Schrifttum geläufigen Begriffen nach. Unter „Trisomy" fehlt der Zusatz „21", deshalb ist anzunehmen, daß mit „Trisomy" die Trisomie im allgemeinen, aber nicht das Down's Syndrom im speziellen katalogisiert wird. Bei „Mongolism" wird man auf „Down's Syndrom" verwiesen. Die Tatsache, daß „Mongolism" nur in kleinem Schriftgrad gehalten ist, zeigt, daß es zur Zeit kein MeSH–Begriff ist. Unter „Down's Syndrom" findet man drei Ziffernkombinationen:

C10.496.250

C16.131.77.327

F3.709.346.200

und schließlich die Angaben

75, 63–64; was MONGOLISM 1965–74

x MONGOLISM

Die Tatsache, daß „Down's Syndrom" in großem Schriftgrad gehalten sowie mit Ziffernkombinationen versehen ist, weist es als MeSH–Begriff aus. Die untere Zahlenreihe besagt, daß „Down's Syndrom" seit 1975 ein MeSH–Schlagwort ist. Auch in den Jahren 1963–64 war „Down's Syndrom" ein MeSH–Begriff, in den Jahren 1965–74 wurden die betreffenden Arbeiten unter „Mongolism" katalogisiert. Dies ist wichtig zu wissen, wenn man in früheren Ausgaben des Index Medicus nachschlägt. An diesem Beispiel wird deutlich, wie sehr die wissenschaftliche Nomenklatur im ständigen Wandel begriffen ist.

Systematischer Teil des MeSH

Die mit einem Buchstaben beginnenden Zahlenkombinationen beziehen sich auf den **systematischen Teil** des MeSH. Hier sind die verwendeten Schagworte sachlich hierarchisch gegliedert. Durch die hierarchische Anordnung ergeben sich zahlreiche Verzweigungen, man spricht deshalb auch von einer Baumstruktur oder Tree Structure des MeSH. Viele MeSH–Schlagworte lassen sich an verschiedenen Stellen der hierarchischen Gliederung einordnen. Beispielsweise ist „Down's Syndrom“ unter C10.496.250, unter C16.131.77.327 und unter F3.709.346.200 verzeichnet:

In der Baumstruktur ist C10... der Ast „Nervous System Diseases“, C10.496... stellt die Verzweigung „Mental Retardation“ dar, und unter C10.496.250 ist „Down's Syndrom“ aufgeführt.

Mit C16... wird der Ast „Neonatal Diseases and Abnormalities“ bezeichnet, mit C16.131... die Verzweigung „Abnormalities“, mit C16.131.77... die Unterverzweigung „Multiple Abnormalities“ und mit C16.131.77.327 schließlich „Down's Syndrom“.

F3... bedeutet „Behavioral and Mental Retardation“ und F3.709.346.200 schließlich „Down's Syndrom“.

Der Sinn dieser Einteilung besteht darin, daß der Benutzer erkennt, welche Systematik der Zuordnung von Schlagworten zugrunde liegt, um eventuell auch unter über– und untergeordneten Begriffen nachschlagen zu können. Wenn untergeordnete Schlagworte existieren, ist dies im alphabetischen Teil des MeSH hinter der Nummer des Schlagwortes durch ein Kreuz vermerkt. Wie man am Beispiel der Trisomie 21 deutlich sehen kann, ist die Erstellung einer hierarchischen Gliederung in gewissen Grenzen willkürlich, denn es wären sicherlich noch weitere Möglichkeiten denkbar, das „Down's Syndrom“ in die Tree Structure einzuordnen. Transparenz wird dadurch geschaffen, daß durch Zahlenkombinationen angegeben wird, wo der jeweilige Begriff zusätzlich eingeordnet wurde.

Begriffe, die im systematischen Teil des MeSH mit einem Stern versehen sind, sind sog. Minor Descriptors, die im Subject Index nicht aufgeführt sind, jedoch in der elektronischen Datenbank MEDLINE Verwendung finden (Näheres s.u.).

Alphabetischer Teil des MeSH

Nur die in großer Schrift gedruckten Worte im alphabetischen Teil sind MeSH–Schlagworte. Angaben in kleiner Schrift stellen **Querverweise** dar. „See under“ bedeutet, daß der betreffende Begriff unter dem folgenden MeSH–Schlagwort katalogisiert wird, „see related“ besagt dasselbe, allerdings mit der Einschränkung, daß es sich lediglich um verwandte, nicht aber um synonyme Begriffe handelt.

Der Verweis „see" besagt lediglich, daß man unter dem zweiten Begriff nachschlagen soll. Entweder ist der zweite Begriff ein MeSH–Schlagwort, oder man wird über „see under" oder „see related" zu einem dritten Begriff verwiesen, der dann ein MeSH–Schlagwort ist.

Wenn unter einem MeSH–Begriff die Kürzel X, XY oder XR aufgeführt sind, bedeutet dies, daß es Querverweise gibt, die zu dem jeweiligen MeSH–Begriff hinführen. Der Benutzer weiß damit, wie umfassend der oben stehende MeSH–Begriff verwendet wird. Beispielsweise betrachten wir die Eintragung:

PHOSPHATE ACETYLTRANSFERASE see under ACETYLTRANSFERASES

X PHOSPHOACYLASE

X PHOSPHOTRANSACETYLASE

Der Begriff „Phosphate Acetyltransferase" ist kein MeSH–Begriff, weil er in kleiner Schrift geschrieben und nicht mit einer Nummer versehen ist, also im systematischen Teil des MeSH nicht zu finden ist. Die beiden mit X beginnenden Unterzeilen besagen, daß man von „Phosphoacylase" und „Phosphotransacetylase" mit einem „see" Verweis hierhin gelotst wurde. Betrachtet man jetzt die Eintragung unter:

ACETYLTRANSFERASES

D8.586.913.50.134+

73

XU ACETYL COA ACETYLTRANSFERASE

XU ARYLAMINE ACETYLTRANSFERASE

XU CARNITINE ACRTYLTRANSFERASE

XU PHOSPHATE ACETYLTRANSFERASE

erfährt man, daß „Acetyltransferases" seit 1973 als Schlagwort verwendet wird und unter anderem den gesamten Bereich abdeckt, der durch die mit XU gekennzeichneten Begriffe umschrieben wird. Von diesen Begriffen wurde jeweils durch ein „see under" auf „Acetyltransferases" verwiesen.

Subheadings

Zusätzlich zu den im MeSH aufgelisteten Schlagwörtern gibt es *Unterschlagwörter*, sog. *Subheadings*, wie z.B. Classification, Complication, Diagnosis, Etiology oder Metabolism, mit deren Hilfe die Eintragungen zu vielzitierten MeSH–Begriffen weiter untergliedert werden. Diese Unterschlagwörter werden weder im alphabetischen noch im systematischen Teil des MeSH aufgeführt, sondern dienen lediglich im Subject Index des Index Medicus als zusätzliche Unterteilung.

Übersichtsarbeiten

Abschließend soll noch die *Bibliographie der Übersichtsarbeiten* erwähnt werden: Jedem *Subject Index* des Index Medicus, d.h. sowohl den monatlich erscheinenden Bänden als auch den kumulierten Jahresausgaben, ist eine *Bibliography of Medical Reviews* vorangestellt, die die neuesten Übersichtsarbeiten enthält, die in einer der vom Index Medicus erfaßten Zeitschriften erschienen sind. Diese Arbeiten sind besonders für Mediziner interessant, die sich in ein neues Fachgebiet einarbeiten wollen. Auch diese Arbeiten sind nach MeSH–Schlagworten aufgelistet.

8.2.2 Der Science Citation Index

Während die Literatur im Index Medicus durch Schlagwörter nach inhaltlichen Gesichtspunkten erschlossen wird, wählt der Science Citation Index mit dem *Citation Index* und *Permuterm Subject Index* zwei andere Wege.

Citation Index

Der Citation Index gibt an, von wem eine bestimmte Publikation zitiert worden ist. Um den Citation Index zu benutzen, muß man zumindest den Namen eines Autors kennen, der zu der speziellen Frage, über die man sich belesen will, vor einiger Zeit publiziert hat. Aus dem Citation Index geht hervor, welche inzwischen erschienenen Veröffentlichungen sich auf diesen Autor beziehen. In aller Regel haben diese inzwischen erschienenen Veröffentlichungen dasselbe Thema zum Inhalt, sie greifen die Gedanken des zitierten Autors auf, widerlegen oder bestätigen seine Thesen und stellen damit einen neueren Wissensstand dar als die Publikation des zitierten Autors.

Der Citation Index ist alphabetisch nach den Namen der zitierten Autoren gegliedert. Danach folgen bibliographische Kurzangaben der zitierten Publikation und darauf der Name des zitierenden Autors. Auch hier sind nur bibliographische Kurzangaben über die zitierende Publikation vorhanden.

Source Index

Die vollständigen bibliographischen Angaben kann man dem *Source Index* entnehmen, der ebenso wie der Author Index des Index Medicus alphabetisch nach Verfassernamen gegliedert ist. Der Source Index umfaßt die Publikationen aus mehr als 3 300 Journals. Beispielsweise wurden im Jahre 1991 insgesamt 3213 wissenschaftliche Zeitungen ausgewertet, die in 28 340 Heftnummern erschienen sind und 590 306 separate Beiträge umfaßten. In diesen Beiträgen wurden mehr als zwölfmillionenmal ein anderer Autor oder eine andere wissenschaftliche Arbeit zitiert. Diese Zitate bilden wie oben besprochen die Grundlage für die Erstellung des Citation Index.

Permuterm Subject Index

Dieser Index orientiert sich an den im Titel der Arbeit vorkommenden Worten. Berücksichtigung finden lediglich sachlich aussagekräftige Begriffe, während Wörter wie „der", „die", „das", „welche", „eine" usw. ignoriert werden. Aus den wissenschaftlich relevanten Vokabeln des Titels einer wissenschaftlichen Arbeit werden Zweierpaare gebildet; die Worte werden permutiert, wie der Mathematiker sagt. Diese Begriffspaare sind unter Angabe des Autors im Permuterm Subject Index alphabetisch aufgeführt. Weil die meisten Titel von wissenschaftlichen Veröffentlichungen sehr lang sind, können aus jedem Titel viele verschiedene Begriffspaare gebildet werden, im Durchschnitt etwa 25. Aus Platzgründen sind nicht die vollen bibliographischen Angaben aufgeführt, sondern lediglich der Name des Erstautors. Im Source Index kann man dann die bibliographischen Angaben ermitteln und aus dem vollen Wortlaut des Titels ersehen, ob die entsprechende Arbeit überhaupt von Interesse ist.

8.2.3 Current Contents (CC)

Current Contents, häufig auch nur CC genannt, ist eine Zeitschrift, die wöchentlich erscheint und die Inhaltsverzeichnisse aller gerade erschienenen Journals abdruckt. Im Anhang jedes Heftes befindet sich ein Register, um schnell die interessierenden Veröffentlichungen ermitteln zu können. Außerdem sind die Adressen aller Autoren abgedruckt. Es ist üblich, den Verfasser mittels einer vorgedruckten Postkarte anzuschreiben und um Zusendung eines Sonderdruckes zu bitten. Auf diese Weise kann man sich mit relativ geringer Mühe eine aktuelle Literatursammlung anlegen und ist stets auf dem neuesten Stand.

Der Current Contents wird ebenso wie der Science Citation Index vom *Institute for Scientific Information* herausgegeben. Der CC erscheint in sieben verschiedenen Ausgaben: Life Sciences, Clinical Practice, Physical, Chemical & Earth Sciences, Social & Behavioral Sciences, Engineering, Technology & Applied Sciences, Agriculture, Biology & Environmental Sciences, Arts & Humanities. Für Mediziner sind besonders Life Sciences und Clinical Practice interessant. Weil der CC von der Aktualität lebt, erscheinen die Hefte wöchentlich und werden per Luftpost an die Abonnenten in aller Welt versandt. Neuerdings kann man den CC auch als Diskette beziehen. Dazu gehört ein PC–Programm, daß die gezielte Suche der interessierenden Arbeiten ermöglicht. Auf den wöchentlich gelieferten Disketten befinden sich auch die Abstracts der zitierten Arbeiten.

Datenbanken

Die Literaturrecherche auf elektronischem Weg spielt in den letzten Jahren eine zunehmend größere Rolle. Sie ist weniger mühevoll als die Suche mit Hilfe des Index Medicus, des Science Citation Index oder des CC, und in der Regel ist es möglich, Abstracts der betreffenden Artikel zu erhalten, so daß man sich nur die wirklich relevanten Arbeiten im Original oder als Kopie besorgen muß. Allerdings ist die Benutzung der Datenbanken meist kostenpflichtig.

Für den Bereich der Medizin gibt es in Köln das **D**eutsche **I**nstitut für **m**edizinische **D**okumentation und **I**nformation **DIMDI**, das die deutsche medizinische Literatur aufarbeitet und das vom Index Medicus ausgearbeitete Material für Deutschland elektronisch verfügbar macht. Seit 1964 sind dort über 3 Millionen Literaturnachweise elektronisch gespeichert.

Wenn man sich schriftlich oder telefonisch an DIMDI wendet (Weißhausstr. 27, 5000 Köln 41, 0221/47241), erhält man einen Fragebogen, auf dem der gewünschte Suchauftrag zu präzisieren ist. Neben einer einmaligen retrospektiven Suche kann man auch einen Dauerauftrag bei DIMDI einrichten lassen und wird monatlich oder sogar wöchentlich über die Neuerscheinungen informiert. Die Kosten für einen Rechercheauftrag setzen sich aus vielen Einzelposten wie Rechenzeit, Lizenzgebühren, Druckkosten, Porto usw. zusammen und liegen im Bereich von 5 bis 500 DM.

Informationsvermittlungs- und Beratungsstellen

Gleichzeitig erhält man von DIMDI eine Liste der „öffentlich zugänglichen Informationsvermittlungs- und Beratungsstellen", die bei fast allen Universitätsbibliotheken und vielen anderen Instituten eingerichtet sind. Dort hat ein speziell ausgebildeter Bibliothekar über ein Terminal direkten Zugang zu DIMDI und vielen anderen Datenbanken weltweit. DIMDI verfügt nicht nur über die vom Index Medicus erstellte Datenbank MEDLINE, sondern über mehr als 50 weitere Datenbanken, die sich meist mit sehr speziellen Aspekten beschäftigen.

Besonders hervorzuheben sind SCISEARCH, die dem *Science Citation Index* entspricht, und SCILINE sowie SCILIFE, die *Current Contents Clinical Practice* und *CC Life Sciences* abdecken. Andere Datenbanken aus den Bereichen Technik und Naturwissenschaften werden vom Fachinformationszentrum Karlsruhe zugänglich gemacht und können ebenfalls von den Informationsvermittlungs- und Beratungsstellen angezapft werden.

In den Informationsvermittlungs- und Beratungsstellen kann man am Bildschirm den Verlauf der Recherche vefolgen. Der Rechner zeigt zunächst an, wie viele Literaturstellen er für eine bestimmte Suchformulierung gefunden hat, bevor er die einzelnen Literaturverweise auf dem Bildschirm darstellt oder ausdruckt, so daß man rechtzeitig durch eine weiter oder enger gefaßte Formulierung den Output beeinflussen kann. Suchkriterien sind einmal „Controlled Terms“, vergleichbar den MeSH–Schlagworten, außerdem natürlich Autorennamen. Ergänzend kommt die *Freitext–Suche* hinzu, bei der alle Publikationen herausgesucht werden, in denen ein bestimmtes Wort im Titel oder Abstract vorkommen. Ein weiterer Vorteil gegenüber den gedruckten Literaturverzeichnissen wie Index Medicus oder Science Citation Index besteht darin, daß man Kombinationen definieren kann, so daß nur Publikationen herausgesucht werden, bei denen z.B. ein bestimmter Controlled Term und ein Freitext–Suchwort vorkommt. Weiterhin kann man die Suche auf die gewünschten Sprachen und Zeiträume beschränken.

Die gefundenen Literaturverweise werden mit oder ohne Abstract ausgedruckt, entweder sofort in der Informationsvermittlungs– und Beratungsstelle oder bei DIMDI, und dann per Post zugeschickt.

Literatur, die in der örtlichen Universitätsbibliothek nicht erhältlich ist, kann von der Zentralbibliothek Medizin (Josef–Stelzmann–Straße 9, 5000 Köln 41, 0221/4785600) als Fotokopie bestellt werden, was 1992 für Studenten 12,– DM und für Universitätsinstitute 8,– DM je Veröffentlichung kostete, aber wesentlich schneller geht als über die Fernleihe.

8.3 Gütekriterien eines Dokumentationssystems

Das Ziel jeder Dokumentation, gleichgültig, ob es sich um die oben beschriebene Literaturdokumentation oder den Karteikasten in der ärztlichen Praxis handelt, besteht darin, die gespeicherten Daten bei Bedarf abrufen zu können.

Im Idealfall findet man das, was man sucht. Doch es kommt immer wieder vor, daß man das, was man sucht, nicht findet und statt dessen etwas findet, was nicht gesucht wird. Die Situation läßt sich durch eine Vierfeldertafel (siehe nächste Seite) veranschaulichen.

Recall

Feld A umfaßt die Daten, die gesucht und auch gefunden wurden, während im Feld C die ebenfalls gesuchten, aber nicht gefundenen Daten verzeichnet sind. Die Summe aus A und C gibt die Gesamtheit der gesuchten Daten an.

Der Quotient $A/(A + C)$ drückt aus, welcher Anteil der gesuchten Daten gefunden wurde. Dieser Quotient heißt *Recall* des Dokumentationssystems. Bei

		vorhandene Daten	
		relevant	irrelevant
Ergebnis der Suche	gefunden	**A**	**B**
	nicht gefunden	**C**	**D**

Tabelle 8.1: Vierfeldertafel, die die Beziehung zwischen den vorhandenen zum Teil relevanten und zum Teil irrelevanten Daten und dem Ergebnis der Suche deutlich macht. Die Buchstaben A–D stellen die Zahl der jeweiligen Dokumente dar; beispielsweise ist A die Zahl der gesuchten und auch gefundenen Datensätze.

einem Recall von 1 sind alle gesuchten Daten gefunden worden, bei einem Wert von 0 konnte keine gesuchte Information ermittelt werden.

$$\text{Recall} = \frac{\text{gefundene, relevante Dokumente}}{\text{relevante Dokumente}} = \frac{A}{A+C}$$
$$\text{Precision} = \frac{\text{gefundene, relevante Dokumente}}{\text{gefundene Dokumente}} = \frac{A}{A+B}$$

Wenn in einer Klinik beispielsweise im Laufe der letzten drei Jahre 50 Patienten an einer bestimmten Krankheit behandelt wurden und nur von 45 Patienten die Unterlagen wiederauffindbar sind, beträgt der Recall 90%: Für A gilt ein Wert von 45, für C ein Wert von 5 und für $A + C$ ein Wert von 50, so daß $A/(A+C) = 45/50 = 0,9$.

Precision

Ein weiteres Gütekriterium eines Dokumentationssystems ist die *Precision*, die angibt, mit welcher Genauigkeit der Suchvorgang erfolgt, d.h. welcher Anteil der gefundenen Daten tatsächlich von Interesse ist. Beispielsweise seien in einem Dokumentationssystem Knochenbrüche in drei Kategorien eingeteilt: obere Extremität, untere Extremität, andere. Wenn man sich jetzt für Frakturen der Handwurzelknochen interessiert, muß man zunächst alle Unterlagen mit Frakturen der oberen Extremität heraussuchen. Nur ein kleiner Teil dieser Fälle wurde wegen einer Fraktur der Handwurzelknochen behandelt. Die Precision ist in diesem Beispiel deshalb gering.

In der obigen Vierfeldertafel gibt die Summe $A + B$ die Zahl der insgesamt bei der Suche gefundenen Dokumente an. Der Quotient $A/(A + B)$ stellt die Precision des Dokumentationssystems dar. Wenn tatsächlich nur relevante Dokumente gefunden wurden, ergibt sich $A/(A+0) = 1$. Wenn keinerlei relevante Dokumente gefunden wurden, lautet der Quotient $0/(0 + B) = 0$. Wenn man beispielsweise bei der Literaturrecherche breitgefächert sucht, ist die Precision gering, aber der Recall hoch. Bei einer eng begrenzten Literatursuche ist der Recall niedriger, dafür aber die Precision höher. Die Gütekriterien Recall und Precision sind mit der Sensitivität und dem Vorhersagewert eines Untersuchungsverfahrens zu vergleichen. Die vorliegenden Daten entsprechen dem tatsächlichen Gesundheitszustand, und das Ergebnis der Suche entspricht der gestellten Diagnose. Nähere Einzelheiten werden auf Seite 68 erläutert.

8.4 Übungsaufgaben

Der überwiegende Teil der Fragen stammt aus dem 2. Abschnitt der ärztlichen Prüfung. Weil es sich hierbei fast ausschließlich um die Definition bestimmter Begriffe handelt, wird auf die Kommentierung verzichtet. Lösungen s.S. 251.

8.1 Grundbegriffe

1. Welche Aussage trifft **nicht** zu?

Aufgabe der Dokumentation ist

A die Planung von Versuchen

B die Aufstellung eines Schlüssels

C die Verschlüsselung von Daten

D die Speicherung von Daten

E das Zusammenführen von Daten

2. Ein in der medizinischen Dokumentation verwendeter Schlüssel muß sein:

1 disjunkt

2 umfassend

3 hierarchisch

4 mehrachsig

A nur 1 und 2 sind richtig

B nur 2 und 3 sind richtig

C nur 3 und 4 sind richtig

D nur 1, 2 und 3 sind richtig

E nur 1, 2 und 4 sind richtig

3. Für das Merkmal „Geschlecht" wird folgende Verschlüsselung gewählt:

Schlüssel	Ausprägung
1	männliches Geschlecht
2	weibliches Geschlecht
3	Kind oder nicht eindeutig bestimmtes Geschlecht

Diese Verschlüsselung ist

A sinnvoll, denn sie ist disjunkt und erschöpfend

B nicht sinnvoll, denn sie ist zwar disjunkt, aber nicht erschöpfend

C nicht sinnvoll, denn sie ist zwar erschöpfend, aber nicht disjunkt

D nicht sinnvoll, denn sie ist weder disjunkt noch erschöpfend

E nicht erlaubt, da das Geschlecht ein qualitatives Merkmal ist

4. Welche der folgenden Definitionen trifft am besten zu?
Ein Diagnoseschlüssel ist

A eine Beschreibung der Diagnosen

B eine Hilfe zur Stellung von Diagnosen

C eine Zuordnung von Diagnosen zu Zahlen

D eine hierarchische Gliederung der Diagnosen

E ein alphabetisches Verzeichnis der Diagnosen

5. ICD ist ein Schlüssel für

A Operationen

B Krebsstadien

C Patienten

D Medikamente

E Krankheiten

6. Die ICD (International Classification of Diseases)

A ist ein 1–dimensionaler Diagnoseschlüssel, der von der UICC entwickelt wurde

B ist ein mehrdimensionaler Diagnoseschlüssel, der von der WHO (World–Health Organization) herausgegeben wird

C ist ein Verzeichnig von Krankheiten, geordnet nach Schweregrad

D ist ein 2–dimensionaler Diagnoseschlüssel mit den Dimensionen „Topographie“ und „Nosologie“

E ist ein 1–dimensionaler Schlüssel, der Todesursachen, Krankheiten und Verletzungen enthält

7. Welche amtlichen medizinischen Statistiken gibt es in der Bundesrepublik Deutschland?

1 Statistik der meldepflichtigen übertragbaren Krankheiten

2 Statistik aller Neuerkrankungen

3 Statistik der Todesursachen

4 Statistik aller Krebserkrankungen

A nur 1 ist richtig

B nur 4 ist richtig

C nur 1 und 3 sind richtig

D nur 1, 2 und 4 sind richtig

E 1 – 4 = alle sind richtig

8. Ein Krebsregister

A ist eine Einrichtung zur Registrierung von Daten über Patienten mit malignen Tumoren zum Zweck einer Verbesserung der Nachsorge (Follow–up) für solche Patienten und/oder für epidemiologische Zwecke

B ist ein Teil der vom Statistischen Bundesamt regelmäßig veröffentlichten Medizinalstatistiken

C ist ein Diagnoseschlüssel, der ausschließlich die Diagnosen maligner Tumoren enthält

D ist eine Datenbank mit Daten über maligne Tumoren zur Verbesserung der Diagnostik in der ärztlichen Allgemeinpraxis

E ist ein Literaturinformationssystem für maligne Tumoren

9. Unter „Datenschutz“ versteht man

1 die Sicherstellung der Datenkonsistenz in einer Datenbasis

2 den Schutz vor Verlust oder Zerstörung der Daten in einer Datenbasis

3 den Schutz vor unautorisiertem Zugriff auf eine Datenbasis

A nur 1 ist richtig
B nur 3 ist richtig
C nur 1 und 2 sind richtig
D nur 1 und 3 sind richtig
E 1 – 3 = alle sind richtig

8.2 Literaturdokumentation

10. Werden wissenschaftliche Veröffentlichungen gesucht, die auf einer vorliegenden Veröffentlichung aufbauen, so ist es am zweckmäßigsten, nachzuschlagen (nachzufragen) im (bei)

A Science Citation Index
B Referateblatt
C Index Medicus
D Medlars
E DIMDI

11. Was ist DIMDI?

A ein Datenverarbeitungsprogramm
B ein Institut für Marktforschung und Drogenmißbrauch–Information
C ein Institut für medizinische Literaturdokumentation
D die Methode für mathematische Daten–Informations–Analyse
E Keine der Angaben trifft zu.

8.3 Gütekriterien

12. Precision als Maß der Qualität der Verschlüsselung ist definiert als Anzahl der

A gefundenen relevanten Informationen durch Anzahl der relevanten Informationen im Archiv
B relevanten Informationen im Archiv durch Anzahl der gefundenen Informationen
C gefundenen relevanten Informationen durch Anzahl der gefundenen Informationen
D gefundenen Informationen durch Anzahl der relevanten Informationen im Archiv
E Keine der Definitionen trifft zu.

In der Dokumentation bezeichnet man beim Wiederauffinden von Dokumenten als „Recall" den Anteil der gefundenen relevanten Dokumente an der Zahl der relevanten Dokumente und mit „Precision" den Anteil der gefundenen relevanten Dokumente an der Zahl der gefundenen Dokumente.

Dies ähnelt den Eigenschaften einer Screening–Untersuchung, bei der Kranke (K) aufgrund ihrer Symptome (S) gesucht werden.

Bitte ordnen Sie die in Liste 2 aufgeführten Größen den entsprechenden Größen der Liste 1 zu.

Liste 1	Liste 2
13. Recall	**A** Sensitivität $P(S\|K)$
14. Precision	**B** Spezifität $P(\bar{S}\|\bar{K})$
	C Vorhersagewert $P(K\|S)$
	D Prävalenz $P(K)$
	E $P(S \cap K)$

Lösung

1A	(s.S. 236ff)	**8A**	(s.S. 239)
2A	(s.S. 236ff)	**9B**	(s.S. 239ff)
3C	(s.S. 236ff)	**10A**	(s.S. 239ff)
4C	(s.S. 238)	**11C**	(s.S. 239ff)
5E	(s.S. 238)	**12C**	(s.S. 247)
6E	(s.S. 238)	**13A**	(s.S. 247)
7C	(s.S. 239)	**14C**	(s.S. 247)

Kapitel 9

Datenverarbeitung

Ein Computer kann mehr als rechnen. Zu den selbstverständlichen Leistungen eines Rechners gehören Textverarbeitung, Bildverarbeitung, das Speichern und Wiederfinden großer Datenmengen, die Analyse von Meßwerten, z.B. eines EKGs, die Überwachung, Steuerung und Regelung, sei es auf der Intensivstation oder in der automatischen Montagehalle eines Automobilwerkes. Die Universalität der Einsatzmöglichkeiten ergibt sich daraus, daß der Begriff „Daten“ sehr weitgefaßt ist; unter Daten versteht man Zahlen, Buchstaben, Symbole, Bilder, Meßwerte irgendwelcher Art, also alles, was sich begrifflich definieren und digitalisieren läßt.

9.1 Digitalisierung

Alle Daten, mit denen der Computer rechnet, müssen digitalisiert werden, d.h. sie müssen ziffernmäßig (digit = Ziffer) dargestellt werden. Information kann in analoger oder digitaler Form vorliegen.

Analoge Information ist nicht gerastert, sondern beliebig fein unterteilt. Temperatur, Spannung, Stromstärke oder Helligkeit sind Größen, die primär analog sind, während es sich bei den Ergebnissen von Zählungen um primär digitale Daten handelt.

Bei der **Digitalisierung** einer analogen Information wird diese zahlenmäßig erfaßt und klassiert; z.B. indem man auf das Ziffernblatt der Uhr schaut und den Wert 10 Uhr 51 Minuten abliest. Während bei analogen Daten jeder Zwischenwert möglich ist, sind bei digitalen Daten Zwischenwerte nur im Rahmen der zur Verfügung stehenden Ziffern, z.B. Kommastellen, möglich.

Neben der Möglichkeit, digitalisierte Daten im Computer zu bearbeiten, bietet die digitalisierte Darstellung den Vorteil, daß auch bei wiederholtem Kopieren und Abspeichern keine Informationsverluste auftreten. Darauf beruht die hohe Qualität der CD–Player.

Bit und Byte

Der Computer rechnet im dualen Zahlensystem, denn seine Schaltungen und Speicherzellen kennen nur zwei Zustände: an oder aus. Es handelt sich hierbei um die kleinste Informationseinheit, das **Bit**. Ein Bit ist in der Lage, die Ungewißheit zwischen zwei Alternativen zu beseitigen. Mit zwei Bit kann man zwischen 2^2, mit drei Bit zwischen 2^3 Möglichkeiten unterscheiden usw.

Schriftzeichen werden in den meisten heute gebräuchlichen Systemen durch ein **Byte** = 8 Bit dargestellt, also als Folge von acht Nullen und Einsen. Mit Hilfe eines Bytes kann man zwischen $2^8 = 256$ Zeichen unterscheiden. Für ein Schriftzeichen benötigt man angesichts der Groß– und Kleinschreibung und verschiedener Sonderzeichen nur etwas mehr als 100 Wahlmöglichkeiten, würde also mit 7 Bit $= 2^7 = 128$ Unterscheidungsmöglichkeiten auskommen. Das 8. Bit dient als Kontrollbit, um Übertragungsfehler unmittelbar erkennen zu können bzw. zur Darstellung zusätzlicher Sonderzeichen. Auch in unserer Schrift und Sprache sind viele Laute und Zeichen *redundant* und dienen weniger der Informationsübertragung als der Sicherheit des Sprachverständnisses.

Bit pro Sekunde

Die Kapazität von Speichermedien wie Disketten oder Festplatten (s.u.) wird in Byte angegeben. Übertragungsgeschwindigkeiten bei der Übertragung von Daten, z.B. durch ein Modem, mißt man in der Einheit bps[1] = **B**it **p**ro **S**ekunde. Beispielsweise können bei einem Akustikkoppler mit 300 bps genau 30 Zeichen pro Sekunde übertragen werden. Die einzelnen Bytes sind durch Start– und Stopbits voneinander getrennt, so daß 8 Datenbit plus ein Start– und Stopbit = 10 Bit zur Signalisierung eines Zeichens benötigt werden.

9.1.1 Komponenten einer EDV–Anlage

Ein Computer besteht aus verschiedenen technischen Geräten, der **Hardware**, und den notwendigen Programmen, der **Software**. Zur Hardware gehören

- **Eingabegeräte** wie Tastatur, Leser für Markierungsbelege wie die MC–Antwortbögen im Physikum, Scanner für die Eingabe von Bildern, Analog–Digitalwandler für die direkte Aufnahme von Meßwerten usw.;
- die **Zentraleinheit** mit einem Rechenwerk, der Central Processing Unit (CPU), einem Arbeitsspeicher und eventuell Coprozessoren, um z.B. mathematische Berechnungen zu beschleunigen;
- **Massenspeicher**, z.B. Disketten–, Festplatten– oder Bandlaufwerke;
- **Ausgabegeräte**, in der Regel Bildschirm und Drucker.

[1] Die Einheit **Baud** wird umgangssprachlich oft synonym für bps verwendet. Dieser Gebrauch ist jedoch falsch. Die Baudrate gibt die Anzahl der Signalisierungsschritte pro Sekunde an. Moderne Datenübertragungsgeräte übertragen in einem Übertragungsschritt mehr als ein Bit, so daß die Bitrate in bps ein Vielfaches der Baudrate ist. Es gilt: Bitrate in bps = Baudrate · Bit pro Übertragungsschritt.

Die Software besteht in der Regel aus vielen einzelnen Programmpaketen, die jeweils für spezielle Leistungen verantwortlich sind. Hierbei wird unterschieden zwischen

- dem **Betriebssystem** mit allen Programmteilen, die für die ordnungsgemäße Funktion des Rechners verantwortlich sind, z.B. für das Zusammenspiel zwischen Diskettenlaufwerk und Zentraleinheit, und
- den eigentlichen **Anwendungsprogrammen**, z.B. für Textverarbeitung, statistische Auswertungen usw.

Rechengeschwindigkeit

Abbildung 9.1 stellt den Datenfluß zwischen den einzelnen Komponenten einer EDV–Anlage dar. Die Rechengeschwindigkeit hängt von vielen Faktoren ab:

- Wie viele Bit werden in der CPU gleichzeitig bearbeitet? Bei Personal Computern sind derzeit 32–Bit–Rechner üblich.
- Wie hoch ist die Taktfrequenz der CPU, d.h. wie viele Arbeitsschritte pro Sekunde werden in der CPU durchgeführt?
- Existieren Coprozessoren, die der CPU schwierige Berechnungen abnehmen?
- Welche Datentransfers müssen im Laufe der Rechenoperationen durchgeführt werden? Dies hängt einmal von der Größe des Arbeitsspeichers ab, zum anderen von der Problemstellung und der Art des Programms.
- Wie groß ist die Zugriffszeit der Massenspeicher, z.B. des Disketten– oder Festplattenlaufwerks?

Vom Homecomputer zur Großrechenanlage

Die oben genannten Gesichtspunkte gelten für EDV–Anlagen aller Größenordnungen. Man unterscheidet:

- **Home Computer**, z.B. Atari ST, C64 oder Amiga 500 von Commodore, die häufig mit unzureichenden Peripheriegeräten betrieben werden, z.B. mit einem Diskettenlaufwerk statt mit einer Festplatte.
- **Microcomputer**; hierzu gehören die IBM AT–kompatiblen Geräte oder der Macintosh von Apple. Diese Geräte sind für den professionellen Einsatz gedacht. Unter dem Begriff **Personal Computer** haben Geräte dieser

Größenordnung in den letzten Jahren weite Verbreitung gefunden. Sie kosten je nach Ausstattung nur wenige tausend DM und besitzen wegen der Vielzahl von existierenden Programmpaketen weitgefächerte Anwendungsmöglichkeiten.

- **Workstations**, z.B. von den Firmen SUN, HP oder NeXT. Workstations sind Arbeitsplatzrechner, die auf die Verarbeitung von numerischen Daten und ihre graphische Darstellung spezialisiert sind. Obwohl derartige Rechner durch das UNIX–Betriebssystem prinzipiell mehrplatzfähig sind, werden sie meist nur von einer oder zwei Personen gleichzeitig genutzt.

- **Großrechenanlagen**, z.B. in Hochschulrechenzentren, die von der Rechengeschwindigkeit und Speicherkapazität her den Workstations überlegen sind.

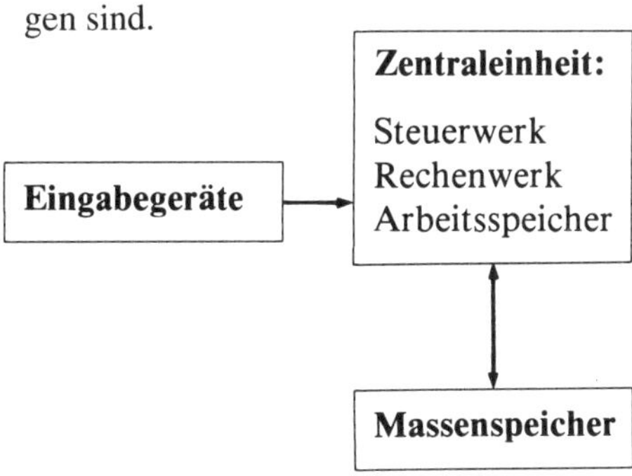

Abbildung 9.1: Datenfluß in einer EDV–Anlage; die Pfeile deuten die Richtung des Datenflusses an.

9.1.2 Peripheriegeräte

In diesem Abschnitt soll die Funktionsweise der wichtigsten Hardwareelemente erläutert werden:

Massenspeicher

Der **Arbeitsspeicher** der Zentraleinheit, häufig auch als RAM (random access memory = Gedächtnis mit wahlfreiem Zugriff) bezeichnet, hat eine mittlere Zugriffszeit von ca. 70 Nanosekunden, also von $70 \cdot 10^{-9}$ Sekunden. Der Nachteil ist die begrenzte Kapazität, die bei Personal Computern unter MS–DOS in der Regel 640 Kilobyte beträgt. Häufig wird ein großer Teil dieses Speicherplatzes für das Betriebssystem und die aktuellen Programme benötigt, so daß für die

Daten nur ein begrenzter Platz zur Verfügung steht und der Rechner auf einen Massenspeicher zugreifen muß.

Eine **Festplatte** oder **Harddisk** besteht aus mehreren sich schnell drehenden Scheiben mit magnetisierbaren Schichten, auf denen ähnlich wie bei einem Tonband über Schreib– und Leseköpfe Informationen gespeichert und abgelesen werden können. Im Gegensatz zum Tonband können die Schreib– und Leseköpfe jederzeit an jede Stelle positioniert werden, während beim Tonband eventuell erst das gesamte Band abgespult werden muß, um die gewünschte Information abrufen zu können. Die mittlere Zugriffszeit von Festplatten für Personal Computer liegt in der Größenordnung von 20 Millisekunden, ihre Kapazität beträgt zwischen 40 und 500 Megabyte.

Ein **Diskettenlaufwerk** arbeitet nach demselben Prinzip; anstelle einer fest eingebauten Harddisk dreht sich eine Diskette, die gegenüber der Festplatte den Vorteil hat, innerhalb von Sekunden austauschbar zu sein. Die Diskette ist eine flexible Plastikscheibe (engl.: Floppy disk) von meist $3\frac{1}{2}$ Zoll Durchmesser. Ältere Geräte verwenden auch noch Disketten von $5\frac{1}{4}$ Zoll Durchmesser. $3\frac{1}{2}$–Zoll–Disketten sind durch eine Hartplastikumhüllung geschützt, problemlos zu handhaben und können z.B. per Post verschickt oder archiviert werden. Die Kapazität einer Diskette liegt im Bereich von 360 Kilobyte bis 2,8 Megabyte, also in der Größenordnung von 180–1400 Schreibmaschinenseiten, die Zugriffszeit ist allerdings wesentlich größer als bei einer Festplatte.

Auch „Tonbänder“ finden als Massenspeicher Verwendung: **Streamerkassetten** dienen zum Sichern (sog. „Backup“) größerer Datenmengen bei professionellen Anlagen.

Schließlich sind **CD–Laufwerke** zu nennen, die wie die CD–Audioplattenspieler funktionieren und eine Kapazität von etwa 600 MB besitzen. CD–ROM–Laufwerke sind aber nicht zum Beschreiben, Löschen und Überschreiben von Daten geeignet, sondern nur zum Einlesen. Beispielsweise gibt es große Enzyklopädien und Wörterbücher auf CD–ROM zu kaufen.

Der Bildschirm

Der Bildschirm oder **Monitor** funktioniert ähnlich wie ein Fernsehschirm. Ein Elektronenstrahl läuft den Schirm 50–70mal in der Sekunde zeilenweise ab und läßt bestimmte Punkte aufleuchten. Die Qualität eines Monitors hängt vor allem von seinem Auflösungsvermögen ab, also von der Zahl der getrennt darstellbaren Punkte.

Alle Zeichen, die auf dem Bildschirm dargestellt werden, bestehen aus einzelnen Punkten, die einzeln angesteuert werden müssen. Diese Aufgabe übernimmt im „Textmode“ der Bildschirmadapter, der jedoch nur einen begrenzten Zeichenvorrat kennt. Bei Sonderzeichen oder graphischen Darstellungen muß sich die

CPU um diese Aufgabe kümmern, der Bildschirm muß im „Graphikmode" betrieben werden, was wegen des erhöhten Aufwandes beim Bildaufbau mit einer Einbuße an Rechengeschwindigkeit erkauft werden muß.

Die Tastatur

Zur Eingabe von Texten besitzt eine Computertastatur das normale Tastenfeld einer Schreibmaschine. Dazu kommen *Funktionstasten*, mit denen sich sehr komplizierte Leistungen von Programmen „per Knopfdruck" abrufen lassen. Beispielsweise kann in einem Textverarbeitungsprogramm das Speichern des gesamten Textes durch Betätigung einer Funktionstaste ausgelöst werden. Dieselbe Taste kann in einem Datenbankprogramm die Bedeutung „Alphabetisches Sortieren aller Daten" haben.

Die Funktionstaste 1 („F1") ist üblicherweise auf „Help" programmiert und bietet problembezogene Hinweise und Erläuterungen an, wenn man an einer bestimmten Stelle des Programms oder der Dateneingabe nicht mehr weiter weiß.

Die „Escape"–Taste macht den letzten Befehl rückgängig, wenn man sich vertan hat. Wenn eingegebene Daten falsch sind, ist deren Korrektur oder Löschung oder das Einfügen fehlender Daten kein Problem, denn hierfür stehen die Tasten „Delete" (löschen) oder „Insert" (einfügen) zur Verfügung.

Gelegentlich bleibt der Computer einfach stehen oder dreht sich im Kreis, indem er immer wieder denselben Befehl ausführt, er „verhakt sich" oder „stürzt ab", wie es im Fachjargon heißt. Dies kann durch Fehler im Programm oder durch unsinnig eingegebene Befehle und Daten geschehen. Für diesen Fall steht eine „Reset"–Taste zur Verfügung, die das zur Zeit laufende Programm gewaltsam stoppt und den Computer neu startet. Die zuletzt eingegebenen und noch nicht auf dem Massenspeicher abgelegten Daten gehen dabei verloren.

Zur bequemen Eingabe von Zahlen ist oft ein zusätzlicher Zahlenblock vorhanden. Eine letzte Gruppe von Tasten wird zur Positionierung des *Cursors* benutzt. Der Cursor ist eine Markierung auf dem Bildschirm, die zur Kennzeichnung der Stelle dient, an der die nächste Eingabe erscheint.

Zu diesem Zweck kann aber auch eine **Maus** verwendet werden. Das ist ein zigarettenschachtelgroßer Apparat, der auf einer Kugel gelagert ist und auf dem Schreibtisch beliebig hin und her gerollt werden kann. Die Kugel zerlegt die Rollenbewegung in eine vertikale und horizontale Komponente und verschiebt den Cursor entsprechend. Auf der Maus befinden sich zwei oder drei Tasten, die man „anklickt", um dem Rechner zu signalisieren, daß die erreichte Position die gewünschte ist. Man kann beispielsweise bei der Textverarbeitung zwei Stellen markieren und den dazwischenliegenden Textblock mit der Maus an eine andere Position befördern. Weil die Maus in jede beliebige Richtung verschoben werden kann, ist auch die Anfertigung einfacher Zeichnungen möglich. Da eine Maus jedoch im Gegensatz zu einem Zeichenstift mit der Grobmotorik bewegt wird, sollte man sich davon nicht zuviel versprechen.

Drucker

Drucker sind die wichtigsten Ausgabegeräte. Am weitesten verbreitet sind **Matrixdrucker**, bei denen der Druckkopf mit 9, 18 oder 24 Nadeln winzige Punkte aufs Papier bringt, die zu Ziffern und Buchstaben verschmelzen und mit denen auch Graphiken erzeugt werden können. Matrixdrucker sind umschaltbar von „Draft Modus" mit hoher Druckgeschwindigkeit, aber schlechter Schriftqualität in einen „LQ–Modus" (Letter Quality) mit dichter gesetzten Punkten und langsamerer Druckgeschwindigkeit.

Fast völlig geräuschlos und ebenfalls sehr schnell arbeitet der **Tintenstrahldrucker**, bei dem die Druckfarbe durch kleine Düsen aufs Papier gebracht wird. Tintenstrahldrucker können bedingt durch ihre Drucktechnik jedoch keine Durchschläge erzeugen, und das Schriftbild verschmiert bei billigen, nicht saugfähigen Papiersorten.

Typenraddrucker, die wie Typenradschreibmaschinen arbeiten, erzeugen ein optimales Schriftbild, sind allerdings laut, starkem mechanischen Verschleiß ausgesetzt und können keine Sonderzeichen und Graphiken darstellen. Außerdem sind derartige Drucker extrem langsam, sie gelten deswegen als veraltet.

Am besten sind **Laserdrucker**, die nach dem Prinzip eines Fotokopierers arbeiten. An die Stelle einer beleuchteten Vorlage tritt ein feiner Laserstrahl, der haarfeine Striche zieht, die immer nur dort unterbrochen werden, wo später Teile eines Buchstabens sein sollen. Es können verschiedene Schriftarten, Schriftgrößen, Sonderzeichen und Graphiken dargestellt werden. Ein Laserdrucker ist Voraussetzung für das unten beschriebene Desktop Publishing. Er ist jedoch in den Anschaffungs– und vor allen Dingen in den Betriebskosten deutlich teurer als z.B. ein Nadeldrucker.

9.2 Software

Die Software besteht aus den Programmen, ohne die die Hardware nur eine funktionslose Ansammlung von Metall, Plastik und geschmolzenem Sand wäre. Alle Leistungen eines Computers werden durch die Software erbracht, und auch das interne Zusammenspiel verschiedener Komponenten eines Rechners wird durch Software gesteuert. Die Hardware bietet lediglich die Voraussetzungen dafür, daß eine bestimmte Software läuft. Vergleicht man den Computer mit einem Buch, entspricht die Hardware dem Papier und die Software dem Inhalt.

9.2.1 Betriebssystem

Das Betriebssystem umfaßt einmal Programme, die für den internen Funktionsablauf wichtig sind, z.B. für das Zusammenspiel von CPU und Diskettenlaufwerk, außerdem selbständige Programme, mit denen der Benutzer Funktionen allgemeiner Art ausführen kann. Dies betrifft zunächst die *Datenverwaltung*: Eine **Datei** oder ein **File** ist eine Folge von Bytes, gleichgültig, ob sie fortlaufenden Text, eine Tabelle, ein digitalisiertes Bild oder Maschinensprachbefehle (Programme) repräsentieren. Mit Hilfe entsprechender Befehle des Betriebssystems kann man

- ein Speichermedium (Diskette, Harddisk) vor der erstmaligen Benutzung zur Datenaufnahme vorbereiten (*Formatierung*);
- ein Speichermedium im Interesse von Ordnung und Übersicht in verschiedene Bereiche (*Subdirectories, Unterverzeichnisse*) aufteilen;
- sich am Bildschirm ansehen, welche Files vorhanden sind;
- Dateien *kopieren*, *löschen* oder *umbenennen*.

Weiterhin bietet das Betriebssystem die Möglichkeit, die Dienstleistungen von Komponenten des Systems in einer meist einfachen und nicht sehr komfortablen Weise zu nutzen. Zum Beispiel kann man mit seiner Hilfe eine Textdatei an den Drucker schicken, wo sie dann – allerdings ohne Rücksicht auf Seitengrenzen – ausgedruckt wird.

Ferner gibt es Befehle, mit denen sich das System *konfigurieren* läßt. Man kann etwa den Bildschirm in einen bestimmten Modus versetzen oder die Tastaturbelegung so verändern, daß sie nicht mehr der deutschen, sondern der amerikanischen oder französischen Norm entspricht.

Eine letzte Gruppe von Betriebssystembefehlen dient der Automation häufig wiederkehrender Arbeitsabläufe: Umfangreiche Befehlsfolgen, wie beispielsweise das Anlegen von Sicherheitskopien, können in ein File geschrieben und bei Bedarf abgerufen werden.

Bei Workstations und Großrechnern ist das Betriebssystem auch für die Organisation des Multitasking–Betriebes verantwortlich, bei dem sich mehrere Benutzer gleichzeitig den Zugriff auf die Zentraleinheit teilen.

Das Betriebssystem ist das Bindeglied zwischen der Hardware und den Anwenderprogrammen. Ein Anwenderprogramm läuft in der Regel nur auf einem bestimmten Betriebssystem, und welches Betriebssystem auf einem Rechner installiert werden kann, ist technisch vorgegeben. Das zur Zeit weltweit am stärksten verbreitete Betriebssystem für Personal Computer ist MS–DOS (Microsoft Disk Operating System), mit dem die IBM–kompatiblen Rechner arbeiten, die nach ihrem Prozessortyp 286er, 386er oder 486er genannt werden. Deshalb existieren unzählige Anwenderprogramme, die unter MS–DOS laufen.

9.2.2 Anwenderprogramme

Das Betriebssystem hält lediglich Grundfunktionen bereit, die noch kein sinnvolles Arbeiten mit dem Rechner erlauben. Hierfür müssen Programme geschrieben werden, die auf die speziellen Erfordernisse des Anwenders zugeschnitten sind.

„Den Computer programmieren“ bedeutet, einen von der Maschine ausführbaren Algorithmus zur Lösung des jeweiligen Problems zu entwickeln. Ein Algorithmus ist ein Verfahren, das mit einer Reihe von exakt definierten Arbeitsschritten zum gewünschten Resultat führt (Gebrauchsanweisungen stellen Algorithmen dar, wenn gesichert ist, daß jede einzelne Anweisung für den Benutzer eindeutig verständlich ist und kein Teilschritt zu seinem erfolgreichen Vollzug „ewiges“ Probieren erfordert). Da der Computer das Verfahren vollziehen soll, müssen die Arbeitsschritte den Instruktionen (Befehlen) entsprechen, die die CPU ausführen kann, und in dem für die Maschine verständlichen Code von Bitfolgen formuliert sein. Diese *Maschinensprache* ist jedoch sehr unübersichtlich.

Für die Programmierung werden deshalb *höhere Programmiersprachen* wie Basic, Fortran, Cobol, Pascal, C++ usw. verwendet, die sich in ihren Befehlsstrukturen an die menschliche Sprache und mathematische Symbolik anlehnen. Die erstellten Programme werden dann von Compiler– oder Interpreterprogrammen in die Maschinensprache übersetzt. Allerdings ist auch in diesen Programmiersprachen die Erstellung von funktionsfähigen Programmen äußerst langwierig, weil alle Ausnahmefälle und Eventualitäten berücksichtigt werden müssen, damit es später nicht immer wieder zu unerwarteten Problemen kommt.

Aus diesen Gründen sollte man auf vorhandene praxiserprobte Programme zurückgreifen. Es sind Hunderte verschiedener Programmpakete auf dem Markt, und es würde zu weit führen, diese im einzelnen zu beschreiben und zu vergleichen. Statt dessen sollen die Leistungsspektren der Programme für Textverarbeitung, Datenverwaltung und für statistische Auswertung kurz dargestellt werden.

Textverarbeitung

Textverarbeitungsprogramme leben von der Möglichkeit, jederzeit problemlos Korrekturen, Kürzungen und Erweiterungen vornehmen zu können, wobei sich das Programm darum kümmert, den Text neu zu umbrechen, eventuell neue Seitenzahlen zu vergeben, Fußnoten neu zuzuordnen usw. Im folgenden sind die möglichen Leistungsmerkmale von Textverarbeitungssystemen aufgelistet:

- Korrekturen (Überschreiben, Einfügen, Streichen);
- Umstellen von Textblöcken;
- Suchen und Ersetzen (im gesamten Text wird automatisch ein Wort durch ein anderes ersetzt, z.B. Down's Syndrom durch Trisomie 21);
- nachträgliche Änderung der Formatierungsvorschrift (z.B. können der Zeilenabstand oder die Randbreite geändert werden);
- Blocksatz, eventuell mit automatischer Trennung der Worte;
- Vergabe von Seitenzahlen und Zuordnung von Fußnoten;
- Schreiben von Serienbriefen;
- eventuell automatisches Erstellen eines Stichwort– und Inhaltsverzeichnisses;
- eventuell Rechtschreibkontrolle während der Texteingabe, wobei jedes Wort mit einem abgespeicherten Lexikon verglichen wird und die Maschine piept, wenn ein Wort dort nicht zu finden ist.

Viel Furore machen in letzter Zeit die Desktop–Publishing–Programme, mit deren Hilfe man am Personal Computer eine professionelle Druckvorlage erstellen kann. Hier stehen verschiedene Schriftarten in verschiedenen Schriftgrößen zur Verfügung, und man kann Strichzeichnungen und Halbtonvorlagen, die vorher mit einem *Scanner* in den Rechner eingelesen worden sind, in den Text integrieren. Die Darstellung auf dem Bildschirm funktioniert nach dem WYSIWYG–Prinzip (What you see is what you get), so daß man am Bildschirm das endgültige Layout beurteilen kann. Die Ausgabe erfolgt über einen Laserdrucker.

Datenbanken

Häufig wird für die Datenverwaltung ein eigenes Datenbanksystem, z.B. dBase oder Informix SQL, verwendet, denn die übersichtliche Datenhaltung ist gerade bei umfangreichen Untersuchungen ein besonderes Problem. Der Datenbestand gliedert sich zunächst in verschiedene **Dateien** oder **Files**, z.B. Patienten aus Behandlungsgruppe A und Patienten aus Behandlungsgruppe B.

Jedes File besteht aus einzelnen Datensätzen, sog. **Records**, die z.B. alle Daten eines Untersuchungstermins oder alle Daten eines Patienten enthalten.

Jeder Record setzt sich aus verschiedenen **Feldern** zusammen, beispielsweise mit Angaben über das Körpergewicht, die Dosierung der Medikamente, aufgetretene Komplikationen.

Datenbanksysteme ermöglichen es, die Struktur von Datensätzen auch nachträglich zu verändern, vorhandene Felder zu erweitern, neue Felder hinzuzufügen und beispielsweise aus dem Körpergewicht und der Dosierung in Milligramm die Dosis pro Kilogramm Körpergewicht zu errechnen und in ein neues Feld zu schreiben. Auch die Verknüpfung von verschiedenen Dateien, z.B. die Verschmelzung von zwei Dateien zu einer, ist ein häufig auftretendes Problem. Darüber hinaus besteht die Möglichkeit, die Records innerhalb einer Datei nach bestimmten Kriterien zu selektieren oder zu sortieren.

Statistische Programme

Statistische Programmpakete dienen der Verwaltung, Analyse und Präsentation von wissenschaftlichen oder auch kaufmännischen Daten. Hier sind besonders das **SPSS** (**S**tatistical **P**ackage for the **S**ocial **S**ciences), das **BMDP** (**Bio**m**ed**ical Computer **P**rogram) und das **SAS** (**S**tatistical **A**nalysis **S**ystem) zu nennen, die an jeder Hochschulrechenanlage verfügbar und sogar auf einem Personal Computer lauffähig sind.

Die statistischen Programmpakete unterziehen die Daten einer Analyse, indem sie Mittelwerte, Standardabweichung, Korrelationskoeffizienten usw. errechnen und statistische Tests durchführen. Wegen der Mühelosigkeit, mit der bei einmal eingegebenen Daten solche Berechnungen durchgeführt werden können, wird häufig sehr viel Papier produziert, manchmal mehr, als sinnvoll durchdacht und beurteilt werden kann. Im Rahmen der **explorativen Datenanalyse** besteht die Gefahr, sich von zufallsbedingten Abhängigkeiten täuschen zu lassen. Immerhin bieten die Analysemöglichkeiten im Rahmen der oben genannten Programmpakete die Möglichkeit, in den Daten vorhandene Abhängigkeiten auch wirklich erkennen zu können.

Im Rahmen der **Datenpräsentation** sind zahlreiche Möglichkeiten der graphischen Darstellung gegeben, z.B. als Punktwolke oder als Histogramm. Die Daten können auf diese Weise optisch beurteilt werden, wodurch z.B. Ausreißer besser erkannt werden können. Vom Layout her lassen diese Darstellungen aber oft zu wünschen übrig, zumal sie häufig mit merkwürdigen Achsenbeschriftungen versehen sind, so daß sie nicht die Mühe ersparen, für Publikationen selber zum Zeichenstift zu greifen. Die Erwartung, der Computer könne die Datenanalyse selbständig durchführen, ist unrealistisch; der Rechner nimmt lediglich die stupide Rechenarbeit ab und garantiert für die Exaktheit der Ergebnisse, nicht jedoch für die Richtigkeit der gezogenen Schlußfolgerungen. Er erweitert die Möglichkeiten, das Datenmaterial nach verschiedenen Gesichtspunkten zu durchleuchten, und zwingt gleichzeitig zu erhöhter Disziplin bei der Datengewinnung und Datenverwaltung. Abschließend bleibt festzuhalten:

Ein Computer arbeitet nur, wenn ein Mensch für ihn denkt!

Kapitel 10

Die Dissertation

Der Doktortitel gehört hierzulande zum traditionellen Berufsbild des Arztes. Ein Mediziner ohne das schmückende Dr. med. ist in den Augen vieler Patienten nur ein „halber“ Arzt, vielleicht einer, der mit dem Studium noch nicht ganz fertig ist oder der das letzte Examen nicht bestanden hat. Kaum jemand der Patienten weiß, daß sich akademische Titel wie „Dr.“ oder „Prof.“ lediglich auf wissenschaftliche Leistungen in einem winzigen Spezialgebiet beziehen und keinerlei Aussagen über ärztliche Erfahrung und Qualifikation zulassen. Neuerdings bevorzugen auch viele Chefärzte bei der Vergabe von Assistenzarztstellen promovierte Bewerber, sei es aus Rücksicht auf das Renommee ihrer Klinik oder weil sie denken, daß jemand, der während des Studiums promoviert hat, ein Arbeitstier ist und auch später ohne Murren Nacht– und Wochenenddienste leisten wird. Aus diesen Gründen wollen heute fast alle Mediziner ihr Studium mit der Promotion abschließen, auch solche, die dem Gehabe, das mit dem Titel häufig zelebriert wird, nichts abgewinnen können.

Neben den Karrierevorteilen und der häufig enormen Arbeits– und Zeitbelastung bietet eine Doktorarbeit auch positive Aspekte: Man gewinnt Einblick in die wissenschaftliche Welt; man sieht, wie mühselig neue wissenschaftliche Erkenntnisse gewonnen und verifiziert werden und wie umstritten diese dann häufig sind. Man lernt eine wissenschaftliche Methodik kennen und erwirbt Spezialkenntnisse in einem bestimmten Fachgebiet. Nachdem man 13 Jahre in der Schule und etliche Jahre an der Uni halbwegs erfolgreich versucht hat, das nachzuvollziehen, was Generationen von Forschern vor uns erarbeitet haben, steht man als Doktorand selber an der wissenschaftlichen Front und „schafft Wissen“.

Der Beginn der Arbeit sollte möglichst früh erfolgen, z.B. nach dem ersten Abschnitt der ärztlichen Prüfung, um bei der Arbeit nicht unter Zeitdruck zu stehen und sie gegen Ende des Studiums abschließen zu können. Allerdings sind zunächst eine Reihe wichtiger Fragen zu klären: Will man eventuell den Studienort nochmal wechseln? In was für einem Fachgebiet will man promovieren, in einem theoretischen Fach oder in einem klinischen und in welchem? Für welche Art von Arbeit würde man sich am stärksten interessieren? Zum Beispiel für

- eine experimentelle Arbeit im Labor;
- die Betreuung eines klinischen Versuchs;
- eine retrospektive Studie mit der Auswertung von Krankengeschichten;

- die Auswertung von Daten ohne die Durchführung eigener Experimente;
- die Auswertung der Literatur;

um nur die wichtigsten Typen von medizinischen Dissertationen zu nennen, wobei sich nicht jede Arbeit in das obige Schema einordnen läßt und selbstverständlich auch jede experimentelle Arbeit mit einem Literaturstudium und der Auswertung der gewonnenen Daten verbunden ist.

Zu welchem Doktorvater, gegebenenfalls auch weiblichen Geschlechts, soll man gehen? Fachgebiet, Thema und Doktorvater sind die zentralen Punkte, die darüber entscheiden, ob einem die Arbeit später auch Freude macht oder sich zu einem endlosen Alptraum entwickelt und eventuell niemals abgeschlossen wird. Um hier die richtige Wahl zu treffen, muß man sich zunächst über die eigenen Neigungen und Interessen klar werden, denn wer weiß schon zu Beginn des klinischen Studienabschnittes, welche Fächer ihn wirklich interessieren und welchen Berufsweg er später einschlagen will. Außerdem ist die Wahl des Dissertationsthemas nicht nur eine Frage der Neigung, sondern auch eine Frage der Möglichkeiten am jeweiligen Hochschulort. Angesichts überproportional hoher Studentenzahlen ist es häufig schwierig, überhaupt ein Thema zu finden. Die meisten Professoren winken sofort ab und erklären, sie hätten auf absehbare Zeit keine Arbeit zu vergeben.

Wegen der weitreichenden Bedeutung und den großen Schwierigkeiten bei der Wahl von Promotionsthema und Doktorvater muß man die Suche langfristig und systematisch betreiben, z.B. indem man sich rechtzeitig bei Kommilitonen aus höheren Semestern umhört und indem man in Kursen und Praktika, die besonders interessant sind, nach Promotionsmöglichkeiten fragt. Hat man auf diese Weise kein Thema gefunden, kann man systematisch verschiedene Hochschullehrer ansprechen, auch solche, die man bisher noch nicht kennengelernt hat. Hierdurch findet man eigentlich immer etwas, denn viele Professoren verweisen an einen Kollegen, der gerade einen Doktoranden sucht.

10.1 Das Gespräch mit dem Doktorvater

Die Freude, nach mehr oder weniger langem Suchen überhaupt ein Thema angeboten zu bekommen, sollte nicht dazu verführen, das erstbeste Angebot blindlings anzunehmen. Im Mittelpunkt des Gesprächs wird die wissenschaftliche Fragestellung stehen, die mit der Arbeit geklärt werden soll. Häufig sind die beforschten Probleme so speziell, daß man sie als Außenstehender, egal ob als Student oder als bereits fertiger Arzt, nicht sofort verstehen und bewerten kann. Aus der Furcht, die eigene Unkenntnis zu offenbaren, scheuen sich viele, detailliert nachzufragen, und können dem weiteren Gespräch dann nur in sehr groben

Zügen folgen. Als Doktorand in spe hat man nicht nur das Recht, sondern auch die Pflicht, bei Unklarheiten nachzufragen. Wenn man Studenten betrachtet, die mit ihrer Arbeit nicht vorankommen, wird man oft feststellen, daß sie von Anfang an nicht so recht wußten, worauf sie sich bei ihrer Arbeit eigentlich eingelassen haben. Hinzu kommt, daß viele Arbeiten von ihrer Thematik und von ihrem Forschungsansatz her tatsächlich logisch nicht nachvollziehbar sind und daß das Risiko für solche Arbeiten in erster Linie vom Doktoranden getragen wird, denn er investiert seine Arbeitskraft und Zeit, während der Hochschullehrer lediglich einige Sachmittel zur Verfügung stellt. Auf jeden Fall sollte man sich nicht auf ein Thema einlassen, das unverständlich und diffus bleibt und einen nicht interessiert. Eventuell fragt man den Doktorvater in spe, wo man gezielt nachlesen kann und bittet um ein zweites Gespräch einige Tage später.

Der zweite Punkt, der bereits im ersten Gespräch mit dem Doktorvater zur Sprache kommt, ist die Frage der Arbeitsmethodik und die Frage, welche speziellen Aufgaben der Doktorand erfüllen soll. Häufig sollen Doktoranden z.B. MTAs ersetzen, für die der Professor keine Forschungsmittel locker machen konnte.

Unbedingt angesprochen werden muß auch die Frage der zeitlichen Erwartungen: Wie schätzt der Doktorvater die Dauer der gesamten Arbeit ein, welche Arbeitsleistung hat der Doktorand zu erbringen, z.B. wie viele Stunden pro Tag im Labor, wie viele Tage in der Woche, auch in den Semesterferien? Der Arbeitsaufwand für eine medizinische Dissertation liegt je nach Doktorvater und Thema im Bereich von einigen hundert bis zu vielen tausend Stunden. Die enorme Bandbreite des Zeitaufwandes ist weniger durch die verschiedene Geschicklichkeit und Intelligenz der Doktoranden bedingt als vielmehr durch die unterschiedliche Anspruchshaltung und Betreuung der Doktorväter.

Frühzeitig besprochen werden muß auch, welche Ergebnisse der Doktorvater erwartet und wie es weitergehen soll, wenn sich diese Ergebnisse nicht einstellen oder wenn die vorgesehene Methode, z.B. die Analysemethode, nicht funktioniert. Bei der Vorbesprechung sollte man sich in erster Linie auf einen möglichen ungünstigen Verlauf der Arbeit konzentrieren, um zu überlegen, wie man die Arbeit auch dann noch retten könnte, z.B. indem die Fragestellung von vornherein etwas breiter angelegt wird, damit auch ein negativer Befund noch eine wissenschaftliche Aussage hat.

Wenn man all diese schwierigen Probleme mit dem potentiellen Doktorvater berät, klärt sich ganz automatisch eine andere sehr wichtige Frage, nämlich die menschliche Seite, die Frage, ob man sich „versteht", ob eine gewisse Sympathie und gegenseitiger Respekt vorhanden sind. Es ist aber in der Regel unsinnig, sich besonders einen der jungen und netten Professoren als Doktorvater zu wünschen, denn diese Leute stellen oft höhere Ansprüche an ihre Doktoranden als die älteren etablierten Herren auf den C4–Lehrstühlen. Hierfür gibt es mehrere Gründe:

Die jungen „progressiven“ C2– und C3–Professoren müssen noch um ihre Anerkennung innerhalb der Professorenschaft kämpfen und können schon deshalb keine „zu billigen“ Doktorarbeiten durchgehen lassen. Außerdem brauchen sie fundierte wissenschaftliche Ergebnisse, um sich selber weiter zu profilieren, d.h. sie brauchen die Arbeitskraft der Doktoranden für ihre eigene Karriere. Und schließlich handelt es sich in der Regel um ehrgeizige und dynamische Persönlichkeiten, die die Welt mit ihren eigenen Maßstäben messen und für die ein 12– oder 14stündiger Arbeitstag die natürlichste Sache der Welt ist. Hingegen sind die älteren, bei den Studenten häufig weniger beliebten Professoren den Zwängen der eigenen Profilierung und Karriere weniger ausgesetzt und in der Anleitung von Doktoranden erfahrener. Andererseits macht es vielleicht mehr Spaß, bei einem der jungen und dynamischen Professoren zu arbeiten.

Auf jeden Fall sollte man fragen, welche anderen Doktoranden zur Zeit beim Doktorvater in spe promovieren oder vor kurzem ihre Promotion abgeschlossen haben, welche Themen sie bearbeitet haben und wie lange ihre Arbeiten gedauert haben. Günstig ist es, wenn man mit den Doktoranden selber spricht, um sich aus der Sicht eines Betroffenen über die Qualität der Betreuung und die aufgetretenen Probleme zu informieren. Weil eine Dissertation wissenschaftliches Neuland bearbeiten soll, ist es normal und fast unumgänglich, daß nicht alles wie geplant verläuft, daß der Themenschwerpunkt sich im Laufe der Arbeit verschiebt, daß unerwartete Schwierigkeiten Änderungen des ursprünglich vorgesehenen Vorgehens erzwingen und daß der Zeitplan nicht eingehalten werden kann. Hinzu kommt, daß das wissenschaftliche Arbeiten auch für den Doktoranden eine neue Erfahrung ist, so daß ein Teil der Verzögerungen auf falsche Arbeitstechnik und mangelnde Voraussicht des Doktoranden zurückzuführen ist. Mehr dazu im nächsten Abschnitt.

Zusammenfassend bleibt festzuhalten, daß der erste und wichtigste Schritt einer Dissertation die richtige Wahl von Thema und Doktorvater ist. Letztlich ist auch dem Doktorvater mehr gedient, wenn man schon in den ersten Gesprächen die kritischen Fragen anschneidet, die später erfahrungsgemäß immer zu Problemen führen, und notfalls die Arbeit gar nicht erst annimmt, wenn sie nicht den eigenen Vorstellungen und zeitlichen Möglichkeiten entspricht.

10.2 Die Vorbereitungsphase

Bei der Durchführung jeder Promotion lassen sich vier Stadien unterscheiden:

- die *Vorbereitungsphase*;
- die *eigentliche Durchführung der Arbeit*;

- die *Auswertung der Ergebnisse*;
- das *Schreiben der Arbeit*.

Alle Phasen der Arbeit bauen aufeinander auf; was man in der Vorbereitungsphase übersehen hat, kann später bei der Durchführung und Auswertung zu unüberwindlichen Problemen führen. Normalerweise sollte die Auswertung und das Ausformulieren des Textes eine Sache weniger Wochen sein, aber weil viele Mängel in der Vorbereitung erst beim Zusammenschreiben erkannt werden, zieht sich die letzte Phase der Arbeit oft über viele Monate und Jahre hin.

Die Vorbereitungsphase ist demnach das Fundament der gesamten Arbeit, und in der Regel ist hier mehr als 50 Prozent des Arbeitsaufwandes zu investieren, wobei der Doktorvater häufig schon große Vorleistungen erbracht hat. Trotzdem kann man sich nicht darauf verlassen, daß der Doktorvater schon alles ausreichend vorbereitet und abgeklärt hat, denn die Arbeit ist eine selbständige wissenschaftliche Leistung, und das Risiko für Versäumnisse trägt auf jeden Fall der Doktorand.

Zunächst muß man sich in die Thematik einarbeiten und mit der zu untersuchenden **Fragestellung** vertraut machen. Man muß sich damit beschäftigen, warum gerade diese Frage wichtig ist, und sich orientieren, welche anderen Arbeitsgruppen international auf diesem Gebiet arbeiten und was deren Forschungsansatz, Methodik und Ergebnisse sind. Meistens ist der Doktorvater gut informiert, aber eine **Literaturrecherche** über den *Index Medicus* oder den *Science Citation Index*, wie im Kapitel 8 beschrieben, lohnt trotzdem in vielen Fällen und ist unverzichtbarer Bestandteil eigener wissenschaftlicher Forschungstätigkeit. Die relevante Literatur wird überwiegend englischsprachig veröffentlicht. Dies ist auch für Leser mit nur mäßigen Englischkenntnissen kein unüberwindliches Problem, sofern sie konsequent alle unbekannten oder nicht genau bekannten Wörter in einem guten Lexikon nachschlagen, denn das jeweilige Fachvokabular ist sehr begrenzt.

Darüber hinaus muß man sich über die vorgesehene **Untersuchungsmethodik** Gedanken machen, also z.B. über die Labormethode oder bei retrospektiven Untersuchungen darüber, welche Merkmale erfaßt werden und wie die Fragebögen aussehen sollen. In bezug auf die vorgesehene Methodik empfiehlt sich häufig eine *Vorstudie,* eine sog. *Pilotstudie* an wenigen Fällen, um die Machbarkeit der Methodik zu testen und Schwächen aufzuspüren.

Gütekriterien jeder Meßmethode sind die *Reliabilität* (Streuung der Ergebnisse bei Meßwiederholung unter gleichen Bedingungen), die *Objektivität* (Unabhängigkeit des Ergebnisses vom Untersucher) und die *Validität* (Kriterium, ob auch tatsächlich das gemessen wird, was gemessen werden soll). Zum Beispiel wird beim Blutdruckmessen nach Riva–Rocci nur dann eine hohe Validität erreicht, wenn die Manschettenbreite dem Oberarmumfang angepaßt wird, denn man will den intraarteriellen Druck messen.

Zur Frage der Untersuchungsmethodik gehört auch die Auswahl des Untersuchungsgutes, z.B. die Rekrutierung des Patientengutes. Sollte sich später herausstellen, daß hier einseitig selektiert wurde, kann die Aussagekraft der gesamten Arbeit in Frage gestellt sein. Gleichermaßen wichtig ist der Einfluß möglicher Störgrößen.

Weiterhin ist die **Versuchsplanung** zu durchdenken: Handelt es sich lediglich um die *Deskription* des Datenmaterials oder um die *Ermittlung einer funktionalen Beziehung* zwischen zwei oder mehreren Größen oder um den *Vergleich zweier oder mehrer Gruppen?* Näheres hierzu ist im Kapitel „Versuchsplanung" zu finden. Bei der Ermittlung einer funktionalen Beziehung steht die Frage nach Ziel–, Einfluß– und Störgrößen im Vordergrund, beim Vergleich mehrerer Gruppen die Frage nach ihrer Struktur–, Behandlungs– und Beobachtungsgleichheit.

Eventuell muß entschieden werden, auf welche Weise eine repräsentative Stichprobe gezogen werden kann, ob randomisiert werden soll, ob eine Blockbildung oder die Matched–Pairs–Technik sinnvoll ist und ob eventuell eine Blind– oder Doppelblindstudie notwendig ist. Mehr hierzu ist im Kapitel 6 zu finden.

Schließlich muß überlegt werden, wie die Untersuchungen dokumentiert und später ausgewertet werden sollen. Auf welchem *Skalenniveau* (s.S.18) liegen die Meßwerte vor, welche statistischen *Testverfahren* sollen angewendet werden, wie lautet die *Nullhypothese*, wie die *Alternativhypothese*, wie groß soll der *Fehler 1. und 2. Art* sein und *wie groß schätzt man den Effekt*, der nachgewiesen werden soll?

Aus den daraus entwickelten Werten läßt sich die notwendige **Fallzahl** errechnen. Man kann auch anders vorgehen und die realisierbare Fallzahl zugrunde legen und dann errechnen: Wenn der nachzuweisende Effekt soundso groß ist, beträgt bei einem Fehler 1. Art von z.B. 5 Prozent der Fehler 2. Art beispielsweise 60 Prozent. Dieses Ergebnis würde bedeuten, daß selbst dann, wenn der nachzuweisende Effekt tatsächlich vorhanden ist, nur in 40 Prozent aller nach diesem Versuchsplan durchgeführten Promotionsarbeiten ein auf dem 5–Prozent–Niveau signifikantes Ergebnis zu erwarten ist! Man müßte also die Fallzahl erhöhen und/oder die Untersuchungstechnik verfeinern, um den Fehler 2. Art zu senken. Es ist einleuchtend, daß es wichtig ist, dies *vor* Beginn der Untersuchungen zu wissen.

Solche Fallzahlschätzungen sind sehr schwierig, sie werden in diesem Buch deshalb nicht behandelt. Man sollte sich bereits in der Vorbereitungsphase an einen Statistiker wenden, der möglicherweise noch weitere Tips zum Thema Versuchsplanung und Dokumentation geben kann. Nur durch eine frühzeitige Beratung ist gewährleistet, daß die letzte Phase der Promotion, die Auswertung und das Zusammenschreiben, reibungslos und schnell über die Bühne geht.

10.3 Die Durchführung der Arbeit

Hierzu ist aus methodischer Sicht wenig zu sagen, meistens verläuft dieser Teil der Arbeit relativ zügig. Probleme kann es geben, wenn die vorgesehene Methode nicht funktioniert oder wenn die angestrebte Fallzahl nicht erreicht werden kann, weil bei der Planung der Arbeit von unrealistischen Voraussetzungen ausgegangen worden ist. Dies kann z.B. der Fall sein, wenn man geglaubt hat, daß von den 30 innerhalb eines Jahres wegen der Krankheit xyz behandelten Patienten mindestens 20 Eingang in die Studie finden würden, nach drei Monaten aber erst zwei für die Teilnahme gewonnen werden konnten. Bei solchen Problemen sollte man frühzeitig reagieren, z.B. indem man den ersten Anlauf als Pilotstudie laufen läßt und unter neuem Vorzeichen von vorne beginnt. Wenn im späteren Verlauf einer laufenden Untersuchung Änderungen des Versuchsplanes notwendig sind, muß dies gründlich durchdacht werden, gerade auch im Hinblick auf die spätere Auswertbarkeit.

Ansonsten sollte man während der Durchführung der Arbeit immer schon einen Schritt weiter denken, nämlich an die Auswertung und das Zusammenschreiben des Textes. Die laufende **Dokumentation der Ergebnisse** erfolgt am besten auf einem Formular, das man selber entwirft und fotokopiert. Dieses Formular ist zugeschnitten auf die geplante Auswertung und so gestaltet, daß es sofort auffällt, wenn Angaben fehlen. Neben den Angaben zur Identifikation wie Patientenname, Krankenaktennummer, laufende Nummer der Versuchsmaus, Chargennummer eines Serums usw. besteht das Formular aus:

1. Angaben, die zur Auswertung unbedingt erforderlich sind;

2. Angaben, die für die Auswertung nicht vorgesehen sind, jetzt aber ohne Mehrarbeit erfaßt werden können und später doch eventuell eine Rolle spielen können, z.B. Gewicht, Größe, Alter, BSG–, Ery– und Hb–Wert eines Patienten, sofern diese Daten nicht bereits unter die Kategorie 1. fallen;

3. Platz für Freitext, um Besonderheiten, Zwischenfälle usw. zu notieren.

Die Anzahl der unter 1. und 2. erfaßten Daten sollte möglichst klein sein, dafür ist *größter Wert auf Vollständigkeit* zu legen. Der typische Fehler bei Dissertationen besteht darin, daß viel zu viele Angaben dokumentiert werden, die nicht sinnvoll ausgewertet werden können, während die zur Auswertung erforderlichen Daten unvollständig sind.

Parallel zur laufenden Arbeit sollte man eine **Materialsammlung** anlegen, die Grundlage für das spätere Schreiben der Arbeit ist. Zu dieser Materialsammlung gehören neben Fotokopien von Veröffentlichungen in Fachzeitschriften

Auszüge aus Lehr– und Handbüchern, Mitschriften von Vorträgen, „Waschzettel“ der verwendeten Medikamente und Laborreagenzien, Gedächtnisprotokolle der Besprechungen mit dem Doktorvater und last, not least eigene Ideen und Gedankensplitter, denn gerade eigene Gedanken sind häufig sehr flüchtig und werden schnell wieder vergessen. Alles ist mit einem Datum zu versehen, um die spätere Nachvollziehbarkeit zu erleichtern. Bei allen Veröffentlichungen müssen die vollständigen bibliographischen Angaben (s.S. 273) vorhanden sein, beispielsweise müssen bei einer Fotokopie aus einem Lehrbuch alle Autorennamen, Verlag, Erscheinungsjahr usw. angegeben sein, z.B. indem man die Titel– und Impressumseite mitkopiert. Andernfalls beginnt bei der Erstellung des Literaturverzeichnisses eine langwierige und frustrierende Sucherei.

Man kann diese Materialien in einem großen Pappkarton sammeln oder unter thematischen Gesichtspunkten in verschiedenen Mappen ablegen bzw. in Ordnern abheften. Günstig ist auch eine Ordnung in der Reihenfolge, in der die Materialien in der späteren Arbeit Verwendung finden. Hierbei würde man eine Mappe für das Kapitel „Einleitung“ eine zweite für das Kapitel „Material und Methode“ bzw. „Patienten und Methode“ eine dritte für „Ergebnisse“ und eine vierte für das Kapitel „Diskussion“ anlegen. Material, das für mehrere Kapitel wichtig ist, wird dort eingeordnet, wo es das erste Mal benötigt wird. Dadurch entfallen die Probleme der thematischen Zuordnung, die entstehen, wenn eine Arbeit bei mehreren Themen eingeordnet werden könnte.

10.4 Auswertung und Gliederung

Die Auswertung beginnt zunächst mit der Darstellung der Ergebnisse in verbaler, tabellarischer und häufig auch graphischer Form. Der zweite Schritt besteht in der eigentlichen Auswertung, z.B. in der Errechnung der Korrelationskoeffizienten oder in der Durchführung von statistischen Tests. Ein statistischer Test gehört keineswegs obligatorisch zu einer wissenschaftlichen Arbeit, sondern lediglich dann, wenn die gefundenen Ergebnisse auch durch zufallsbedingte Abweichungen verursacht sein können. Man muß also nicht krampfhaft danach suchen, wo man einen statistischen Test durchführen könnte, damit die Arbeit auch das sog. Gütesiegel „statistisch signifikant“ erhält.

Wenn die Versuchsplanung und Versuchsdurchführung die Belange der späteren Auswertung berücksichtigt haben und die Daten komplett vorliegen, ist die rein rechnerische Abwicklung der Auswertung kein Problem, gleichgültig, ob sie mit dem Taschenrechner, dem Personal Computer oder der Hochschulrechenanlage ausgeführt wird.

Schwieriger ist das Schreiben der Arbeit, denn kaum jemand hat Übung im Verfassen wissenschaftlicher Texte. Hilfreich ist die einheitliche Gliederung, nach der die meisten medizinischen Dissertationen und Veröffentlichungen in Fachzeitschriften aufgebaut sind:

- Einleitung;
- Material und Methode oder Patienten und Methode;
- Ergebnisse;
- Diskussion;
- Zusammenfassung;
- Literaturverzeichnis.

Zur Promotionsarbeit gehören zusätzlich das Inhaltsverzeichnis, eine Danksagung an die akademischen Lehrer, ein Lebenslauf und eventuell ein Anhang mit Daten, die im laufenden Text zuviel Platz beanspruchen würden. In der Regel ist im Dekanatsbüro eine Anleitung erhältlich, in der ausführlich die formalen Kriterien beschrieben sind, die am jeweiligen Fachbereich bzw. der Fakultät für das Abfassen einer Dissertation gelten. Neben Hinweisen zur Gliederung gibt es Vorschriften zum formalen Aufbau (Zeilenabstand, Rand usw.) und zur Zitierweise von anderen Arbeiten.

Die **Einleitung** beschäftigt sich mit der wissenschaftlichen Fragestellung, die untersucht worden ist. Hier soll das wissenschaftliche Umfeld, der Stand der Wissenschaft und die Bedeutung des untersuchten Problems dargestellt werden. Man soll nicht bei Adam und Eva anfangen, aber doch so ausführlich schreiben, daß ein Mediziner, der sich im speziellen Fachgebiet nicht auskennt, dem Text folgen kann. Sicherlich befinden sich in der inzwischen angelegten Materialsammlung verschiedene Arbeiten, die eine Einleitung zum selben Thema aufweisen. Bevor man sich an die eigene Formulierung wagt, liest man diese Einleitungen erneut und unterstreicht die Argumente, die man für die eigene Arbeit übernehmen möchte. Schließlich gliedert man diese Punkte und überlegt, welche zusätzlichen Gesichtspunkte erwähnt werden müssen. Als letzter Arbeitsschritt wird das Ganze zu mehr oder weniger fließendem Text verarbeitet. Viele Formulierungen aus den als Vorbild dienenden Arbeiten können übernommen werden, niemals jedoch ganze Sätze oder sogar Absätze. „Kurz, knapp, klar" sollte die stilistische Devise sein. Lange, verschachtelte Sätze sollte man vermeiden, ebenso den übermäßigen Gebrauch von Substantiven, also statt „das Serum wurde einer Analyse nach der Methode xyz unterworfen" lieber „das Serum wurde nach der Methode xyz analysiert". Aber man sollte einzelne Formulierungen nicht zu sehr auf die Goldwaage legen; entscheidend ist, daß man zügig vorankommt. Stilistische Holprigkeiten können später immer noch ausgemerzt werden.

Im Kapitel **Material und Methode** bzw. **Patienten und Methode** wird alles beschrieben, was mit der Erstellung des Versuchsplans, der Auswahl des Untersuchungsmaterials bzw. Patientengutes, der angewandten Untersuchungsmethode und dem Verlauf der Untersuchungen zusammenhängt. Hier kann man sich wenig an anderen Arbeiten orientieren, weil die durchgeführte Untersuchung – hoffentlich – wissenschaftliches Neuland betreten hat. Aber man hat im Verlauf der Untersuchung wahrscheinlich allerlei Material und Notizen gesammelt, die jetzt zunächst in eine sinnvolle Reihenfolge und dann aufs Papier gebracht werden müssen.

Auch beim Kapitel **Ergebnisse** muß man aus dem schöpfen, was man selber, eventuell in Zusammenarbeit mit dem Statistiker, erarbeitet hat. Hier werden häufig graphische Darstellungen notwendig sein, deren professionelle Anfertigung weiter unten beschrieben wird. In diesem Kapitel werden die Ergebnisse nur so weit kommentiert und bewertet, wie es für das Verständnis erforderlich ist, z.B. wird darauf eingegangen, wie weit die Ergebnisse aufgrund der Zusammensetzung der untersuchten Stichproben zu verallgemeinern sind. Es wird jedoch kein Vergleich mit den Arbeiten anderer Autoren vorgenommen.

Im Kapitel **Diskussion** stellt man die Beziehung zwischen den Ergebnissen der eigenen Arbeit und dem Stand der Wissenschaft her. Hier wird noch einmal kurz wiederholt, worin die durchgeführte Untersuchung besteht, worin sie sich von früheren, ähnlichen Untersuchungen unterscheidet, wieweit die Ergebnisse mit den Daten anderer Autoren übereinstimmen und worin sie sich unterscheiden. Darüber hinaus wird dargestellt, wieweit die Ergebnisse verallgemeinert werden können und welche Fragen offengeblieben sind.

Die **Zusammenfassung** dient der schnellen Orientierung und muß alle notwendigen Daten enthalten, um sich ein Bild von der Fragestellung, der Durchführung und den Ergebnissen der Arbeit zu machen. Auch in geraffter Form müssen die Angaben konkret sein, z.B. sollte man schreiben „die Heilungsraten bei Therapie A ($n = 23$) und B ($n = 25$) betragen 46 bzw. 32 Prozent“ statt „Therapie A zeigte sich gegenüber Therapie B überlegen“.

Ein **Literaturverzeichnis** ist Bestandteil jeder wissenschaftlichen Arbeit. Es sollte nur die Arbeiten umfassen, die auch im Text zitiert worden sind, und ist entweder nach der Reihenfolge der Zitate im Text oder alphabetisch nach Autorennamen zu ordnen. Zur vollständigen Bibliographie gehören in Anlehnung an die DIN–Norm 1505 folgende Angaben, die bereits bei der Zusammenstellung der Materialsammlung vollständig erfaßt werden sollten:

Bücher:

Alle Autorennamen mit abgekürzten Vornamen
Titel
Auflage (nur wenn mehrere erschienen)
Verlag
Erscheinungsort
Jahr

Beiträge in Sammelwerken:

Alle Autorennamen mit abgekürzten Vornamen
Titel des Beitrags
Alle Herausgebernamen mit abgekürzten Vornamen
Titel des Sammelwerks
Band (nur wenn mehrere erschienen)
Auflage (nur wenn mehrere erschienen)
Verlag
Erscheinungsort
Jahr
Seiten

Dissertationen:

Autorenname mit abgekürzten Vornamen
Titel
Med. Diss. (bzw. Zahnmed. Diss.)
Universitätsort
Jahr

Zeitschriftenaufsätze:

Alle Autorennamen mit abgekürzten Vornamen
Titel des Beitrags
Abgekürzter Titel der Zeitschrift
Band, Jahrgang und Seiten

Vorträge:

Autorenname(n) mit abgekürzten Vornamen
Titel des Vortrags
Bezeichnung der Veranstaltung mit Ort und Datum.

Bei Unklarheiten wende man sich an den Doktorvater, besorge sich die oben bereits erwähnte Promotionsordnung des Fachbereichs bzw. der Fakultät oder nehme eine kürzlich erschienene Dissertation im selben Fachbereich als Vorbild, auch im Hinblick auf die formale Gestaltung der Arbeit wie Zeilenabstand, Breite des Randes usw.

10.5 Das Zusammenschreiben

Häufig zieht sich das Verfassen des Textes sehr lange hin, und vom Abschluß der Versuche bis zur Abgabe der Arbeit vergehen viele Monate, manchmal Jahre. Der ursprüngliche Elan ist dahin, man verliert sich in der Vielschichtigkeit und Weitläufigkeit des Themas und kann sich mit dem, was man mühevoll zu Papier gebracht hat, nicht identifizieren. Dies liegt am Metier der Schriftstellerei, und ähnliche Erfahrungen gelten wohl auch für andere schöpferische Tätigkeiten: Man kann nur in einer bestimmten Gemütsverfassung arbeiten und fühlt sich hinterher ausgelaugt, obwohl man nur ein paar Seiten geschrieben hat, die einem am nächsten Tag sowieso nicht mehr gefallen.

Um diese Probleme zu vermeiden, kommt es darauf an, den Arbeitsprozeß des Schreibens in möglichst viele kleine Schritte zu zerlegen, die mehr oder weniger mechanisch abgearbeitet werden können: Zunächst sammelt man alle Argumente, die im betreffenden Kapitel erwähnt werden sollen. Daraufhin gliedert man sie in eine sinnvolle Reihenfolge. Dies kann z.B. geschehen, indem man sie stichwortartig auf kleine Karteikarten schreibt, die man auf dem Schreibtisch so lange hin– und herschiebt, bis die Reihenfolge stimmt. Jetzt muß man sich nur noch von Karteikarte zu Karteikarte voranarbeiten, d.h. man muß nur noch einen Satz darüber verlieren, warum z.B. die Störgröße xyz beim vorgesehenen Versuchsablauf keine Rolle spielt, und daraufhin widmet man sich dem nächsten Detailproblem, während man die „Gesamtproblematik“ des Kapitels „Material und Methode“ getrost vergessen kann.

Günstig ist es, wenn man den Text vor dem Tippen mit jemandem durchgeht, der ihn auf Verständlichkeit prüft, vielleicht auch einige stilistische oder inhaltliche Verbesserungsvorschläge macht. Die Scheu, sich bloßzustellen, indem man einen so „unfertigen“ Entwurf vorlegt, der – wie man immer befürchtet – dem Vergleich mit den anderen wissenschaftlichen Veröffentlichungen nicht standhalten kann, ist völlig unangebracht. Niemand kann druckreife Manuskripte aus dem Ärmel schütteln, schließlich wäre sonst der Beruf des Verlagslektors überflüssig. Auch die Befürchtung, durch das mehr oder weniger intensive Korrekturlesen eines Freundes verlöre die Arbeit den Charakter einer selbständigen wissenschaftlichen Leistung, ist unbegründet. Derartige Teamarbeit ist allgemein üblich, alles andere wäre Eigenbrötelei.

Empfehlenswert ist es, dem Doktorvater schon vorab einige Seiten des Textes vorzulegen, um prinzipielle Einwände rechtzeitig berücksichtigen zu können. Ansonsten ist es günstig, wenn der Doktorvater eine vom Äußeren her möglichst perfekt aussehende Fassung zur Durchsicht erhält. Weil in der Regel mit umfangreichen Änderungen zu rechnen ist, sollte man versuchen, die Arbeit mit einem Textsystem zu schreiben oder schreiben zu lassen. Dies ist in vielen Schreibbüros möglich, wird auch von einigen Hochschulrechenzentren angeboten und von einigen Sekretärinnen, die privat wissenschaftliche Arbeiten schreiben. Für den, der sich privat einen Personal Computer beschaffen kann, werden im Kapitel 9 die Möglichkeiten kurz erläutert, die Programmpakete für die Datenhaltung, statistische Auswertung und Textverarbeitung bieten.

10.6 Graphische Darstellungen

Die graphischen Darstellungen sind ein zentraler Teil der Arbeit und stellen ihr Aushängeschild dar. Häufig kann man die Dienste eines am Institut oder an der Klinik angestellten Zeichners in Anspruch nehmen. Wenn man sich selber helfen muß, sollte man professionelle Arbeitstechniken benutzen:

Gezeichnet wird eine oder zwei DIN–Stufen größer als das spätere Original, d.h. wenn das Original in DIN A5 sein soll, wird in DIN A4 oder DIN A3 gezeichnet.

Als Zeichenstift werden Tuschefüller (z.B. Rapidograph von Rotring) verwendet, die eine genau definierte Strichstärke haben. Diese Tuschefüller sind nicht ganz billig (ca. 20 bis 30 DM), und man benötigt in der Regel mindestens zwei, weil ein Füller nur mit einer Strichstärke zeichnet. Bei der Auswahl der Strichstärke ist der vorgesehene Verkleinerungsfaktor zu berücksichtigen, z.B. benutzt man einen Stift mit 0,7 mm und einen mit 0,3 mm Strichstärke, so daß die Linien nach der Verkleinerung um eine DIN–Stufe eine Breite von 0,5 mm und 0,2 mm haben. Schmaler als 0,1 mm läßt sich nicht sicher reproduzieren, außerdem trocknen die dünnen Stifte sehr leicht ein.

Als Zeichenunterlage benutzt man am besten Pergamentpapier; dieses ist extrem hart, die Tinte des Tuschefüllers dringt nicht ein, und wenn man sich verzeichnet hat, kann man die Tinte mit einem Messer oder einer Rasierklinge wieder abkratzen. Man kann auch mit Bleistift vorzeichnen, dann mit Tuschefüller die Reinzeichnung anfertigen und nach dem Trocknen der Tinte die Bleistiftstriche wegradieren. Der Nachteil des Pergamentpapiers besteht darin, daß es sich bei Feuchtigkeit (z.B. Nebel) verzieht. Dasselbe gilt, wenn man es versehentlich auf die Heizung legt und es dadurch austrocknet. Natürlich kann man auch auf normalem Schreibmaschinenpapier zeichnen, bei Korrekturen muß man dann flüssiges Tipp–Ex oder weiße Klebeetiketten verwenden.

In Zeichengeschäften gibt es eine Vielzahl von Kurvenlinealen und Schablonen. Diese können nützlich sein, doch Schablonen für Schrift und Symbole (Pfeile, Vierecke usw.) führen nur mit sehr viel Übung zu professionellen Ergebnissen. Hier verwendet man lieber Abreibebuchstaben bzw. Abreibesymbole, die ein gestochen scharfes Schriftbild liefern. Die Buchstaben und Symbole haften relativ locker an der Unterfläche einer transparenten Folie. Man positioniert die Folie so auf der Zeichnung, daß sich der Buchstabe an der richtigen Stelle befindet, und übermalt ihn kräftig mit z.B. einem Blei– oder Buntstift. Durch dieses „Abreiben“ verklebt der Buchstabe mit der Unterlage und löst sich von seiner Trägerfolie. Wenn man sich vertan hat, kann man den Buchstaben mit einem Stück Tesafilm wieder von der Unterlage abheben. Der Umgang mit den Abreibebuchstaben läßt sich schnell erlernen, man muß lediglich darauf achten, daß die Schriftlinie und die Abstände zwischen den Buchstaben stimmen. Es gibt Tausende verschiedener Abreibefolien mit den unterschiedlichsten Schriftarten, Schriftgrößen und Symbolen, die auch im Fachhandel nicht immer vorrätig sind, aber aus Katalogen ausgewählt und innerhalb kürzester Frist beschafft bwerden können. Die Preise liegen je nach Größe der Folie im Bereich von 5 bis 30 DM. Die bekanntesten Firmen sind Mecanorma und Letraset. Neben der Achsenbeschriftung sollten auch die Pfeilspitzen der Koordinatenachsen und die eingezeichneten Symbole wie Kreise, Punkte, Sterne oder Dreiecke mit Hilfe von Abreibefolien erstellt werden.

Wenn man viele gleichartige Graphiken anzufertigen hat, lohnt oft der Einsatz eines Fotokopierers, indem man die Teile, die sich wiederholen, z.B. das Koordinatensystem mit Teilen der Beschriftung, vervielfältigt, bevor die Werte eingetragen werden. Qualitätseinbußen sind nicht zu befürchten, sofern ein hochauflösender und frisch gewarteter Kopierer verwendet wird und sofern die Verkleinerung auf das endgültige Format erst im letzten Arbeitsschritt erfolgt. Erst die Kopie, die der Doktorvater zur Durchsicht erhält, wird verkleinert. Wenn der Doktorvater Änderungen wünscht, wird auf dem Original überklebt und retuschiert, und er erhält eine erneute Kopie.

Gelegentlich genötigt man schraffierte Flächen, etwa für Balkendiagramme. Auch hierfür gibt es Abreibefolien nach dem Prinzip der Abreibebuchstaben. Günstiger sind jedoch hauchdünne Folien mit der gewünschten Schraffur, die man auf die Zeichnung klebt. Daraufhin werden mit einem speziellen Messer die gewünschten Konturen angeritzt, und die nicht benötigte Folie wird abgezogen. Auch diese Technik ist leicht zu erlernen. Wenn man sich verschneidet, schneidet man einfach nochmal; der falsche Schnitt ist später nicht zu sehen.

Alle Abbildungen und Tabellen sind fortlaufend zu numerieren und mit einer aussagekräftigen Legende zu versehen, damit sie auch losgelöst vom Text verständlich sind.

11.1 Definition wichtiger Begriffe

$$\textbf{Inzidenz} = \frac{\text{Zahl der Neuerkrankungen (einer best. Krankheit)}}{\text{Gesamtzahl der Bevölkerung}}$$

$$\textbf{Prävalenz} = \frac{\text{Zahl der Erkrankten (einer best. Krankheit)}}{\text{Gesamtzahl der Bevölkerung}}$$

Es gilt: Prävalenz $\approx$ Inzidenz $\cdot$ Krankheitsdauer in Tagen.

Der Begriff **Morbidität** wird teilweise als Synonym für Inzidenz und teilweise als Synonym für Prävalenz gebraucht.

$$\textbf{Letalität} = \frac{\text{Zahl der an einer bestimmten Krankheit Gestorbenen}}{\text{Zahl der daran Erkrankten}}$$

$$\textbf{Mortalität} = \frac{\text{Zahl der Gestorbenen}}{\text{Gesamtzahl der Bevölkerung}}$$

$$\textbf{Geburtenziffer} = \frac{\text{Zahl der Geburten}}{\text{Gesamtzahl der Bevölkerung}}$$

Die oben genannten relativen Häufigkeiten werden meistens mit 100, 1 000 oder 100 000 multipliziert, so daß sich die genannten Maßzahlen als absolute Häufigkeiten für einen Personenkreis von 100, 1000 oder 100 000 Menschen ergeben. Stets muß der Zeitraum bzw. Zeitpunkt genau berücksichtigt werden, auf den sich die oben genannten Häufigkeiten beziehen.

Pearl–Index: Anzahl der Schwangerschaften bezogen auf 1200 Risikozyklen.

Ist–Soll–Quotient: Dieser Wert wird in unterschiedlicher Weise gebildet, entweder als Istwert/Sollwert oder Istwert/Sollwert weniger eins. Außerdem kann man ihn mit 100 multiplizieren und damit als Prozentzahl angeben.

$$\textbf{Sensitivität}\text{ (einer Untersuchung)} = \frac{\text{Zahl der zutreffend als positiv (krank) erkannten Fälle}}{\text{Gesamtzahl der positiven (kranken) Fälle}}$$

$$\textbf{Spezifität}\text{ (einer Untersuchung)} = \frac{\text{Zahl der zutreffend als negativ (gesund) erkannten Fälle}}{\text{Gesamtzahl der negativen (gesunden) Fälle}}$$

Vorhersagewert (einer Untersuchung) = **predictive value**
= Wahrscheinlichkeit für zutreffendes Untersuchungsergebnis

In der Regel unterscheidet sich die Wahrscheinlichkeit, mit der ein positives Untersuchungsergebnis zutrifft, von der Wahrscheinlichkeit, mit der ein negatives Untersuchungsergebnis zutrifft. Deshalb trennt man den Vorhersagewert eines positiven Untersuchungsergebnisses vom Vorhersagewert eines negativen Untersuchungsergebnisses:

In Wirklichkeit ist der Patient	Diagnose: negativ (gesund)	Diagnose: positiv (krank)
gesund	richtig negativ **A**	**B** falsch positiv Fehler 1. Art
krank	falsch negativ Fehler 2. Art **C**	**D** richtig positiv

Sensitivität = D/(C + D)
Spezifität = A/(A + B)
Vorhersagewert (+) = D/(B + D)
Vorhersagewert (—) = A/(A + C)

11.2 Tabellarischer Anhang

Ausführliche Tabellen siehe weiterführende Statistische Literatur
oder Wissenschaftliche Tabellen von Ciba Geigy, Basel

Tabelle I: Wahrscheinlichkeitsdichte der Standardnormalverteilung

u	,00	,05
0,0	0,39894	0,39844
0,1	0,39695	0,39448
0,2	0,39104	0,38667
0,3	0,38139	0,37524
0,4	0,36827	0,36053
0,5	0,35207	0,34294
0,6	0,33322	0,32297
0,7	0,31225	0,30114
0,8	0,28969	0,27798
0,9	0,26609	0,25406
1,0	0,24197	0,22988
1,1	0,21785	0,20594
1,2	0,19419	0,18265
1,3	0,17137	0,16038
1,4	0,14973	0,13943
1,5	0,12952	0,12001
1,6	0,11092	0,10226
1,7	0,09405	0,08628
1,8	0,07895	0,07206
1,9	0,06562	0,05959
2,0	0,05399	0,04879
2,1	0,04398	0,03955
2,2	0,03547	0,03174
2,3	0,02833	0,02522
2,4	0,02239	0,01984
2,5	0,01753	0,01545
2,6	0,01358	0,01191
2,7	0,01042	0,00909
2,8	0,00792	0,00687
2,9	0,00595	0,00514
3,0	0,00443	0,00087

$$\varphi(u) = \frac{1}{\sqrt{2\pi}} e^{-\frac{1}{2}u^2}$$

mit $u = \frac{x-\mu}{\sigma}$
und $\varphi(u) = f(x) \cdot \sigma$

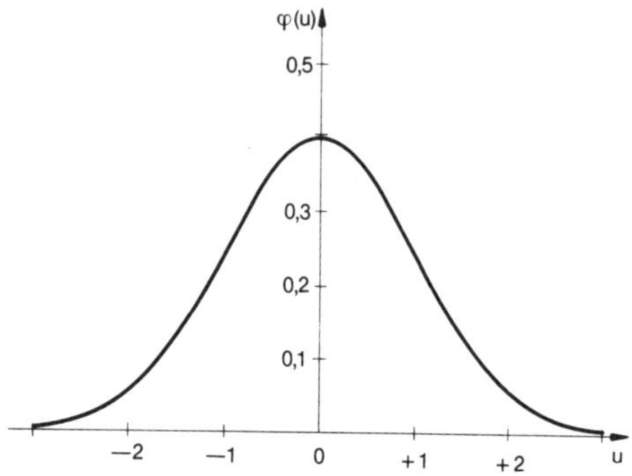

Tabelle II: Gaußsches Integral bzw. Fläche unter der Standardnormalverteilung

u	0,00	0,05	u	0,00	0,05
−3, 0	0,001350	0,000243	+0, 0	0,500000	0,519939
−2, 9	0,001866	0,001589	+0, 1	0,539828	0,559618
−2, 8	0,002555	0,002186	+0, 2	0,579260	0,598706
−2, 7	0,003467	0,002980	+0, 3	0,617911	0,636831
−2, 6	0,004661	0,004025	+0, 4	0,655422	0,673645
−2, 5	0,006210	0,005386	+0, 5	0,691462	0,708840
−2, 4	0,008198	0,007143	+0, 6	0.725747	0,742154
−2, 3	0,010724	0,009387	+0, 7	0,758036	0,773373
−2, 2	0,013903	0,012224	+0, 8	0,788145	0,802338
−2, 1	0,017864	0,015778	+0, 9	0,815940	0,828944
−2, 0	0,022750	0,020182	+1, 0	0,841345	0,853141
−1, 9	0,028717	0,025588	+1, 1	0,864334	0,874928
−1, 8	0,035930	0,032157	+1, 2	0,884930	0,894350
−1, 7	0,044566	0,040059	+1, 3	0,903200	0,911492
−1, 6	0,054799	0,049472	+1, 4	0,919243	0,926471
−1, 5	0,066807	0,060571	+1, 5	0,933193	0,939429
−1, 4	0,080757	0,073529	+1, 6	0,945201	0,950528
−1, 3	0,096800	0,088508	+1, 7	0,955434	0,959941
−1, 2	0,115070	0,105650	+1, 8	0,964070	0,967843
−1, 1	0,135666	0,125072	+1, 9	0,971283	0,974412
−1, 0	0,158655	0,146859	+2, 0	0,977250	0,979818
−0, 9	0,184060	0,171056	+2, 1	0,982136	0,984222
−0, 8	0,211855	0,197662	+2, 2	0,986097	0,987776
−0, 7	0,241964	0,226627	+2, 3	0,989276	0,990613
−0, 6	0,274253	0,257846	+2, 4	0,991802	0,992857
−0, 5	0,308538	0,291160	+2, 5	0,993790	0,994614
−0, 4	0,344578	0,326969	+2, 6	0,995339	0,995975
−0, 3	0,382089	0,363169	+2, 7	0,996533	0,997020
−0, 2	0,420740	0,401294	+2, 8	0,997445	0,997814
−0, 1	0,460172	0,440382	+2, 9	0,998134	0,998411
−0, 0	0,500000	0,480062	+3, 0	0,998650	0,999767

$$\Phi(u) = \int_{-\infty}^{u} \frac{1}{\sqrt{2\pi}} e^{-\frac{1}{2}u^2} du$$

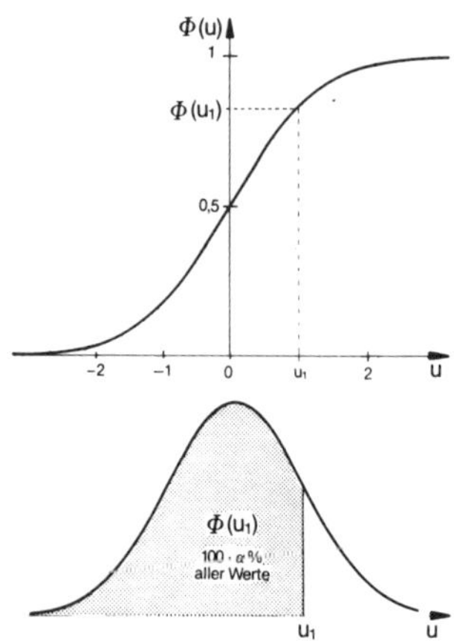

Tabelle III: Student–t–Verteilung

	α für zweiseitige Fragestellung					
f	0,10	0,05	0,02	0,01	0,002	0,001
1	6,31	12,7	31,82	63,7	318,3	637,0
2	2,92	4,30	6,97	9,92	22,33	31,6
3	2,35	3,18	4,54	5,84	10,22	12,9
4	2,13	2,78	3,75	4,60	7,17	8,61
5	2,01	2,57	3,37	4,03	5,89	6,86
6	1,94	2,45	3,14	3,71	5,21	5,96
7	1,89	2,36	3,00	3,50	4,79	5,40
8	1,86	2,31	2,90	3,36	4,50	5,04
9	1,83	2,26	2,82	3,25	4,30	4,78
10	1,81	2,23	2,76	3,17	4,14	4,59
11	1,80	2,20	2,72	3,11	4,03	4,44
12	1,78	2,18	2,68	3,05	3,93	4,32
13	1,77	2,16	2,65	3,01	3,85	4,22
14	1,76	2,14	2,62	2,98	3,79	4,14
15	1,75	2,13	2,60	2,95	3,73	4,07
16	1,75	2,12	2,58	2,92	3,69	4,01
17	1,74	2,11	2,57	2,90	3,65	3,96
18	1,73	2,10	2,55	2,88	3,61	3,92
19	1,73	2,09	2,54	2,86	3,58	3,88
20	1,73	2,09	2,53	2,85	3,55	3,85
21	1,72	2,08	2,52	2,83	3,53	3,82
22	1,72	2,07	2,51	2,82	3,51	3,79
23	1,71	2,07	2,50	2,81	3,49	3,77
24	1,71	2,06	2,49	2,80	3,47	3,74
25	1,71	2,06	2,49	2,79	3,45	3,72
26	1,71	2,06	2,48	2,78	3,44	3,71
27	1,71	2,05	2,47	2,77	3,42	3,69
28	1,70	2,05	2,47	2,76	3,41	3,67
29	1,70	2,05	2,46	2,76	3,40	3,66
30	1,70	2,04	2,46	2,75	3,39	3,65
40	1,68	2,02	2,42	2,70	3,31	3,55
60	1,67	2,00	2,39	2,66	3,23	3,46
120	1,66	1,98	2,36	2,62	3,17	3,37
∞	1,64	1,96	2,33	2,58	3,09	3,29
f	0,05	0,025	0,01	0,005	0,001	0,0005
	α für einseitige Fragestellung					

Tabelle IV: Die χ^2–Verteilung

n	0,05	0,01	0,001
1	3,84	6,64	10,8
2	5,99	9,21	13,8
3	7,81	11,3	16,3
4	9,49	13,3	18,5
5	11,1	15,1	20,5
6	12,6	16,8	22,5
7	14,1	18,5	24,3
8	15,5	20,1	26,1
9	16,9	21,7	27,9
10	18,3	23,2	29,6
11	19,7	24,7	31,3
12	21,0	26,2	32,9
13	22,4	27,7	34,5
14	23,7	29,1	36,1
15	25,0	30,6	37,7
16	26,3	32,0	39,3
17	27,6	33,4	40,8
18	28,9	34,8	42,3
19	30,1	36,2	43,8
20	31,4	37,6	45,3
21	32,7	38,9	46,8
22	33,9	40,3	48,3
23	35,2	41,6	49,7
24	36,4	43,0	51,2
25	37,7	44,3	52,6
26	38,9	45,6	54,1
27	40,1	47,0	55,5
28	41,3	48,3	56,9
29	42,6	49,6	58,3
30	43,8	50,9	59,7
40	55,8	63,7	73,4
50	67,5	76,2	86,7
60	79,1	88,4	99,6
70	90,5	100,4	112,3
80	101,9	112,3	124,8
90	113,1	124,1	137,2
100	124,3	135,8	149,4

Tabelle IV: Kritische Werte von T für den Test von Wilcoxon

	α für einseitige Fragestellung		
	0,05	0,01	0,005
	α für zweiseitige Fragestellung		
n	0,10	0,02	0,01
5	0	–	–
6	2	–	–
7	3	0	–
8	5	2	0
9	8	3	2
10	10	5	3
11	13	7	5
12	17	10	7
13	21	13	10
14	25	16	13
15	30	20	16
16	35	24	20
17	41	28	23
18	47	33	28
19	53	38	32
20	60	43	38
21	67	49	43
22	75	56	49
23	83	62	55
24	91	69	61
25	100	77	68

Tabelle V: Kritische Werte für den U–Test von Mann und Whitney

für den einseitigen Test bei $\alpha = 0,05$ für den zweiseitigen Test bei $\alpha = 0,10$

m \ n	1	2	3	4	5	6	7	8	9	10	11	12	13	14	15	16	17	18	19	20
1	–																			
2	–	–																		
3	–	–	0																	
4	–	–	0	1																
5	–	0	1	2	4															
6	–	0	2	3	5	7														
7	–	0	2	4	6	8	11													
8	–	1	3	5	8	10	13	15												
9	–	1	4	6	9	12	15	18	21											
10	–	1	4	7	11	14	17	20	24	27										
11	–	1	5	8	12	16	19	23	27	31	34									
12	–	2	5	9	13	17	21	26	30	34	38	42								
13	–	2	6	10	15	19	24	28	33	37	42	47	51							
14	–	3	7	11	16	21	26	31	36	42	46	51	56	61						
15	–	3	7	12	18	23	28	33	39	44	50	55	61	66	72					
16	–	3	8	14	19	25	30	36	42	48	54	60	65	71	77	83				
17	–	3	9	15	29	26	33	39	45	51	57	64	70	77	83	89	96			
18	–	4	9	16	22	28	35	41	48	55	61	68	75	82	88	95	102	109		
19	0	4	10	17	23	30	37	44	51	58	65	72	80	87	94	101	109	116	123	
20	0	4	11	18	25	32	39	47	54	62	69	77	84	92	100	107	115	123	130	138
21	0	5	11	19	26	34	41	49	57	65	73	81	89	97	105	113	121	130	138	146
22	0	5	12	20	28	36	44	52	60	68	77	85	94	102	111	119	128	136	145	154
23	0	5	13	21	29	37	46	54	63	72	81	90	98	107	116	125	134	143	152	161
24	0	6	13	22	30	39	48	57	66	75	85	94	103	113	122	131	141	150	160	169
25	0	6	14	23	32	41	50	60	69	79	89	98	108	118	128	137	147	157	167	177
26	0	6	15	24	33	43	53	62	72	82	92	103	113	123	133	143	154	164	174	185
27	0	7	15	25	35	45	55	65	75	86	96	197	117	128	139	149	160	171	182	192
28	0	7	16	26	36	46	57	68	78	89	100	111	122	133	144	156	167	178	189	200
29	0	7	17	27	38	48	59	70	82	93	104	116	127	138	150	162	173	185	196	208
30	0	7	17	28	39	50	61	73	85	96	108	120	132	144	156	168	180	192	204	216
31	0	8	18	29	40	52	64	76	88	100	112	124	136	149	161	174	186	199	211	224
32	0	8	19	30	42	54	66	68	91	103	116	128	141	154	167	180	193	206	218	231
33	0	8	19	31	43	56	68	81	94	107	120	133	146	159	172	186	199	212	226	239
34	0	9	20	32	45	57	70	84	97	110	124	137	151	164	178	192	206	219	233	247
35	0	9	21	33	46	59	73	86	100	114	128	141	156	170	184	198	212	226	241	255
36	0	9	21	34	48	61	75	89	103	117	131	146	160	175	189	204	219	233	248	263
37	0	10	22	35	49	63	77	91	106	121	135	150	165	180	195	210	225	240	255	271
38	0	10	23	36	50	65	79	94	109	124	139	154	170	185	201	216	232	247	263	278
39	1	10	23	38	52	67	82	97	112	128	143	159	175	190	206	222	238	254	270	286
40	1	10	24	39	53	68	84	99	115	131	147	163	179	196	212	228	245	261	278	294

Tabelle VII: F–Verteilung auf dem $\alpha = 5\%$ Signifikanzniveau

f_2 \ f_1 (für die größere Varianz)	1	2	3	4	5	6	7	8	9	10	20	50	100
1	161	200	216	225	230	234	237	239	241	242	248	252	253
2	18,51	19,00	19,16	19,25	19,30	19,33	19,36	19,37	19,38	19,39	19,44	19,47	19,49
3	10,13	9,55	9,28	9,12	9,01	8,94	8,88	8,84	8,81	8,78	8,66	8,58	8,56
4	7,71	6,94	6,59	6,39	6,26	6,16	6,09	6,04	6,00	5,96	5,80	5,70	5,66
5	6,61	5,79	5,41	5,19	5,05	4,95	4,88	4,82	4,78	4,74	4,56	4,44	4,40
6	5,99	5,14	4,76	4,53	4,39	4,28	4,21	4,15	4,10	4,06	3,87	3,75	3,71
7	5,59	4,74	4,35	4,12	3,97	3,87	3,79	3,73	3,68	3,63	3,44	3,32	3,28
8	5,32	4,46	4,07	3,84	3,69	3,58	3,50	3,44	3,39	3,34	3,15	3,03	2,98
9	5,12	4,26	3,86	3,63	3,48	3,37	3,29	3,23	3,18	3,13	2,93	2,80	2,76
10	4,96	4,10	3,71	3,48	3,33	3,22	3,14	3,07	3,02	2,97	2,77	2,64	2,59
20	4,35	3,49	3,10	2,87	2,71	2,60	2,52	2,45	2,40	2,35	2,12	1,96	1,90
25	4,24	3,38	2,99	2,76	2,60	2,49	2,41	2,34	2,28	2,24	2,00	1,84	1,77

Tabelle VIII: Kritische Werte für Binominaltest (Vorzeichentest)

$2\alpha = 0,05$ (Irrtumswahrscheinlichkeit bei zweiseitiger Fragestellung)

$p =$	0,05	0,1	0,2	0,3	0,4	0,5
$n =$ 6	⋆ − 3	⋆ − 3	⋆ − 4	⋆ − 5	⋆ − 6	0 − 6
7	⋆ − 3	⋆ − 4	⋆ − 5	⋆ − 6	⋆ − 6	0 − 7
8	⋆ − 3	⋆ − 4	⋆ − 5	⋆ − 6	0 − 7	0 − 8
9	⋆ − 3	⋆ − 4	⋆ − 5	⋆ − 7	0 − 8	1 − 8
10	⋆ − 3	⋆ − 4	⋆ − 6	⋆ − 7	0 − 8	1 − 9
11	⋆ − 3	⋆ − 4	⋆ − 6	0 − 7	0 − 9	1 − 10
12	⋆ − 3	⋆ − 5	⋆ − 6	0 − 8	1 − 9	2 − 10
13	⋆ − 3	⋆ − 5	⋆ − 7	0 − 8	1 − 10	2 − 11
14	⋆ − 4	⋆ − 5	⋆ − 7	0 − 9	1 − 10	2 − 12
15	⋆ − 4	⋆ − 5	⋆ − 7	0 − 9	1 − 11	3 − 12
16	⋆ − 4	⋆ − 5	⋆ − 8	0 − 10	2 − 11	3 − 13
17	⋆ − 4	⋆ − 5	0 − 8	1 − 10	2 − 12	4 − 13
18	⋆ − 4	⋆ − 6	0 − 8	1 − 10	2 − 12	4 − 14
19	⋆ − 4	⋆ − 6	0 − 8	1 − 11	3 − 13	4 − 15
20	⋆ − 4	⋆ − 6	0 − 9	1 − 11	3 − 13	5 − 15
21	⋆ − 4	⋆ − 6	0 − 9	1 − 12	3 − 14	5 − 16
22	⋆ − 4	⋆ − 6	0 − 9	2 − 12	3 − 14	5 − 17
23	⋆ − 5	⋆ − 6	0 − 10	2 − 12	4 − 15	6 − 17
24	⋆ − 5	⋆ − 7	0 − 10	2 − 13	4 − 15	6 − 18
25	⋆ − 5	⋆ − 7	0 − 10	2 − 13	4 − 16	7 − 18
26	⋆ − 5	⋆ − 7	1 − 10	2 − 14	5 − 16	7 − 19
27	⋆ − 5	⋆ − 7	1 − 11	3 − 14	5 − 17	7 − 20
28	⋆ − 5	⋆ − 7	1 − 11	3 − 14	5 − 17	8 − 20
29	⋆ − 5	⋆ − 7	1 − 11	3 − 15	6 − 18	8 − 21
30	⋆ − 5	⋆ − 8	1 − 12	3 − 15	6 − 18	9 − 21
31	⋆ − 5	⋆ − 8	1 − 12	4 − 15	6 − 19	9 − 22
32	⋆ − 5	⋆ − 8	1 − 12	4 − 16	7 − 19	9 − 23
33	⋆ − 5	⋆ − 8	1 − 12	4 − 16	7 − 20	10 − 23
34	⋆ − 6	⋆ − 8	2 − 13	4 − 17	7 − 20	10 − 24
35	⋆ − 6	⋆ − 8	2 − 13	4 − 17	7 − 21	11 − 24
36	⋆ − 6	0 − 8	2 − 13	5 − 17	8 − 21	11 − 25
37	⋆ − 6	0 − 9	2 − 13	5 − 18	8 − 22	12 − 25
38	⋆ − 6	0 − 9	2 − 14	5 − 18	8 − 22	12 − 26
39	⋆ − 6	0 − 9	2 − 14	5 − 18	9 − 23	12 − 27
40	⋆ − 6	0 − 9	2 − 14	6 − 19	9 − 23	13 − 27
45	⋆ − 6	0 − 10	3 − 15	7 − 21	11 − 25	15 − 30
50	⋆ − 7	0 − 10	4 − 17	8 − 23	12 − 28	17 − 33
60	⋆ − 8	1 − 12	5 − 19	10 − 26	16 − 32	21 − 39
70	⋆ − 8	2 − 13	7 − 22	13 − 30	19 − 37	26 − 44
80	0 − 9	2 − 15	8 − 24	15 − 33	23 − 42	30 − 50
90	0 − 10	3 − 16	10 − 27	18 − 37	26 − 46	35 − 55
100	0 − 11	4 − 17	11 − 29	20 − 40	30 − 51	39 − 61

$n =$ Anzahl der durchgeführten Versuche (bearbeitete Fälle)

$p =$ Wahrscheinlichkeit dafür, daß ein Einzelversuch ein Treffer wird (Elementarwahrscheinlichkeit)

H_0: Es gilt p. H_1: Das angenommene p ist falsch.

$\star$ bedeutet, daß der untere Wert nicht angegeben werden kann.

Der Binomial– oder Vorzeichentest ist signifikant, wenn die beobachtete Trefferzahl (beim Binomialtest der k–Wert und beim Vorzeichentest der x– bzw. y–Wert) gleich einem der beiden Tabellenwerte ist oder außerhalb des durch die Tabellenwerte gebildeten Intervalls liegt.

Index

Leserumfrage

Wollen Sie zur weiteren Verbesserung dieses Buches beitragen und damit den späteren Lesern das Studium der Statistik erleichtern?

Falls ja, schicken Sie bitte diesen Zettel

an: Harms Verlag
Heikendorfer Weg 118
2312 Mönkeberg

Qualität des Inhalts

1) Wie ist der Stoff dargestellt?
   a) im allgemeinen

   b) Welche Kapitel sind besonders gut oder schwer verständlich dargestellt?

2) Welche Abschnitte sollten ausführlicher oder knapper behandelt werden?

3) Würden Sie stichwortartige Zusammenfassungen am Ende der einzelnen Kapitel oder Abschnitte begrüßen?

4) Würden Sie mehr Rechenbeispiele begrüßen?

5) Empfinden Sie die Übungsaufgaben als zu leicht oder zu schwer?

6) a) Wie viele Stunden haben Sie zur Lektüre des gesamten Buches ungefähr benötigt?

   b) Wie schätzen Sie Ihre Vorkenntnisse ein?

   c) Welches haben Sie als das schwierigste Kapitel empfunden?

   d) Hat Ihnen die Lektüre Spaß gemacht?

7) Haben Sie Druck- oder Sachfehler gefunden? Welche?

Qualität der Ausstattung

	sehr gut	gut	genügend	ungenügend
Druck				
Papier				
Abbildungen				
Gliederung				
Einband				

Der Preis des Buches ist
zu hoch angemessen günstig

Bemerkungen:

Name, Vorname ____________________

Adresse ____________________

____

Beruf (Studienfachrichtung) ____________________

Semesterzahl ____________________